W0254860

Monographien aus dem Gesamtgebiete der Psychiatrie

29

Psychiatry Series

Herausgegeben von
H. Hippius, München · W. Janzarik, Heidelberg
C. Müller, Prilly-Lausanne

Walter Ritter von Baeyer
Werner Binder

Endomorphe Psychosen bei Verfolgten

Statistisch-klinische Studien an Entschädigungsgutachten

Mit 33 Tabellen

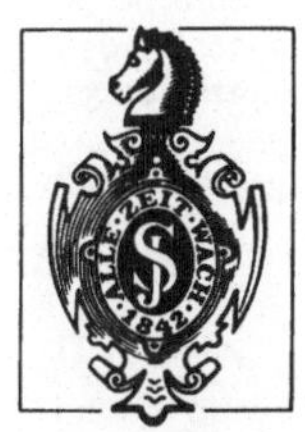

Springer-Verlag
Berlin Heidelberg New York 1982

Dr. med. WALTER RITTER VON BAEYER
em. o. Professor für Psychiatrie und Neurologie
Psychiatrische Klinik
Voss-Straße 4
6900 Heidelberg

Dr. med. WERNER BINDER
Assistenzarzt
Nibelungenstraße 40
8060 Dachau

ISBN-13:978-3-642-81872-1 e-ISBN-13:978-3-642-81871-4
DOI: 10.1007/978-3-642-81871-4

CIP-Kurztitelaufnahme der Deutschen Bibliothek
Baeyer, Walter, Ritter von:
Endomorphe Psychosen bei Verfolgten:
statist.-klin. Studien an Entschädigungsgutachten
Walter Ritter von Baeyer; Werner Binder
Berlin; Heidelberg; New York: Springer, 1982.
(Monographien aus dem Gesamtgebiete der Psychiatrie; 29)
ISBN-13:978-3-642-81872-1

2125/3130 - 543210

Vorwort

Die vorliegende Studie fußt auf einer Gutachtensammlung der Psychiatrischen Klinik der Universität Heidelberg, die unter Leitung eines der Verfasser (v. Baeyer) entstanden ist. Die Arbeit erwuchs aus den Anregungen des psychobiologischen Fachausschusses VIII der Schutzkommission beim Bundesministerium des Inneren, der sich mit den psychophysischen Auswirkungen von Katastrophen, Kriegsereignissen und anderen massenhaft auftretenden Extrembelastungen zu befassen hat und am Problem der im Anschluß an solche Belastungen immer wieder einmal auftretenden „endogenen" oder, wie wir heute, durch ätiopathogenetische Vormeinungen weniger belastet, sagen, „endomorphen" Psychosen nicht vorübergehen konnte. Dieses Problem ist außerdem von hoher allgemein-psychiatrischer Bedeutung.

Die Studie wurde in mehrjähriger Arbeit mit finanziellen Mitteln der Schutzkommission durchgeführt. Wir danken den beteiligten Vertretern der genannten Kommission und des Bundesamtes für Zivilschutz, insbesondere Herrn Regierungsdirektor Carl Maier, für ihre stetige Unterstützung. Die statistischen Berechnungen wurden auf dem Wege elektronischer Datenverarbeitung von Herrn Diplomphysiker Dr. med. Wolfgang Bruder, München, vorgenommen, dem wir auch für seine Beratung zu großem Dank verpflichtet sind. Außerdem danken wir für beratende Hilfe dem Leiter der Abteilung für Experimentelle und Klinische Psychologie der Psychiatrischen Universitätsklinik München, Herrn Diplompsychologen Dr. R. Engel.

Heidelberg und München, Mai 1982

Walter von Baeyer
Werner Binder

Inhaltsverzeichnis

A. Einleitung

I. Vorbemerkung

Es ist zu begründen, in welcher Absicht und zu welchen Zwecken erneut auf eine Gutachtensammlung zurückgegriffen wird, die zu einem Teil schon einmal Gegenstand einer monographischen Behandlung war. Gemeint ist der den Psychosen gewidmete Teil unseres gemeinsam mit Häfner und Kisker veröffentlichten Buchs *Psychiatrie der Verfolgten* (1964, S. 290–340; vgl. auch Tammen 1970; Kampp-Böhme 1977). Nicht der einzige und nicht einmal der hauptsächliche Grund ist, daß die genannte Gutachtensammlung, die in den Jahren 1956 bis Ende 1962 entstand und überwiegend von den Verfassern des genannten Buches stammt, inzwischen, d.h. bis Mai 1977, von 71 auf 194 Fälle endogener oder, wie wir heute lieber sagen, endomorpher Psychosen angewachsen ist. Bezogen auf die Gesamtzahl der in der Heidelberger psychiatrischen Universitätsklinik angefertigten Entschädigungsgutachten bedeutet das eine Abnahme der Psychosen von 14,2 auf 9,7%. Da hier unkontrollierbare Auslesewirkungen eine große Rolle spielen, erübrigt es sich wohl, an diese relative Abnahme der Psychosegutachten irgendwelche epidemiologischen oder nosologischen Schlußfolgerungen zu knüpfen. Wie 1964 fassen wir unter dem Titel „Psychose" nur solche endomorpher Art zusammen, also Erkrankungen aus dem schizophrenen und zyklothymen Formenkreis unter Einbeziehung der schizophren-zyklothymen Übergangsfälle, die meist unter der Bezeichnung schizoaffektive Psychosen erscheinen, und auch der involutiv geprägten depressiven und paranoiden Psychosen. Wir entschlossen uns dabei zur Ausklammerung unklarer Symptombilder und Verläufe, die insgesamt etwa 1–2% des gesamten inzwischen angelaufenen Gutachtenmaterials von etwa 2000 Fällen ausmachten. Wir verwenden also keine sog. Borderline-Psychosen, soweit sie nicht durch den späteren Verlauf als charakteristische Schizophrenien ausweisbar waren. Wie 1964 stützen wir uns auch bei dieser Neubearbeitung auf die von Kurt Schneider näher begründete psychopathologische Zustandsdiagnostik. Die Diagnostik entspricht in etwa auch dem internationalen Diagnoseschlüssel der WHO, der ICD (International Classification of Diseases; Degkwitz et al. 1975). In der Diagnostik sind wir nur in Ausnahmefällen von den Diagnosen der hiesigen Gutachter abgewichen. Die meisten Gutachten wurden unter der Leitung und persönlichen Verantwortung des einen Verfassers (v. Baeyer) erstattet, eine Reihe von Gutachten aber auch selbständig von älteren, erfahrenen Mitarbeitern. Wiederum konnten nur relativ wenige Patienten persönlich untersucht werden (13%). Die übrigen Gutachten waren nach Aktenlage zu erstatten. Nun enthielten allerdings die allermeisten Aktenstücke recht ausführliche fachärztlich-psychiatrische Dokumentationen und meist auch gute Verhaltensschilderungen aus der nächsten Umgebung des Patienten.

Längere Verläufe lassen sich ja ohnehin meist nur bei Kenntnis psychiatrischer Vorbefunde und brauchbarer Verhaltensschilderungen durch die persönliche Umgebung des Kranken beurteilen. Zugunsten der Aktenbegutachtung kann ferner darauf hingewiesen werden, daß die aus Aktenmaterial gezogenen Schlußfolgerungen im großen und ganzen durch Untersuchungen von Gruppen Verfolgter, die nicht durch die Stellung von Entschädigungsansprüchen ausgelesen waren und die persönlich untersucht und katamnestiziert werden konnten, bestätigt worden sind, so neuerdings durch das jugendpsychiatrische Werk von Keilson (1978). Die Ergebnisse der Begutachtung einer größeren Gruppe von Verfolgten, die nach einheitlichen psychopathologischen Maßstäben beurteilt werden, verdienen also in jedem Fall Beachtung, auch wenn es sich durchweg um Personen handelt, die Entschädigungsansprüche stellen, und zum größeren Teil um Patienten, die nur aktenmäßig und nicht durch persönliche Untersuchung begutachtet werden konnten. Die nach älteren Beobachtungen zu befürchtende Fälschung des klinischen Bildes durch tendenziös-eigensüchtige Einstellungen, aggravatorische und simulatorische Bildgestaltungen spielten bei den Verfolgten eine relativ geringe Rolle (vgl. dazu Matussek 1975, S. 393).

So rechtfertigt allein schon der Zuwachs an Erfahrungen eine Neubearbeitung des Psychoseproblems bei Verfolgten, ebenso die Tatsache, daß die Rechtsfragen auf diesem Gebiet seit 1964 erneut in Bewegung gekommen sind und durch die von den Gerichten häufig geforderte Nachprüfung älterer gutachtlicher Feststellungen auch heute noch immer wieder einmal endomorphe Psychosen auf ihre Verfolgungsbedingtheit bzw. -mitbedingtheit hin zu beurteilen sind.

Vor allem aber beanspruchen die bei Überlebenden der Verfolgung auftretenden endomorphen Psychosen epidemiologisch, nosologisch und psychopathologisch ein hohes Interesse. Die Verfolgung stellt eine umfassende, man kann schon sagen, totale psychophysische Extrembelastung dar, und zwar in den verschiedenen Altersstufen. Ätiopathogenetisch sind ja die endomorphen Psychosen, soweit ihnen nicht faßbare zerebrale oder extrazerebrale Grundleiden zugrundeliegen, in ihrer großen Mehrzahl ungeklärt. Die moderne Humangenetik (vgl. dazu neuerdings Zerbin-Rüdin 1980b) liefert den kaum mehr bestrittenen Beweis bzw. die Bestätigung der längst gehegten Vermutung, daß diese endogen genannten psychopathologischen Zustands-Verlaufs-Einheiten insofern „Erbleiden" sind, als sie statistisch betrachtet – also nicht notwendigerweise in jedem einzelnen Fall – eine chromosomal-genetische Grundlage haben. Vor allem die unvollständige Konkordanz homozygoter Zwillinge, aber auch andere gesicherte Ergebnisse erbbiologischer Forschung zeigen, daß die Erbanlage allein nicht oder zumindest nicht in allen Fällen hinreicht, um Entstehung und Verlauf endomorpher Psychosen zu erklären, sondern daß eine irgendwie geartete Anlage-Umwelt-Interaktion ursächlich mit in Betracht gezogen werden muß. Diese Interaktion wird heute überwiegend auf dem Gebiet der psychosozialen Beziehungen gesucht, ohne daß damit körperliche Mitursachen ausgeschlossen werden. Mitursachen letzterer Art vermutet man etwa in hormonellen Umstellungen und in pränatalen Schädigungen als Basis späterer psychotischer Entwicklungen. Die bisherigen Bemühungen und immer differenzierteren Fragestellungen und Ergebnisse der psychiatrischen Humangenetik und Epidemiologie haben jedoch noch nicht zur einwandfreien Feststellung spezifischer, nichterblicher Mitursachen psychotischer Manifestationen geführt. Doch haben psychodynamische Forschungsrichtungen, die von

Erfahrungen der Psychosenpsychotherapie oder vom Studium langfristig überblickbarer Verläufe oder auch von einem vertieften Studium der familiären Interaktionen ausgehen, zur beträchtlichen Annäherung an die gesicherte Erkenntnis der Rolle psychosozialer, peristatischer Faktoren geführt, die für die Entstehung und den Verlauf endomorpher Psychosen mitursächlich in Betracht kommen. Die meisten der diesbezüglichen Arbeiten beziehen sich auf das Schizophreniegebiet, relativ wenige auf die affektiven Psychosen. Selbstverständlich ist hier nicht der Ort, näher auf die hier in Betracht kommenden Arbeiten einzugehen. Die in dem Handbuch *Psychiatrie der Gegenwart,* Bd. II, Teil 1 (1972) und Bd. I, Teil 2 (1980), jeweils in 2. Auflage, enthaltenen Artikel über die Klinik und die biologischen, psychopathologischen, psychologischen sowie sozial- und geisteswissenschaftlichen Grundlagen der endogenen Psychosen orientieren über den heutigen Stand der Forschung und lassen generell die erwähnten Tendenzen erkennen. Es gibt jedenfalls keinen modernen Autor mehr, der diese Psychosen als rein endogen, rein erblich determiniert anspräche und die nichterbliche Mitbedingtheit ihrer Entstehung und Verlaufsweise grundsätzlich leugnete. Doch ist es bisher ebenso wenig gelungen, nichterbliche Faktoren als spezifische, immer wiederkehrende, gesetz- oder regelmäßige zu identifizieren, wie es auch nicht gelungen ist, den Erbmodus dieser Psychosen einem bestimmten Erbgang verbindlich zuzuschreiben. Diebold (1973) faßt die wohl auch heute noch gültigen Aspekte der Erb- und Umweltbedingtheit endogener Psychosen zusammen: „Bei allen Formen endogener Psychosen müssen *spezifische* erbliche Dispositionen angenommen werden. In mindestens der Hälfte der Fälle aber führen anscheinend erst zusätzliche Umweltfaktoren zur klinischen Psychosenmanifestation. Wenig ist bis heute über die Art, nichts über die Wirkungsmechanismen der Umweltfaktoren bekannt." Damit ist natürlich nicht gesagt, daß die andere Hälfte endogener bzw. endomorpher Psychosen rein und ausschließlich erblich determiniert und ohne jeglichen Einfluß nichterblicher Faktoren verliefe.

Gerade in der heutigen Lage der Forschung über die ätiopathogenetischen Verhältnisse bei endomorphen Psychosen muß die Berücksichtigung extremer Umweltverhältnisse von Interesse sein. Wo bisher nichts Sicheres ausgemacht werden konnte über den Anteil und die Art nichterblicher Entstehungsbedingungen dieser Psychosen, kommt es darauf an, eine Gruppe psychotisch Erkrankter zu finden, auf die vor der Manifestation der Psychose traumatische Einwirkungen von überindividueller Art und Schwere eingewirkt haben, Einwirkungen, von denen man annehmen muß, daß sie nicht an spezifische Verletzlichkeiten der individuellen Person gebunden sind, sondern bei jedem Betroffenen im Gesamt des Verhaltens, Befindens und (intentionalen) Erlebens nachhaltige Störungen hervorrufen können – ähnlich wie es im Bereich der körperlichen Traumatologie grobe Verletzungen gibt, die eben überall und immer Verletzungen sind, unabhängig von einer bestimmten Fragilität oder Verletzlichkeit bestimmter Organe oder Organsysteme. Das kann mit Fug und Recht bei den Verfolgten des NS-Regimes behauptet werden, deren Leidensgeschichte näher bekannt ist und auch genauer erforscht werden konnte. Sie sind nicht die einzigen Verfolgten, nicht die einzigen Überlebenden von politischem Terror und anderen Arten inhumaner Behandlung, nicht die einzigen, die Flüchtlingselend, Emigration und Diskriminierung hinter sich haben. Für die Opfer des nationalsozialistischen Terrorregimes gibt es aber bislang schon eine umfangreiche spezielle Literatur, Veröffentlichungen von

Erlebnisberichten und zeitgeschichtliche, z.T. auch psychologische und psychopathologische Analysen. Die der Wiedergutmachung dienende Entschädigungsgesetzgebung der Bundesrepublik hat das ihre dazu beigetragen, daß sorgfältige Ermittlungen über das Schicksal dieser Überlebenden angestellt und dokumentiert werden. Die psychiatrische Begutachtung hat dabei eine wachsende Bedeutung erlangt und heute noch, 35 Jahre nach dem Ende der Schreckensherrschaft, werden im Wege der Zweitbegutachtung und der rechtlichen Kontrolle früherer Bescheide und Urteile psychiatrische Begutachtungen in nicht geringer Zahl angefordert. Auch die psychiatrisch-psychopathologische Forschung hat auf diesem Gebiet bereits zu gesicherten Ergebnissen geführt, die innerhalb des deutschen Sprachgebiets in unserem Werk *Psychiatrie der Verfolgten* (1964) eine erste zusammenfassende Darstellung erhalten haben, neuerdings in dem Beitrag von Matussek *Psychische Schäden bei Konzentrationslagerhäftlingen* (1975), allerdings ohne Berücksichtigung des Problems der endomorphen Psychosen. Speziell mit der Frage von Psychosen haben sich skandinavische Autoren, vor allem Eitinger in Oslo, seit Jahren beschäftigt. Wir widmen den Arbeiten dieses Autors und seines Arbeitskreises eine eigene, referierende Darstellung und verweisen im übrigen auf die genannten deutschsprachigen Veröffentlichungen, von denen allerdings nur unser Buch *Psychiatrie der Verfolgten* näher auf die Frage der endomorphen Psychosen eingeht. Auf die letzten deutschsprachigen Veröffentlichungen von jugendpsychiatrischer Seite ist ebenfalls hinzuweisen (Keilson 1978; Lempp 1979).

Die Art und Weise der Belastung und Traumatisierung, mit der wir hier zu rechnen haben, wird nach Dauer, Qualität und Intensität in der Regel als Extrembelastung bezeichnet. Sie ist außerdem in aller Regel global, polyvalent und gerade dadurch geeignet, in genereller, überindividueller Weise Schäden zu setzen und Dauerfolgen zu hinterlassen. Wenn in den ersten Nachkriegsjahren die psychiatrisch-neurologischen Untersuchungen an Überlebenden der Konzentrationslager körperliche Schädigungen durch Mangelernährung, Hungerdystrophie, Infektionskrankheiten, Schädel-Hirn-Verletzungen in den Vordergrund stellten, so ergab sich später, daß erlebnisreaktiv und soziogen geprägte Beeinträchtigungen weit nachhaltiger und regelmäßiger als organische Schäden zu Dauerveränderungen der Persönlichkeit führten – Veränderungen, für die weder eine hirnorganische noch eine endogen-psychotische Genese aufgewiesen werden konnte, bei denen aber andererseits das unauslöschliche Siegel des Erlebten in Gestalt von depressiven, ängstlichen, mißtrauischen, sozial-restriktiven Umprägungen des Persönlichkeitsbildes und manchen anderen abnormen Verhaltens- und Erlebnisweisen aufgeprägt blieb. Matussek et al. fanden bei ihren Untersuchungen an nicht nach Entschädigungsansprüchen ausgelesenen jüdischen Überlebenden der Konzentrationslager (1971) mit statistischer Methodik in der Arbeitsschwere einen Maßstab für die stattgehabte Traumatisierung. Keilson (1978) stellt bei den von ihm untersuchten jüdischen Kriegswaisen aus Holland, bei Kindern und Jugendlichen, die besondere pathogenetische Bedeutung der dritten Sequenz der Traumatisierung heraus, die in den wechselvollen Nachkriegsschicksalen bestand und häufig zu schwerwiegenden Identitäts- und Loyalitätskonflikten führte. Der eine von uns (v. Baeyer 1961) glaubte, mit dem Begriff der „Annihilierung der geschichtlich-sozialen Existenz" speziell bei den jüdischen Verfolgten eine der physischen Vernichtung vorangehende „totale Sinnberaubung" zusammenfassend als Sprachsymbol für die erlittene Erniedrigung und Mißhandlung der ganzen Menschlichkeit jener Verfolgten verwenden zu können. Rückblickend muß man jedoch sagen, daß es nicht gelungen ist und wohl auch nie gelingen kann, die ganze Leidenserfahrung der Verfolgungsopfer faktoriell überzeugend aufzugliedern oder durch ein zusammenfassendes einheitliches Sprachsymbol zu kennzeichnen. Sicher ist nur, daß gerade bei den jüdischen Verfolgten – um solche handelt es sich hier ja meistens – den zugefügten leiblichen Mißhandlungen und vitalen Bedrohungen alle Arten der Deklassierung, Entrechtung, Entwürdigung und sozialen Ächtung zugeordnet und den extremen Situationen im Lager und im Versteck oft jahrelang in steigendem Maße vorangegangen waren. Offensichtlich ist auch, daß bei wiedergewonnener äußerer Sicherheit in der Emigration Belastungen durch soziokulturelle Entwurzelung, sprachliche Entfremdung – oft mehrfach durchgemacht –, auch beruflicher und sozialer Abstieg eine bedeutsame Rolle spielen, weiterhin fast in allen Fällen die Trauer um unwiederbringliche menschliche Verluste.

Schließlich wird oft übersehen, daß nach der Befreiung langjährige Aufenthalte in DP-Lagern (DP: Displaced Persons) der Wiedergewinnung psychosozialer Selbständigkeit und Aktivität keineswegs günstig waren, sondern im Gegenteil zu vermehrten Abhängigkeiten und Passivierung, auch zu vorschnell und unüberlegt geschlossenen Ehen und damit zu sekundären Konflikten und Lebensschwierigkeiten führten. Insgesamt also eine Fülle von in sich verschiedenartigen psychophysischen und sozialen Belastungen, die meist gehäuft auftraten und sich kumulativ verstärkten. Dazu kommt, daß alle Lebensalter, vom Säugling bis zum Greis, in ihren jeweils verschiedenen altersspezifischen Reaktionsmöglichkeiten vertreten waren und bei Menschen, die im Kindes- und Jugendalter verfolgt wurden, nicht allein und überwiegend mit negativen Erlebnisaspekten, sondern auch mit ausgesprochenen Entwicklungsstörungen der Persönlichkeit gerechnet werden muß.

II. Endogene und sog. Reaktive Psychosen bei Verfolgten nach skandinavischen Autoren

Es war besonders der norwegische Psychiater Leo Eitinger, jetziger Direktor des Psychiatrischen Instituts der Universität Oslo, der sich frühzeitig den durch Psychosen aufgeworfenen klinischen und epidemiologischen Problemen im Zusammenhang mit dem Völkermord und der Vertreibung während und nach dem Zweiten Weltkrieg zuwandte und damit die Grundlagen für unsere jetzigen Fragestellungen schuf. Wir haben versucht, die erzielten Ergebnisse in tabellarischer Form festzuhalten (Tabelle 1)[1].

Eitinger befaßte sich in seinen epidemiologischen Untersuchungen und Einzelfallstudien zunächst mit psychiatrisch hospitalisierten Flüchtlingen in Norwegen und berichtete darüber in einer 1958 in norwegischer Sprache erschienenen Monographie. Wir beziehen uns auf die beiden 1959 und 1960 erschienenen Zusammenfassungen in englischer Sprache. Bei den Flüchtlingen, die während des Krieges und nach dem

1 Herrn Kollegen Eitinger danken wir herzlich für persönliche Hinweise und für die Durchsicht und Ergänzung der Tabelle

Tabelle 1. Psychosen bei Flüchtlingen und rassisch-politisch Verfolgten nach Eitinger et al.

Jahr der Publikation	Autoren	Bezugsziffern	Schizophrenie	Zyklothymie	Reaktive Psychosen	Involutionspsychosen	Hirnorganische Psychosen Defekte	Andere Psychosen
1958, englische Zusammenfassung: 1959, 1960	Eitinger	Psychiatrisch hospitalisierte Flüchtlinge in Norwegen 1946–1955: 95	14 (davon 9 persekutorisch-paranoid) Kalkul. Inzidenz 3,964	–	42 (davon 36 paranoid, 22 persekutorisch) Kalkul. Inzidenz 3,518	–	4 (davon 2 paranoid)	–
1964	Nathan et al.	Psychiatrisch hospitalisierte Fälle in Israel aus a) KZ: 157 b) Sowjetunion: 120 („Rußlandfälle")	a) 58 b) 49	a) 21 b) 12	a) 14 b) 9	a) 4 b) 12	a) 10 b) 12	–
			Differenz a)/b) nicht signifikant			Differenz signifikant auf 0.01-Niveau	Differenz nicht signifikant	
1964	Eitinger	Norwegische klin. Gruppe: 96	3	5	11	–	24	–
		Norwegische Team-Gruppe: 152	1	2	3	–	104 „Enzephalopathie"	–
		Hospitalisierte KZ-Häftlinge in Israel: 104	62	3	26	–	9	–

1966	Eitinger u. Grünfeld	Psychiatrisch hospitalisierte Flüchtlinge in Norwegen 1956–1963 (ohne Ungarnflüchtlinge): 33	♂12, ♀0 Kalkul. Inzidenz ♂1,762, ♀0,507	2	14 meist paranoid ♂10, ♀4 Kalkul. Inzidenz ♂2,798, ♀0,908	3	1	1 Oligophrenie-psychose
		Ungarn: 28	♂4, ♀0 Kalkul. Inzidenz ♂1,603, ♀0,524	1	♂11, ♀12 Kalkul. Inzidenz ♂1,730, ♀1,210	–	–	–
1968	Eitinger u. Askevold	Psychiatrisch untersuchte KZ-Häftlinge in Norwegen: 226	1	–	1	–	–	–
1973	Eitinger u. Strøm	Zurückgekehrte norwegische KZ-Häftlinge: 498	3	1	5	–	6	–
		Kontrollgruppe: 498	3	1	–	–	1 (Epilepsie)	–

Krieg nach Norwegen kamen, handelte es sich um Personen verschiedener Nationalität, verschiedener Herkunft und verschiedenen Alters. In dem von Eitinger zugrundegelegten Zeitraum von 10 Jahren waren es annähernd 19 000 Menschen, die praktisch alle aus DP-Lagern in Deutschland kamen. Von diesen erkrankten 60 Personen an Psychosen, 14 an Schizophrenie und 42 an reaktiven Psychosen. Es ist hier nicht der Ort, näher auf die Problematik der in den skandinavischen Ländern üblichen Unterscheidung der reaktiven oder psychogenen Psychosen näher einzugehen (vgl. dazu Strömgren 1972). Nur soviel sei gesagt, daß unter dieser Bezeichnung häufig auch wahnbildende Erkrankungen rubriziert werden, wobei die differentialdiagnostische Abgrenzung gegenüber der paranoiden Schizophrenie erfahrungsgemäß Schwierigkeiten macht. Die 14 Schizophrenen hatten alle paranoide Symptome, 9 persekutorischen Inhalts. Von den 42 Patienten mit reaktiven Psychosen hatten 36 paranoide Symptome, 22 mit persekutorischem Inhalt (Eitinger, persönliche Mitteilung). Die Inzidenzziffern der beiden hauptsächlichen Psychosegruppen wurden verglichen mit entsprechenden Erwartungswerten der norwegischen Durchschnittsbevölkerung (Berechnung der kalkulierten Inzidenz durch Prof. Ødegard). Dabei ergaben sich bei den Flüchtlingen ganz erhebliche Überschreitungen der Erwartungswerte, bei den Schizophrenen um nicht ganz das Fünffache, bei den reaktiven Psychosen um über das Zehnfache. Die symptomatologische Analyse, dargestellt in der 2. englischen Zusammenfassung, ergibt neben den im Vordergrund stehenden persekutorisch-paranoiden Symptomen solche der Bewußtseinstrübung, der somatischen Konversion und schließlich auch relativ häufig Eifersuchtsideen. Interessant ist der Vergleich mit einem nach Diagnose, Alter und Geschlecht ausgewählten norwegischen Vergleichskollektiv im Hinblick auf die paranoide Symptomatik: den 9 paranoid-persekutorisch Schizophrenen unter den Flüchtlingen stehen nur 3 entsprechende norwegische Schizophrene gegenüber. Weit bedeutender ist die Differenz bei den 42 reaktiven Psychosen. Hier stehen den 22 reaktiven Psychosen von Flüchtlingen mit persekutorisch-paranoiden Inhalten bei der norwegischen Kontrollgruppe nur 3 gegenüber. Psychodynamische und soziologische Beobachtungen legen die Auffassung nahe, daß Probleme der Isolierung, der furchterregenden Überwältigung durch fremdartige Eindrücke, Schwierigkeiten der Rollenfindung mit dem Gefühl des Nichtdazugehörens bei den Flüchtlingen ganz generell vorherrschen und daß in der Genese von Wahnbildungen besonders das überwältigende Gefühl der Unsicherheit zu wahnhaften Projektionen Anlaß gibt. In allen schizophrenen Fällen erscheint es dem Autor klar, daß persekutorische Wahnideen das manifeste Bild der Psychose einleiten und dann im weiteren Verlauf gegenüber der emotionalen Abflachung und dem Auftreten von charakteristischen schizophrenen Spaltungsphänomenen zurücktreten. Der aus der Situation und aus der persönlichen Verunsicherung ableitbaren persekutorisch-paranoid gefärbten Symptomatik mißt der Autor denn auch nur eine pathoplastische Bedeutung zu. Die schizophrene Disposition und der schizophrene Prozeß dominieren ätiologisch betrachtet, während bei den reaktiven Psychosen zwar auch konstitutionelle Vorbedingungen, aber keine spezifische psychotische Disposition und in der Hauptsache die psychosoziale Verunsicherung und Projektionsbereitschaft bedeutsam erscheinen. Die erhöhte Psychosenmorbidität bei aus- und einwandernden Populationen war bereits früher bekannt (vgl. dazu Ødegard 1975). Vieles sprach und spricht dafür, daß bei freiwilligen Wanderungsbewegungen in normalen Friedenszeiten die

Drifthypothese zutrifft, insofern als die Aus- und Einwanderer als negative Selektion der Heimatbevölkerung angesehen werden kann, bei der auch die genetischen Grundlagen für Psychosen in höherem Maße gegeben sind als bei der seßhaften Bevölkerung. Eitinger macht mit Recht darauf aufmerksam, daß dies für die Flüchtlinge der Kriegs- und Nachkriegszeit in keiner Beziehung zutreffen kann. Diese Flüchtlinge waren jahrelang den schwersten Zwangsbedingungen ausgesetzt, Zwangsbedingungen auch noch in den DP-Lagern der Nachkriegszeit, in denen ihre Freiheit ja auch noch erheblich eingeschränkt blieb. Ein weiterer, gegen die Drifthypothese bei Flüchtlingen sprechender Umstand besteht nach Eitinger darin, daß die Psychosen bei den Vorkriegsemigranten in den meisten Fällen erst *nach* den ersten 5 Jahren nach der Einwanderung auftraten, während bei den nach Norwegen verpflanzten Flüchtlingen die Majorität im Lauf der ersten 5 Jahre erkrankte.

1966 haben Eitinger und Grünfeld nochmals das Problem der Psychosen unter Flüchtlingen in Norwegen aufgegriffen. Sie berichten über psychiatrisch hospitalisierte Flüchtlinge in den Jahren 1956–63. Hinzugekommen waren im Jahresdurchschnitt 1400 Ungarnflüchtlinge nach der gescheiterten Erhebung 1956. Die Ungarn stellten im Ganzen 28 „funktionelle", d.h. hier schizophrene und reaktive Psychosen. Bei den Ungarn zeigt sich, wie auch bei den nichtungarischen Flüchtlingen, eine weit höhere Inzidenz derartiger funktioneller Psychosen im Vergleich zur seßhaften Bevölkerung, wobei auch wieder die besondere Häufigkeit wahnhafter Syndrome hervorgehoben wird. Nunmehr läßt sich auch ein Vergleich von Flüchtlingen, die länger im Land sind, und zwar seit dem Krieg, und neu hinzugekommenen ziehen. Dabei ergibt sich, daß sich die Psychoseninzidenz der alten Flüchtlinge derjenigen der seßhaften Bevölkerung angeglichen hat, bei den neu hinzugekommenen Ungarn überwiegen relativ kurzfristige, gutartige reaktive Psychosen über die Schizophrenien. Auffallend ist die starke Vertretung der Frauen unter den reaktiven Psychosen der Ungarnflüchtlinge. Für die höhere Inzidenz von Schizophrenie in allen Flüchtlingsgruppen machen die Autoren, gestützt auf klinisch-anamnestische Eindrücke, bei den Nichtungarn prämorbide, konstitutionelle Faktoren verantwortlich, während sie die Ursache der Präponderanz reaktiver Psychosen bei den neu hinzugekommenen Flüchtlingen in der intensiven Interaktion zwischen Milieueinfluß und prämorbider Disposition sehen, d.h. der multiplen Streßsituation mit ihren aktuellen Anpassungsproblemen ein stärkeres pathogenetisches Gewicht beimessen.

1964 veröffentlichten Nathan et al. eine, wie uns scheint, besonders aufschlußreiche Studie über hospitalisierte Überlebende der Naziverfolgung. Es handelt sich um Patienten des Talbieh-Hospitals in Jerusalem, die dort zwischen 1949 und 1959 untergebracht waren und eine Vorgeschichte in deutschen Konzentrations- und Vernichtungslagern hinter sich hatten, 157 Personen, davon 38 Männer und 119 Frauen (die Frauen fanden in den Lagern i. allg. bessere Überlebenschancen als die Männer). Dieser Patientengruppe konnte eine Kontrollgruppe gegenübergestellt werden, die für psychopathologisch-pathogenetische Vergleiche besonders geeignet erschien: 120 Patienten, 40 Männer und 80 Frauen, meistens polnische Juden, denen zu Beginn des Krieges 1939/40 die Flucht über die Demarkationslinie in das von der Sowjetunion besetzte ostpolnische Gebiet gelang. Diese Flüchtlinge wurden von der Sowjetunion bis 1941 in Sibirien in Lagern unter sehr harten Lebensbedingungen festgehalten, erhielten dann durch das sog. Sikorski-Abkommen zwischen der polnischen

Exilregierung in London und der Sowjetunion die Möglichkeit, in den Süden der Sowjetunion überzusiedeln und dort bis zum Ende des Krieges praktisch unter den gleichen Bedingungen zu leben wie die eingesessene Bevölkerung. Die beiden Gruppen erschienen vergleichbar im Hinblick auf Herkunft, sozioökonomischen, kulturellen Hintergrund und Erfahrung der mit Kriegsbeginn 1939 einsetzenden Judenverfolgung in den östlichen Ländern und dann wieder durch das gemeinsame Nachkriegsschicksal, das sie auf verschiedenen Wegen, meist über DP-Lager legal oder illegal nach Palästina bzw. Israel führte. Unterschiedlich war die Altersverteilung: die „Rußlandfälle" – so werden sie bei der entschädigungsrechtlichen Bearbeitung genannt – waren die durchschnittlich älteren. Die Studie arbeitet mit statistischen Methoden, insbesondere Signifikanzberechnungen. Sie zeigt, daß die psychphysische Gesamtbelastung bei der Konzentrationslagergruppe ungleich höher war als bei den Rußlandfällen. Das ergibt sich auch aus dem häufigeren Verlust von Familienmitgliedern. Die Studie bezieht nichtpsychotische Persönlichkeitsstörungen und -veränderungen sowie endogene Psychosen und als „Paranoia" bezeichnete Erkrankungen ein, die wohl mit den paranoiden Formen der von skandinavischen Autoren als reaktive Psychosen bezeichneten Psychosen identisch sind. Die von den Autoren gefundenen Persönlichkeitsstörungen und -veränderungen entsprechen weitgehend den auch von anderen Autoren immer wieder bestätigten Formen eines persistierenden psychosozialen Gestörtseins, das unabhängig von der früheren persönlichen Vorgeschichte des Verfolgten entstanden ist. Für die absoluten Zahlen der hospitalisierten Psychosen vgl. Tabelle 1. Der einzige signifikante Unterschied besteht in einem Überwiegen der Involutionspsychosen bei den Rußlandfällen, was offenbar mit dem durchschnittlich höheren Lebensalter der in die Sowjetunion geflüchteten Personen zusammenhängt. Außerhalb der Psychosen zeigt sich die massive Häufung und verlängerte Persistenz emotional-nervöser und psychosozialer Störungen auf seiten der Konzentrationslagergruppe in einem hochsignifikanten Überwiegen gegenüber der Rußlandgruppe. Um so wichtiger ist die Feststellung, daß sich ein derartiges Überwiegen bei den endogenen Psychosen *nicht* feststellen läßt trotz der überwältigenden Differenz der Belastungsschwere zwischen beiden Gruppen. Erwähnenswert erscheinen dabei aber noch folgende Feststellungen über das Vorkommen paranoider Manifestationen: Betrachtet man solche Manifestationen unabhängig von der Diagnose als reaktive oder schizophrene Psychose, so finden sie sich in beiden Gruppen prozentual nahezu gleichmäßig verteilt. In der KZ-Gruppe überwiegen aber, wie zu erwarten, Verfolgungsinhalte in Form von Reminiszenzen in hochsignifikanter Weise.

Bereits 1961 hatte Eitinger begonnen, psychotisch gewordene Überlebende der Konzentrationslager, die in Norwegen und Israel psychiatrisch behandelt bzw. hospitalisiert wurden, zu untersuchen. Er berichtete darüber in der 1964 in englischer Sprache erschienenen Monographie "Concentration Camp Survivors in Norway and Israel". Er fand Patienten vor, die in der Mehrzahl in einem Alter unter 19 Jahren arrestiert worden waren, alle jünger als 39 Jahre (Tabelle 2). Die hochgradig autistische, bis zum Stupor gehende Haltung dieser Patienten erinnerte an die von ihm als Häftlingsarzt in Auschwitz beobachteten Zustände insbesondere der jungen Häftlinge in den ersten Tagen nach der Ankunft im Lager, die ebenfalls an Autismus und Stupor gemahnende Verhaltensweisen zeigten. In bemerkenswerter Uniformität wirkte die schizophrene Psychose wie eine Fortsetzung der im Konzentrationslager, aber auch

Tabelle 2. Schizophren gewordene ehemalige Insassen von Konzentrationslagern in psychiatrischen Institutionen des Staates Israel 1961/62. (Nach Eitinger 1964, S. 135)

Gesamtzahl	Geboren	62
Altersverteilung	nach 1930	6
(Geburtsjahr bei Verhaftung)	zwischen 1925 und 1929	22
	zwischen 1920 und 1924	11
Alter bei der Verhaftung	bis zu 19 Jahre	39
	älter als 19 Jahre	23

danach in den DP-Lagern gezeigten Rückzugstendenzen. Außerdem standen bei den psychotisch-schizophren gewordenen Überlebenden wahnhafte Inhalte in evidentem Zusammenhang mit der ihnen in den Konzentrationslagern zu teil gewordenen unmenschlichen Behandlung. Ohne statistisch valide Aussagen machen zu können – solche verbieten sich schon wegen der enormen, unberechenbaren Mortalität innerhalb der Konzentrationslager –, liegt für Eitinger die Vermutung nahe, daß bei diesen jungen, noch unvollständig integrierten Persönlichkeiten die erfahrene extreme Isolierung mit tiefer vitaler Unsicherheit und einem gleichzeitigen Zusammenbruch der äußeren Welt zum klinischen Bild der Schizophrenie führten. Dieses Resultat dürfe nicht verallgemeinert werden, spreche aber dafür, daß in den Schizophrenie genannten Störungen verschiedene Wege zur Psychose führen. Speziell bei den im jugendlichen Alter Verfolgten häuften sich anamnestische Angaben über den Verlust der nächsten Angehörigen und über ihre komplette Isolierung. Diese Isolierung setzte sich nach der Befreiung in den DP-Lagern fort, in denen Hoffnungslosigkeit und Apathie herrschten. Jedenfalls boten diese DP-Lager keine Anreize, die im Konzentrationslager unter aktuellen Schrecken und Bedrohungen angenommene Rückzugshaltung aufzugeben. Von den in israelischen Anstalten vorgefundenen 62 schizophrenen Patienten wurden 11 als hebephren, 6 als kataton und 45 als paranoid registriert. Sie machen zusammen fast 60% der 104 dort vorgefundenen Patienten, die in Konzentrationslagern waren, aus. Die übrigen Diagnosen verteilen sich auf reaktive Psychosen (26), manisch-depressive Psychosen (3), Persönlichkeitsstörungen (4), organische Reaktionstypen (9). In der Gruppe der Schizophrenen versucht der Verfasser aufgrund der Vorgeschichte und des klinischen Bildes fallweise den kausalen Einfluß der Konzentrationslagerhaft auf die Entstehung der Psychose zu beurteilen. Er tut das mit dem Vorbehalt, daß eine schizophrene Disposition in keinem Falle ausgeschlossen werden könne. Als pathogene Faktoren betrachtet er solche der Erlebniswelt, wie sie bereits genannt wurden: vitale Unsicherheit, Isolierung im Bereich des Mitmenschlichen und gleichzeitiger Zusammenbruch der gewohnten äußeren Lebenswelt. Dabei werden von vornherein alle diejenigen Patienten von der erwähnten Kausalbetrachtung ausgeschlossen, die auch die leichtesten Anzeichen genetischer Belastung und abweichender Züge während der Kindheit oder später geboten haben, überdies auch Patienten, die während der Kindheit Tuberkulose hatten. Von den verbleibenden 41 Patienten nimmt der Verfasser an, daß die Krankheit im unmittelbaren Zusammenhang mit der Gefangenschaft manifest wurde. In den meisten Fällen (30 von 41 schizophrenen Patienten) brach die Krankheit in engem zeitlichen Zusammenhang mit dem Lageraufenthalt aus, wurde aber häufig erst im DP-Lager entdeckt. In 11 Fällen wird über längere Latenzzeiten berichtet, mehrfach mit präpsychotischen, thematisch an die erlebte Verfolgung geknüpften Vorstadien. Unter den als reaktive Psychosen diagnostizierten Fällen finden sich solche, deren Entstehung unabhängig von der Verfolgung gesehen wird, andererseits aber auch Fälle, die etwa in der Art einer chronischen reaktiven Depression in klinisch evidentem Zusammenhang mit der Verfolgung auftraten. Von den 3 manisch-depressiven Fällen werden 2 als monopolar-depressiv geschildert, einer als bipolar; Schlüsse hinsichtlich der verfolgungsbedingten Entstehung glaubt der Verfasser bei einer so kleinen Zahl nicht ziehen zu können. Die 9 nach klinischem Bild und Anamnese diagnostizierten organischen Reaktionstypen umfassen Hirnverletzungs- und Fleckfieberenzephalitis-Folgen, aber auch einige ätiologisch unklare Fälle. Klinisch handelt es sich um Demenzen und Persönlichkeitsveränderungen vom psychoorganischen Typus. Einzelne Schizophrene und Manisch-Depressive, auch Kranke mit reaktiven Psychosen, fand der Verfasser, abgesehen von den in Israel hospitalisierten, auch in den anderen in Norwegen und Israel untersuchten Gruppen überlebender Konzentrationslagerinsassen.

Wie stark Auslesebedingungen die Auffindung von Psychosekranken in bestimmten Gruppen der Bevölkerung beeinflussen, zeigt sich an den 1969 monographisch mitgeteilten Untersuchungsergebnissen, die Strøm et al. bei norwegischen Überlebenden von Konzentrationslagern erhoben hatten. Den psychiatrischen Teil bearbeiteten Eitinger und Askevold (1968) mit dem Ergebnis, daß in der Gruppe von 226 Personen, die bei der Untersuchung zum allergrößten Teil das Gefährdungsalter hinter sich hatten, nur ein Fall von paranoider Schizophrenie und eine chronische reaktive Psychose mit paranoid-depressiver Symptomatik festgestellt werden konnten. Die Autoren weisen mit Recht darauf hin, daß dieses Ergebnis über die Inzidenz von Psychosen bei Konzentrationslagerhäftlingen infolge der besonderen Selektionsbedingungen nichts aussagt. Die Selektion erfolgte hier durch Überweisung an eine Untersuchungskommission, die nur in besonderen Fällen stattfand und bei der manifeste Psychosen in der Regel keinen Überweisungsgrund darstellten. Die genannte Monographie ist aber in anderer Beziehung psychiatrisch aufschlußreich, so z.B. im Hinblick auf die dominierende Rolle der Angst während der Inhaftierung und als Leitschiene für eine persistierende, nicht-psychotische, nicht zerebral-organische Symptomatik; aufschlußreich aber auch im Hinblick auf die neurologische und psychiatrische Symptomatik enzephalopathischer Zustände (vgl. Lønnum 1968).

Eitinger u. Strøm haben schließlich 1973 eine umfassendere monographische Studie über die Mortalität und Morbidität zurückgekehrter norwegischer KZ-Häftlinge vorgelegt, die Informationen über 3728 lebende und 719 verstorbene frühere Häftlinge vermittelt. Diese Studie trägt auch psychiatrischen Fragen Rechnung. Für die Morbiditätsverhältnisse wurde nicht die Gesamtzahl der 1966 noch lebenden früheren norwegischen Häftlinge herangezogen, sondern ein repräsentatives Sample von 480 Männern und 18 Frauen. Eine entsprechend große, nach Alter, Geschlecht und sozioökonomischem Status angeglichene Kontrollgruppe wurde gebildet. Dabei ergab sich in der repräsentativen Gruppe der Häftlinge, was endogene und reaktive Psychosen anbelangt, gegenüber der Kontrollgruppe keine Erhöhung. In beiden Gruppen gab es je 3 Fälle von Schizophrenie und einen Fall von manisch-depressiver Psychose. Bei einem Fall von chronischer Schizophrenie wurde die Erkrankung schon vor der Verfolgung festgestellt, ebenso bei dem einzigen Fall von manisch-depressiver Psychose. Von 5 reaktiven Psychosen wurden 3 in ursächlichem Zusammenhang mit der Verfolgung gesehen. Am auffälligsten ist das relative Überwiegen schwerer hirnorganischer Demenzprozesse, 6 Fälle an der Zahl gegen einen Fall in der Kontrollgruppe. Die Diagnosen lauteten hier auf präsenile Demenz, senile Demenz und Alkoholdemenz. Die Autoren vermuten angesichts dieser sonst schwer erklärbaren Erhöhung der Inzidenz organischer Demenzprozesse einen Zusammenhang mit den Schäden des Konzentrationslageraufenthaltes in der Art der auch sonst bei KZ-Häftlingen häufig festgestellten allgemeinen Voralterung.

Zusammenfassung. Die von Eitinger et al. zwischen 1958 und 1973 vorgelegten Forschungsarbeiten befassen sich zwar nicht ausschließlich, aber immer wieder und in verschiedenartigen Ansätzen mit den endogenen Psychosen, einschließlich der sog. reaktiven Psychosen im Gefolge von „exzessivem Streß". Unter diesem der letzten Monographie von Eitinger u. Strøm (1973) entlehnten Titel stehen die äußerst komplexen, lang dauernden körperlichen und psychosozialen Belastungen, die den Opfern nationalsozialistischer Verfolgung und Kriegsführung in unvorstellbarem Ausmaß, vor allem während des letzten Weltkrieges, zuteil geworden sind. Die Untersuchungen befaßten sich mit verschiedenen Patientengruppen, deren Mitglieder zum größten Teil persönlich untersucht werden konnten. Es sind Gruppen psychiatrisch hospitalisierter Flüchtlinge in Norwegen von recht verschiedenartiger Herkunft, alle geeint durch das Schicksal des Heimatverlustes, der Entwurzelung und meist auch schwerer Belastung durch Haft, Hunger, Mißhandlungen bis zur Tortur. Es sind teils in Norwegen, teils in Israel psychiatrisch hospitalisierte Kranke, die als überlebende Häftlinge von Konzentrations- und Vernichtungslagern ein verhältnismäßig einheitliches, doch auch wiederum komplexes Schicksal von schwerstem Belastungscharakter hinter sich haben. Die soziologisch betrachtet einheitlichste Gruppe stellen die aus deutscher Gefängnis- und KZ-Haft zurückgekehrten Norweger dar, die zum großen Teil ebenfalls Schwerstes durchgemacht hatten, in manchen Fällen allerdings als Angehörige der sog. germanischen Rasse eine etwas bessere Behandlung genossen als andere, vor allem jüdische KZ-Häftlinge. Diese Gruppe war geeint durch die Gegnerschaft gegen die damaligen deutschen Invasoren und durch illegale Betätigung gegen die Besatzungsmacht. Ein interessanter Vergleich gelang im israelischen Talbieh-Hospital, wo eine größere Anzahl von ehemaligen Häftlingen in deutschen Konzentrationslagern, aber auch polnisch-jüdische Rückkehrer aus der Sowjetunion, das sind Personen, denen im Anfang des Krieges die Flucht über die Demarkationslinie gelang, hospitalisiert waren. Bei aller Vielfalt der untersuchten Gruppen, bei aller Bemühung, exakt zu arbeiten und zu zahlenmäßig ausdrückbaren Ergebnissen zu gelangen, bleibt das Gesamtergebnis nach den Maßstäben strenger statistischer Kontrolle insofern unbefriedigend, als es weder für die eine noch die andere der untersuchten Gruppen oder für die Gesamtheit gelang, statistisch abgesicherte pathogenetische Schlüsse in bezug auf die Entstehung der während der Verfolgung und danach aufgetretenen endogenen oder „funktionellen" Psychosen zu ziehen, d.h. einen die Entstehung solcher Psychosen fördernden Einfluß derartig lang dauernder und extremer Belastungssituationen zu beweisen, wahrscheinlich zu machen oder auch auszuschließen. Dies wird von den Autoren selbst an verschiedenen Stellen betont. Es gibt dafür einen für alle Gruppen zutreffenden Grund für unkontrollierbare Auslesewirkungen, die erhöhte Mortalität der ehemaligen Häftlinge und Flüchtlinge, die in den meisten Gruppen, mit Ausnahme der zurückgekehrten Norweger, zahlenmäßig überhaupt nicht abschätzbar oder kalkulierbar ist. Ein weiterer, für die meisten Gruppen zutreffender Selektionsgrund, ebenfalls als Variable nicht kontrollierbar, ist die Tatsache, daß überwiegend hospitalisierte Patienten erfaßt wurden, denen eine unbestimmte, unkalkulierbare Menge nichthospitalisierter, aber ebenfalls psychisch kranker, auch psychotischer Patienten gegenübersteht. Am weitesten, wenn auch nicht uneingeschränkt weit, reicht die statistische Verwertbarkeit der 1973 von Eitinger u. Strøm publizierten Untersuchung über Mortalität und Morbidität nach exzessivem Streß bei zurückgekehrten Norwegern. Hier liegt eine verhältnismäßig einheitliche Bevölkerungsgruppe mit bekannter Mortalität und eine sorgfältig zusammengestellte Vergleichsgruppe vor. Gerade hier ergeben aber die im eigentlichen Sinne endogenen Psychosen Schizophrenie und Zyklothymie in der Häftlings- und in der Kontrollgruppe exakt die gleichen Zahlenwerte. Es überwiegen bei der Rückkehrergruppe nur die nicht so leicht diagnostizierbaren reaktiven Psychosen, von deren Gesamtzahl (5) aber nur 3 in ursächlichem Zusammenhang mit der erlittenen Verfolgung gesehen wurden. Ein ursächlicher Zusammenhang wurde andererseits angenommen für die relativ hohe Zahl von 6 hirnorganischen Demenzprozessen, und zwar über eine vermutete Voralterung des Gehirns parallel zur allgemeinen Voralterung von Konzentrationslagerhäftlingen. Was die im engeren Sinne endogenen Psychosen betrifft, ergibt sich jedenfalls nach diesen besonders gründlichen und kompetenten norwegischen Erhebungen kein Anhaltspunkt für die Annahme eines pathogenetischen Einflusses von Extrembelastungen auf die Entstehung endogener Psychosen. Andererseits liegen solche ursächlichen oder mitursächlichen Zusammenhänge immer dann bis zur klinischen Evidenz nahe, wenn man Einzelschicksale untersucht und genauer biographisch-psychopathologisch erforscht. Das hat Eitinger bei den in israelischen psychiatrischen Anstalten hospitalisierten überlebenden KZ-Häftlingen getan, wo er bei einer größeren Anzahl von schizophren-defektiven Patienten einen „fast unmittelbaren Zusammenhang mit der Gefangenschaft in einem Konzentrationslager" bzw. bei längeren Latenzzeiten zwischen Verfolgungsende und Manifestation der Psychose eine dazwischenliegende gravierende Persönlichkeitsveränderung evident machen konnte. Andererseits waren in einer anderen, aus einem israelischen psychiatrischen Hospital stammenden Untersuchungsreihe wiederum *keine Unterschiede zur Inzidenz endogener und reaktiver Psychosen* bei einer Gruppe von Überlebenden aus deutschen Konzentrationslagern und bei einer Gruppe sog. Rußlandfälle, die im Vergleich zur KZ-Gruppe Verfolgungserlebnisse in ungleich geringerem Maße durchgemacht hatte, in signifikanter Weise aufweisbar. Dies ist um so erstaunlicher, als bei den Rußlandfällen, denen unter unsäglichen Schwierigkeiten und Gefahren die Flucht über die Demarkationslinie gelang, eine eher positive Auslese im Hinblick auf körperliche und seelische Widerstandsfähigkeit anzunehmen ist. Nicht ganz widerspruchslos, aber doch im wesentlichen übereinstimmend, sind die Erfahrungen über das gehäufte Vorkommen persekutorisch-paranoider Zustände bei Flüchtlingen und Verfolgten ohne Rücksicht auf die Diagnose (bei Schizophrenie wie bei reaktiven Psychosen). Aus älteren epidemiologischen und klinischen Untersuchungen war bekannt, daß paranoide Zustände bevorzugt und gehäuft bei sozial isolierten und entwurzelten Personen vorkommen (vgl. Janzarik 1973). Diese Erfahrung bestätigt sich bei den meisten von Eitinger und Mitarbeitern untersuchten Flüchtlings- und Verfolgtengruppen. Nur bei den in israelischen psychiatrischen Anstalten aufgefundenen reaktiven Psychosen waren paranoide Zustände relativ selten und in der Mehrzahl der Fälle ohne erkennbaren Zusammenhang mit der erlittenen Verfolgung aufgetreten.

Die verdienstvollen Forschungen Eitingers und seiner Mitarbeiter geben ein ungeschminktes, wenn auch nicht widerspruchsfreies Bild der realen Verhältnisse (Eitinger 1973a,b). Sie regen in jedem Fall zu weiteren Untersuchungen an. Die vorliegende Studie möchte dazu einen Beitrag liefern.

B. Methodik

Die vorliegende Studie basiert auf der klinisch-kasuistischen und statistischen Auswertung von 194 Gutachten, die anläßlich gerichtlicher Verfahren aufgrund des Bundesentschädigungsgesetzes an der psychiatrischen Universitätsklinik Heidelberg erstattet wurden. Bei den Begutachteten handelt es sich um Personen, die während des Dritten Reiches und im Gefolge der deutschen Besetzung verschiedener europäischer Länder während des Zweiten Weltkrieges eine rassische, religiöse oder politische Verfolgung erlitten und während oder nach dieser Verfolgung psychotisch wurden, d.h. eine endomorphe Symptomatik und Verlaufsweise boten. Die Gutachten wurden gemäß Bundesentschädigungsgesetz (BEG) erstellt; neben einer ausführlichen Würdigung der Biographie ging es vor allen Dingen um eine diagnostische Klärung und um die Frage des Zusammenhanges der Psychose mit den durchgemachten Verfolgungserlebnissen.

Wir haben sämtliche 194 Gutachten dem Archiv der psychiatrischen Universitätsklinik Heidelberg entnommen. In diesem Archiv befinden sich 1933 Gutachten (Stand 01.05.1977) über Verfolgte des Dritten Reiches, die in irgendeiner Weise während oder nach der Verfolgung psychisch auffällig wurden und Entschädigungsanträge gestellt haben. Meist handelt es sich um psychosomatische, psychoreaktive und psychoneurotische Erkrankungen sowie um Fälle von erlebnisbedingtem Persönlichkeitswandel. Unter diesen 1933 Fällen fanden wir 194 Probanden, also 10%, die an einer endomorphen Psychose erkrankt waren. Wir haben bei der Auswahl dieser psychotisch Erkrankten strenge Maßstäbe angelegt und diejenigen Fälle, in denen sich der Gutachter nicht eindeutig klar war, ob wirklich eine Psychose vorliegt, für diese Studie nicht berücksichtigt. So haben wir z.B. auch alle Borderline-Syndrome, also Grenzfälle zwischen dem schizophrenen Formenkreis und den neurotischen Erkrankungen, beiseite gelassen.

Bei den verbliebenen 194 Gutachten kamen die Heidelberger Psychiater zu einer eindeutigen Diagnose der Psychose. Die Beurteilung der Psychosen basierte auf den diagnostischen Kriterien Kurt Schneiders.

In der vorliegenden Studie geht es uns um eine weitere Darstellung der psychopathologischen Folgeerscheinungen extrem schwere psychophysischer Belastung, wie sie die Verfolgung während des Dritten Reiches in der Regel darstellte. Von Baeyer et al. (1964) haben bereits über 71 psychotisch erkrankte Verfolgte aus Gutachten der Jahre 1956 bis Ende 1962 berichtet. Der vorliegenden Studie liegt das gesamte Heidelberger Material bis Mai 1977 zugrunde, außerdem wurden noch Krankenblätter des psychiatrischen Landeskrankenhauses Wiesloch von insgesamt 24 Patienten herangezogen, die ebenfalls während des Dritten Reiches an einer endomorphen Psychose erkrankten. Anhand dieses Materials wollten wir insbesondere der Frage nachgehen, ob diese endomorphen Psychosen (Schizophrenie, schizoaffektive Psychosen, Zyklothymie und Involutionspsychosen) in ursächlichem oder mitursächlichem Zusammenhang mit Extrembelastungen stehen. Es geht um das Problem der psychodynamischen Mitverursachung endomorpher Psychosen.

Es ist verständlich, daß die wissenschaftliche Untersuchung eines Gutachtenmaterials auf große methodische Schwierigkeiten stößt. Zunächst ist einmal zu bedenken, daß jedes Gutachtenmaterial von vornherein eine Auslese darstellt. Weiter ist anzuführen, daß ein Großteil der Gutachten aufgrund Aktenlage erstellt wurde, d.h. die begutachtenden Heidelberger Psychiater konnten sich meist kein unmittelbares Bild vom Probanden verschaffen, sondern waren auf die ihnen überlassenen ärztlichen Atteste, Zeugenaussagen, Krankenblätter und Vorgutachten angewiesen. Die Mehrzahl der 194 Probanden war ja nicht in Deutschland ansässig, sondern lebte zumeist in Israel, in den Vereinigten Staaten und in südamerikanischen Ländern und ließ ärztliche Atteste lediglich von den Rechtsvertretern vorlegen. Die ärztlichen Zeugnisse stammen daher meist von israelischen und amerikanischen Psychiatern, einige ärztliche Bescheinigungen machen den Eindruck von „Gefälligkeitsattesten".

Schließlich erschwert auch die unterschiedliche psychiatrische Diagnostik in den verschiedenen Ländern die Begutachtung. So ist z.B. der in der amerikanischen Psychiatrie übliche Begriff "schizophrenic reaction" keineswegs identisch mit dem Schizophreniebegriff kontinentaleuropäischer, einschließlich britischer Psychiater.

Weiterhin ist zu bedenken, daß die Begutachteten selbst häufig unter dem Druck der Erwartung standen, krank erscheinen und Symptome produzieren zu müssen, jedenfalls so lange, bis das Entschädigungsverfahren positiv zu ihren Gunsten entschieden war (vgl. dazu Matussek 1975). Andererseits wissen wir aus der persönlichen Untersuchung von Verfolgten, daß sie aufgrund einer Abwehrhaltung gegenüber den früheren schrecklichen Erlebnissen große Schwierigkeiten haben, ihre Beschwerden dem begutachtenden Psychiater zu schildern und oft eher zu einer Untertreibung und Bagatellisierung ihrer Beschwerden neigen.

Trotz all dieser Schwierigkeiten haben sich im Laufe der Zeit verläßliche Leitlinien für die Beurteilung psychotisch erkrankter Verfolgter herausarbeiten lassen, die auch dieser Studie zugute kamen. Mit wachsender Erfahrung der Heidelberger Gutachter und dank qualifizierter ausländischer Psychiater, die durchaus kritische und differenzierte psychiatrische Vorgutachten erstellten, konnte auch durch eine Begutachtung nur anhand der Akten eine hohe Aussagekraft entwickelt werden.

Auf einen wichtigen Punkt müssen wir noch hinweisen. Wir sind als Untersucher des Gutachtenmaterials sozusagen Dritte (nach den meist ausländischen Vorgutachtern und den Heidelberger Obergutachtern) und konnten zu den in den Gutachten vorliegenden Informationen keine neuen Daten hinzufügen. Wir haben keinen einzigen der 194 psychotisch erkrankten Verfolgten für diese Studie katamnestisch nachuntersucht und waren ganz auf das vorliegende Material angewiesen. Nur in einzelnen, sehr wenigen Fällen haben wir aufgrund unserer Sachkenntnis eine diagnostische Änderung am Gutachtenmaterial vorgenommen. So haben wir z.B. einmal eine als monopolare endogene Depression klassifizierte Psychose als Spätschizophrenie bezeichnet.

Die 194 Psychosegutachten unserer Studie sind von unterschiedlicher Qualität. Die Heidelberger Obergutachter waren zwar bemüht, möglichst viele Informationen zu erhalten, um ein ausführliches Bild der Biographie jedes Verfolgten, seiner prämorbiden

Persönlichkeit und Lebensumstände vor Ausbruch der Psychose, seiner Verfolgungserlebnisse und seines weiteren Lebensschicksals nach Verfolgungsende zu erhalten. Trotzdem sind die Gutachten aus verschiedensten Gründen von unterschiedlicher Qualität, z.B. schon allein aufgrund unterschiedlich ausführlicher und gut geführter Krankenblatteintragungen anläßlich psychiatrischer Hospitalisierungen vor der Begutachtung.

Wir haben deshalb für diese Studie einen speziellen Fragebogen entwickelt, der es uns erlaubte, eine standardisierte und weitgehend gleichmäßige Auswertung der Gutachten vorzunehmen. Unser Fragebogen enthält eine Reihe von biographischen, soziologischen und psychopathologischen Fragestellungen, die es gestatten, ein relativ grobes, aber doch zuverlässiges Muster vom persönlichen Lebensweg, Verfolgungsschicksal und Krankheitsverlauf jedes Verfolgten zu entwerfen. Die auf diesem Wege gewonnenen Daten gingen in eine deskriptive Basisstatistik sowie in eine vergleichende Statistik und eine Clusteranalyse ein (s. C.I, II und III).

Den Fragebogen haben wir nach folgenden Gesichtspunkten gegliedert:

Grunddaten

1. Geburtsjahr des Begutachteten
2. Jahr der Begutachtung
3. Geschlecht
4. Geburtsland
5. Art des Gutachtens

Soziologische Daten

6. Volksmäßige (rassische) Zugehörigkeit
7. Schulbildung des Begutachteten
8. Soziale Schicht des Begutachteten
9. Beruf des Begutachteten vor der Verfolgung und seine berufliche Stellung
10. Heirat vor der Verfolgung
11. Heirat während der Verfolgung
12. Heirat nach Verfolgungsende

Seelische und körperliche Belastungsfaktoren der Begutachteten vor der Verfolgung

13. Endomorphe Psychosen in der Aszendenz
14. Nichtpsychotische psychische Anomalien in der Aszendenz
15. Prädisponierende Familienumwelt
16. Prädisponierende Ausgangspersönlichkeit des Begutachteten
17. Nichtpsychotische psychische Anomalien des Begutachteten vor der Verfolgung
18. Endomorph-psychotische Erkrankungen des Begutachteten vor der Verfolgung
19. Somatische Krankheiten (einschließlich Hirnkrankheiten) des Begutachteten vor der Verfolgung

Verfolgungsbelastung

20. Alter bei Beginn der Verfolgung
21. Verfolgungsgründe
22. Dauer der Verfolgung in Jahren
23. Abbruch der schulischen oder beruflichen Ausbildung durch Verfolgung erzwungen?
24. Art der Verfolgung – Grobdifferenzierung

Feindifferenzierung der Verfolgung:

25. Diskriminierung, wirtschaftliche Schädigung, Auswanderung
26. Getto
27. Versteck
28. Zwangsarbeitslager (ZAL)
29. Konzentrationslager, Vernichtungslager (KZ)
30. Mißhandlung und Folter während der Verfolgung
31. Frühzeitige Eltern-Kind-Trennung
32. Verlust der nächsten Angehörigen durch Verfolgung (Ehepartner, Eltern, Geschwister, Kinder)
33. Andere Formen von Entwurzelung und sozialem Abstieg (z.B. unfreiwilliger Aufenthalt in der Sowjetunion)

Emigrationsssschicksal

34. Emigrationsland
35. Emigration aus der Verfolgung
36. Emigration nach der Verfolgung
37. Anpassungsschwierigkeiten im Emigrationsland
38. Beruflicher Abstieg im Emigrationsland

Seelische und körperliche Erkrankungen während und nach der Verfolgung

39. Nichtpsychotische psychische Anomalien, die während der Verfolgung auftraten (bzw. weiterbestanden)
40. Nichtpsychotische psychische Anomalien, die nach Verfolgungsende auftraten (bzw. weiterbestanden)
41. Dauer bis zum Auftreten der nichtpsychotischen psychischen Anomalien nach Verfolgungsbeginn in Jahrfünften
42. Gingen der manifesten Psychose nichtpsychotische psychische Anomalien in unmittelbarem zeitlichen Zusammenhang voraus?
43. Klangen die nichtpsychotischen psychischen Anomalien vor Ausbruch der manifesten Psychose wieder ab?
44. Somatische Krankheiten (einschließlich Hirnkrankheiten) während der Verfolgung aufgetreten
45. Somatische Krankheiten (einschließlich Hirnkrankheiten) nach Verfolgungsende aufgetreten

46. Endomorphe Psychose während der Verfolgung aufgetreten
47. Endomorphe Psychose nach Verfolgungsende aufgetreten
48. Dauer bis zum Auftreten der manifesten Psychose nach Verfolgungsbeginn
49. Dauer bis zum Auftreten der manifesten Psychose nach Verfolgungsende
50. Manifestationsalter der endomorphen Psychose

Charakterisierung des Vorfeldes der endomorphen Psychose

51. Reaktiv-depressiv
52. Phobisch-ängstlich
53. Anankastisch
54. Gereizt-aggressiv
55. Mißtrauisch
56. Sozial-restriktiv
57. Hypochondrisch
58. Vegetativ labil, organneurotisch
59. Schwerpunktmäßige Zuordnung zu obigen Symptomen bzw. Symptomkomplexen möglich?

Diagnostik der endomorphen Psychosen

60. Diagnose der endomorphen Psychose bei Letztbegutachtung
61. Wenn die Diagnose zyklothyme Psychose gestellt wurde, welche Verlaufsform lag vor?
62. Dauer der katamnestisch überblickbaren Zeitspanne seit Manifestation der endomorphen Psychose

Verlaufstypus der endomorphen Psychose

63. Episodisch ohne Residuum
64. Episodisch mit Residuum
65. Schleichender Verlauf
66. Chronisch-defektuöser Verlauf
67. Eindeutiger Verlaufstypus festzustellen?

Psychotische Syndrome (psychopathologische Grundformen endomorpher Psychosen)

68. Mindestens zeitweise depressiv (melancholisch)
69. Mindestens zeitweise manisch
70. Mindestens zeitweise paranoid-halluzinatorisch
71. Mindestens zeitweise kataton
72. Überwiegend symptomarm (z.B. hebephren)
73. Überwiegend koenästhetisch (Leibhalluzinationen)
74. Zuordnung zu obigen Syndromen möglich?

Hospitalisierung

75. Wann erfolgte wegen psychischer Erkrankung erstmals eine psychiatrische Hospitalisierung?
76. Wie oft erfolgte eine psychiatrische Hospitalisierung?

Chronische hirnorganische Störungen im Verlauf der endomorphen Psychosen

77. Bestand im psychopathologischen Verlauf der endomorphen Psychose gleichzeitig eine chronische organische Psychopathologie?
78. Ab dem wievielten Jahrfünft nach Ausbruch der endomorphen Psychose bestand eine chronische organische Psychopathologie?

Anerkennung psychischer und körperlicher Erkrankungen als Verfolgungsschäden

79. Bestand nach der Verfolgung ein schwerer Erschöpfungszustand mit oder nach einer Dystrophie?
80. Wurde für somatische Krankheiten (einschließlich Hirnkrankheiten) ein Verfolgungszusammenhang anerkannt?
81. Wurde für die nichtpsychotischen psychischen Anomalien ein Verfolgungszusammenhang anerkannt?
82. Wurde für die endomorphe Psychose ein Verfolgungszusammenhang zeitweise oder voll anerkannt?

Erlebnisreaktive Übergänge ins Psychotische

83. Bestehen Hinweise auf eine akute Angstgenese der endomorphen Psychose?
84. Wurden die Verfolgungserlebnisse wahnhaft verarbeitet?
85. Hinweise für gleitende Wahntransposition
86. Hinweise für progredienten Autismus
87. Hinweise für Autonomisierung einer reaktiven Depression
88. Andere Formen des erlebnisreaktiven Überganges ins Psychotische
89. Bestehen Hinweise für einen erlebnisreaktiven Übergang ins Psychotische?

Ausgang der endomorphen Psychose

90. Symptomfreier Ausgang
91. Schizophrener Persönlichkeitswandel bzw. Defekt
92. Nichtpsychotischer erlebnisreaktiver Persönlichkeitswandel
93. Hirnorganischer Defekt
94. Nicht näher bestimmbare postpsychotische Persönlichkeitsveränderung
95. Ausgang der endomorphen Psychose (nach obiger Zuordnung)?

Auslösesituationen und erlebnisreaktive Mitverursachungen endomorpher Psychosen außerhalb der Verfolgung

96. Gab es erlebnisreaktive Auslöser bzw. Verursachungen der Psychose außerhalb der Verfolgung, wenn die Diagnose Zyklothymie oder Involutionspsychose gestellt wurde?

Die Daten wurden anhand eines festgelegten Codes direkt aus den Gutachten in den Fragebogen eingetragen.

Bei Variable 1 und 2 wurden die jeweiligen Jahreszahlen eingesetzt und bei Variable 3 das Geschlecht verschlüsselt. Variable 4 (Geburtsland) wurde gegliedert in „Deutschland/Österreich", „ost- und südosteuropäische Länder" und in „andere Länder". Bei Variable 5 (Art des Gutachtens) wurde eine Differenzierung in Aktengutachten und Untersuchungsgutachten vorgenommen.

Die Schulbildung des Begutachteten (Variable 7) wurde erhoben unter den Gesichtspunkten „bei Verfolgungsbeginn noch nicht eingeschult", „Volksschule", „höhere Schule bis Abitur", „Hochschulstudium" (auch wenn ohne Abschlußexamen), sowie „nicht sicher beurteilbar" und „nicht erhebbar".

Die soziale Schicht des Begutachteten (Variable 8) wurde angegeben in Unterschicht, mittlere Schicht und gehobene Schicht, in einigen Fällen war die Schichtzugehörigkeit nicht sicher beurteilbar bzw. nicht erhebbar.

Der Beruf des Begutachteten vor der Verfolgung und seine berufliche Stellung (Variable 9) wurde klassifiziert in „unterogeordnete berufliche Stellung", „mittlere berufliche Stellung", „gehobene berufliche Stellung", „hausfrauliche Stellung", „keinerlei berufliche Tätigkeit ausgeübt", „bei Verfolgungsbeginn noch in schulischer oder beruflicher Ausbildung gewesen bzw. noch nicht eingeschult", sowie in „nicht sicher beurteilbar" und „nicht erhebbar".

Die Variablen 10, 11 und 12 (Heirat) wurden mit „nein", „ja" und „nicht erhebbar" verschlüsselt.

Bei den Variablen 13 bis einschließlich 19 (Belastungsfaktoren vor der Verfolgung) wurden die Daten nach den Kriterien „nein, sicher nicht vorhanden", „ja, vorhanden", „nicht sicher beurteilbar" und „nicht erhebbar" erhoben. Für Variable 17 bis einschließlich 19 wurde noch das Kriterium „nicht betreffend" eingeführt.

Bei Variable 20 (Alter bei Beginn der Verfolgung) wurde das jeweilige Lebensjahr angegeben. Die Verfolgungsgründe (Variable 21) wurden differenziert in „rassische Gründe", „politische Gründe" und „andere Gründe". Die Variable 22 (Dauer der Verfolgung) wurde in Jahren angegeben.

Weiterhin haben wir danach gefragt, ob durch die Verfolgung ein Abbruch der schulischen oder beruflichen Ausbildung erzwungen wurde (Variable 23).

Die Art der Verfolgung wurde zunächst anhand der zur Verfügung stehenden Verfolgungsdaten eingeschätzt (Variable 24, Grobdifferenzierung) und eine Einstufung in folgende Grade der Verfolgungsschwere vorgenommen: „relativ leichte Verfolgung", „schwere Verfolgung", „extrem schwere Verfolgung" sowie „Verfolgungsschwere nicht sicher beurteilbar" und „Verfolgungsschwere nicht erhebbar". Die Einstufung in einen der drei Verfolgungsgrade mußte anhand objektiver Daten (z.B. Verfolgter im Getto, Arbeitslager oder Konzentrationslager gewesen) geschehen und hatte sich auch weiterhin auf die persönlichen Angaben des Verfolgten, aber auch auf Zeugenaussagen über die Verfolgungsschwere (z.B. Mißhandlungen im Arbeitslager) zu stützen. Die Zuordnung zu einem der drei Verfolgungsgrade geschah also aufgrund von „äußeren Daten" und sagt noch nichts über die Schwere des subjektiv durchgemachten Verfolgungsschicksals aus. Damit ist gemeint, daß z.B. ein Bankdirektor, der im Laufe der Verfolgung „nur" diskriminiert worden ist, seine berufliche Existenz verloren hat und auswandern mußte, die Verfolgung subjektiv unter Umständen erheblich schwerwiegender, eingreifender und existentiell bedrohlicher erlebt hat als z.B. ein Hilfsarbeiter, der sich zeitweise in einem Getto aufgehalten hat oder sich verstecken konnte. Anhand des vorliegenden Gutachtenmaterials konnten wir jedoch keine verläßlichen Informationen über die Subjektivität des Verfolgungsschicksals gewinnen, sondern mußten uns bescheiden und von objektiven Informationen ausgehen.

So haben wir i. allg. Verfolgte, die lediglich diskriminiert, wirtschaftlich geschädigt und evtl. zur Auswanderung gezwungen worden sind, sowie leichtere Gettofälle der relativ leichten Verfolgung zugeordnet. Begutachtete, die in Zwangsarbeitslagern und Konzentrationslagern waren sowie Versteckssituationen mitgemacht haben, wurden der schweren Verfolgung zugeordnet. Von extrem schwerer Verfolgung gingen wir aus, wenn die Begutachteten besonders schweren und extrem bedrohlichen Verfolgungshandlungen ausgesetzt waren (z.B. härteste Zwangsarbeit, schwere Mißhandlungen, Töten von nächsten Familienangehörigen vor den Augen der Begutachteten, Todesmärsche, wiederholtes Antreten vor Erschießungskommandos).

Die Variablen 25 bis 33 erlaubten uns eine Feindifferenzierung der Verfolgung. Mit Variable 31 wurde nach einer frühzeitigen Eltern-Kind-Trennung gefragt, worunter wir eine Absonderung der Kinder von ihren Eltern bis zum 10. Lebensjahr verstanden.

Die Variablen 34 bis einschließlich 38 gaben Aufschluß über das Emigrationsschicksal. Bei Variable 34 (Emigrationsland) wurde unterschieden zwischen „im Geburtsland geblieben", „Israel" und „andere Länder".

Variable 39 und 40 sowie Variable 42 bis einschließlich 46 wurden nach den Kriterien „nein, sicher nicht vorhanden", „ja, vorhanden", „nicht sicher beurteilbar" und „nicht erhebbar" erhoben. Für Variable 43 wurde noch das Kriterium „nicht betreffend" eingeführt.

Bei Variable 46 (endomorphe Psychose während der Verfolgung aufgetreten) wurde zusätzlich gefragt, ob sich eine schon vor der Verfolgung bestehende Psychose während der Verfolgung erneut manifestierte.

Bei Variable 47 (endomorphe Psychose nach Verfolgungsende aufgetreten) haben wir ebenfalls danach gefragt, ob die Psychose erstmals nach Verfolgungsende zur Manifestation kam oder erneut ausbrach (bei bekannten psychotischen Manifestationen vor Verfolgungsbeginn oder während der Verfolgung).

Variable 41 wurde in Jahrfünften und die Variablen 48 und 49 in Jahren angegeben.

Das Manifestationsalter der endomorphen Psychose (Variable 50) wurde zunächst in Lebensjahren angegeben und anschließend in bestimmten Lebensalterabschnitten erfaßt. Es erfolgte eine Einteilung in 7 Lebensalterabschnitte, nämlich 0–14, 15–19, 20–29, 30–39, 40–49, 50–59 und 60–69 Lebensjahre. Nach dem vollendeten 69. Lebensjahr fand sich in unserem Material keine Erstmanifestation einer endomorphen Psychose.

Variable 51 bis 59 charakterisieren das Vorfeld der endomorphen Psychose.

Bei Variable 60 (Diagnose der endomorphen Psychose bei Letztbegutachtung in der psychiatrischen Universitätsklinik Heidelberg) haben wir unterschieden zwischen schizophrenen Psychosen, Mischpsychosen (schizoaffektiven Psychosen), zyklothymen Psychosen und Involutionspsychosen. Für verschiedene statistische Berechnungen haben wir die schizoaffektiven Psychosen den schizophrenen Psychosen in Anlehnung an die ICD-Klassifikation (1975) zugeschlagen. Außerdem haben wir für vergleichende Untersuchungen mit anderen Forschungsergebnissen aus der Gruppe der Involutionspsychosen die reinen Involutionsmelancholien ausgegliedert und den zyklothymen Psychosen zugeordnet.

Bei Variable 61 haben wir unterschieden zwischen „monopolare endogene Depression", „bipolare zyklothyme Psychose" und „monopolare manische Psychose".

Variable 62 wurde in Jahren angegeben.

Die Variablen 63 bis 67 fragen nach dem Verlaufstypus der endomorphen Psychose und die Variablen 68 bis 74 stellen die psychotischen Syndrome (psychopathologische Grundformen endomorpher Psychosen) dar.

Die Variablen 51 bis 59 sowie die Variablen 63 bis 74 haben wir differenziert in „nein", „ja", „nicht sicher beurteilbar" und „nicht erhebbar".

Die Variablen 75 und 76 erfaßten den Zeitpunkt der psychiatrischen Hospitalisierung des Begutachteten und die Häufigkeit der Hospitalisierung.

Variable 75 wurde differenziert in „nein, niemals hospitalisiert", „vor Manifestation der endomorphen Psychose", „bei Ausbruch der endomorphen Psychose und bis zu einem Jahr danach", „erst im späteren Verlauf der endomorphen Psychose", „nicht sicher beurteilbar" und „nicht erhebbar". Bei Variable 76 wurde erhoben „nein, niemals hospitalisiert", „einmal hospitalisiert", „zwei- bis fünfmal hospitalisiert", und „sechsmal und öfter hospitalisiert bzw. für dauernd hospitalisiert".

Die Variablen 77 und 78 geben Auskunft über das Auftreten chronischer hirnorganischer Störungen im Verlauf der endomorphen Psychosen. Variable 78 wurde dabei in Jahrfünften angegeben.

Die Variablen 80 bis einschließlich 82 geben Auskunft, ob für eine seelische oder körperliche Störung ein Verfolgungszusammenhang anerkannt wurde. Variable 80 wurde mit „nein" oder „ja" beantwortet. Variable 81 (nichtpsychotische psychische Anomalien) wurde mit „nein", „ja", „nicht entschieden" und „nicht betreffend" beantwortet. Variable 82 (endomorphe Psychose) wurde differenziert in „Verfolgungszusammenhang nicht anerkannt", „Verfolgungszusammenhang voll anerkannt", „Verfolgungszusammenhang zeitweise anerkannt" und „Frage des Verfolgungszusammenhanges nicht entschieden".

Die Variable 79 (schwerer Erschöpfungszustand), die bereits erwähnte Variable 77 (chronische organische Psychopathologie), die Variablen 83 bis 89 (erlebnisreaktive Übergänge ins Psychotische)[2] sowie die Variablen 90 bis einschließlich 94 (Ausgang der endomorphen Psychose) wurden wiederum gegliedert in „nein, sicher nicht vorhanden", „ja, vorhanden", „nicht sicher beurteilbar" und „nicht erhebbar".

Bei Variable 95 wurde unterschieden zwischen „Zuordnung nicht möglich", „Zuordnung möglich", „nicht sicher beurteilbar" und „nicht erhebbar".

2 Die Variable 89 gibt einen Überblick über die erlebnisreaktiven Übergänge ins Psychotische und ist für verschiedene Berechnungen der vergleichenden Statistik und der Clusteranalyse von Bedeutung. Sie wurde nur dann mit „ja, vorhanden" beantwortet, wenn sich ein transitorischer Verlaufstyp (Variable 83, Variable 85–88) aufweisen ließ. Wenn lediglich eine wahnhafte Verarbeitung von Verfolgungserlebnissen in der Psychose stattfand (Variable 84), aber kein transitorischer Verlaufstyp vorlag, wurde die Variable 89 nicht mit ja beantwortet. Siehe dazu auch C.I. 14

Die Frage nach erlebnisreaktiven Auslösern bzw. Verursachungen von zyklothymen Psychosen oder Involutionspsychosen außerhalb des Verfolgungsschicksals, d.h. im Rahmen des bürgerlichen Lebens (Variable 96), wurde mit „nein", „ja" und „entfällt" beantwortet.

Die so gewonnenen Daten wurden auf Lochkarten übertragen, anschließend erfolgte eine statistische Auswertung des Materials, und es wurden verschiedene statistisch-mathematische Berechnungen im Rechenzentrum Garching der Technischen Universität München durchgeführt. Die verschiedenen Berechnungen fanden dabei auf der Grundlage des Datenverarbeitungssystems „Datatext" statt.

Wir verzichten an dieser Stelle auf eine nähere Darstellung der angewandten, verschiedenen statistisch-mathematischen Methoden und Rechenoperationen und verweisen in diesem Zusammenhang auf das *Data-Text Primer* (Armor u. Conch 1972), das eine umfassende Darstellung aller im Datatextsystem angewandten statistischen Operationen enthält.

In einer vergleichenden statistischen Untersuchung (Kap. C. II.) haben wir sowohl statistische Vergleiche mit definierten Gruppen innerhalb unseres eigenen Datenmaterials (sog. Intravergleiche) als auch Vergleiche unseres Materials mit anderen, neuen und neuesten deutschsprachigen Forschungsergebnissen vorgenommen. Es handelt sich dabei um Untersuchungen, die unter vergleichbaren psychopathologischen Gesichtspunkten erhoben wurden. Dabei kamen sowohl für unsere Intravergleiche als auch für die epidemiologischen Vergleiche (hinsichtlich Verteilung des Geschlechts, des Manifestationsalters und der Diagnose) mit anderen Forschungsergebnissen Signifikanztests (T Test und Chi-Quadrat-Test) zur Anwendung.

Schließlich haben wir eine Clusteranalyse anhand der Vorfeldvariablen (Variable 51 bis Variable 58) durchgeführt. Dabei kam die von Ward (1963) beschriebene Originalmethode der Clusteranalyse zur Anwendung. Die weitere Methodik ist, soweit zum Verständnis erforderlich, in Kap. C. III. beschrieben.

C. Statistischer Teil

I. Basisstatistik

1. Grunddaten

Die Probanden dieser Studie sind zwischen 1875 und 1941 geboren. Sie wurden in der Psychiatrischen Klinik der Universität Heidelberg in den Jahren 1957–1977 begutachtet, und zwar der größte Teil Anfang und Mitte der 60er Jahre.

Von den 194 Probanden unserer Untersuchung sind 76 Männer (= 39%) und 118 Frauen (= 61%).

91 Verfolgte sind im deutschen Sprachraum geboren (Deutschland, Österreich), 96 Verfolgte stammen aus ost- und südosteuropäischen Ländern und 7 Verfolgte sind in anderen europäischen Ländern (z.B. Niederlande, Frankreich) geboren.

Die überwiegende Zahl der Verfolgten wurde aufgrund der Aktenlage begutachtet (169 Fälle = 87%), nur 25 Verfolgte (= 13%) wurden zusätzlich von den Heidelberger Psychiatern persönlich untersucht.

2. Soziologische Daten

Die Frage nach der volksmäßigen Zugehörigkeit ergab, daß 180 Verfolgte jüdischer und 14 Verfolgte nichtjüdischer Abstammung waren.

Die Frage nach der Schulbildung zeigte, daß 4 Begutachtete bei Verfolgungsbeginn noch nicht eingeschult waren, 80 Verfolgte hatten bei Verfolgungsbeginn einen Volksschulabschluß oder befanden sich noch in der Volksschule, 72 Probanden besuchten bei Verfolgungsbeginn eine höhere Schule (Realschule, Gymnasium) oder hatten bereits das Abitur, und 28 Probanden besuchten bei Verfolgungsbeginn eine Hochschule oder hatten eine solche bereits absolviert und standen als Akademiker im Berufsleben. Bei einem Begutachteten war die Schulbildung nicht sicher festzustellen und bei 9 weiteren war sie überhaupt nicht erhebbar.

Tabelle 3 zeigt die Schulbildung der Begutachteten, getrennnt nach Geschlechtern:

Tabelle 3. Schulbildung der Begutachteten bei Verfolgungsbeginn, nach Geschlechtern getrennt

Schulbildung	Noch nicht eingeschult	Volksschule	Höhere Schule	Hochschule
Männer	1	32	28	14
Frauen	3	48	44	14

Bei der Klassifizierung der sozialen Schicht der Begutachteten mußten wir uns auf die 3 Gruppen „Unterschicht", „Mittlere Schicht" und „Gehobene Schicht" beschränken. Zwar waren in einigen Gutachten recht ausführliche Schilderungen des sozialen Hintergrundes gegeben, in der Mehrzahl der Fälle reichten jedoch die angegebenen Daten nicht dazu aus, eine differenzierte Einteilung der sozialen Schicht in 4–5 Klassen vorzunehmen. Wichtigstes Kriterium für unsere Klassifizierung waren Schulbildung, Beruf und berufliche Stellung des Begutachteten vor der Verfolgung. Bei Jugendlichen, die noch in Ausbildung standen, haben wi uns an den Beruf der Eltern gehalten. Bei verheirateten Frauen, die keine Berufsausbildung hatten und eine rein hausfrauliche Tätigkeit ausübten, berücksichtigten wir Schulbildung und Beruf des Ehepartners. Außerdem versuchten wir, sofern erhebbar, die ökonomischen Verhältnisse des Begutachteten und der Eltern vor der Verfolgung für die Klassifizierung mit heranzuziehen.

Bei Männern umfaßt die Unterschicht in erster Linie Hilfsarbeiter. Bei Frauen handelt es sich um Hilfsarbeiterinnen, Haushälterinnen, Dienstmädchen und landwirtschaftliche Hilfskräfte.

Die mittlere Schicht umfaßt bei den Männern Facharbeiter, niedere und mittlere Beamte und selbständige Händler. Bei den Frauen handelt es sich um Tätigkeiten, die eine abgeschlossene Berufsausbildung voraussetzen, z.B. Krankenschwester, Sekretärin, Bankangestellte, Kontoristin.

Zur gehobenen Schicht haben wir alle Studenten und Studentinnen, Akademiker, Eigentümer oder Leiter größerer Firmen sowie Führungskräfte in der Wirtschaft gezählt.

Der Unterschicht gehörten 20 Probanden an, der mittleren Schicht 120 Probanden und der gehobenen Schicht 40 Probanden. Bei 3 Begutachteten ließ sich aufgrund mangelhafter Angaben in den Gutachten die soziale Schicht nicht sicher festlegen, und bei 2 Begutachteten waren keinerlei Angaben vorhanden, die eine Klassifizierung erlaubt hätten (Tabelle 4).

Tabelle 4. Soziale Schicht der Begutachteten, nach Geschlechtern getrennt

Soziale Schicht	Unterschicht	Mittlere Schicht	Gehobene Schicht
Männer	8	52	16
Frauen	12	77	24

Den Beruf des Begutachteten und seine berufliche Stellung vor der Verfolgung haben wir in den 3 Kategorien „untergeordnete, mittlere und gehobene berufliche Stellung" angegeben sowie die Kategorien „hausfrauliche Stellung", „keinerlei berufliche Tätigkeit ausgeübt" und „bei Verfolgungsbeginn noch in schulischer oder beruflicher Ausbildung gewesen bzw. noch nicht eingeschult" berücksichtigt.

In die Gruppe „untergeordnete berufliche Stellung" haben wir Hilfsarbeiter und Hilfsarbeiterinnen eingeordnet. In die Gruppe „mittlere berufliche Stellung" gehören Facharbeiter, Landwirte, Angestellte und Beamte der mittleren Laufbahn. Der Gruppe

„gehobene berufliche Stellung" haben wir akademische Berufe mit entsprechender beruflicher Stellung, führende Positionen in der Wirtschaft und selbständige Unternehmer mit einem größeren Betrieb zugeordnet.

Dabei ergibt sich, daß 31 Personen bei Verfolgungsbeginn eine untergeordnete berufliche Stellung ausübten, 60 Personen eine mittlere berufliche Stellung innehatten und 16 Personen in einer gehobenen beruflichen Stellung waren. 59 Probanden waren bei Verfolgungsbeginn noch in schulischer oder beruflicher Ausbildung bzw. noch nicht eingeschult, 22 Frauen übten eine rein hausfrauliche Tätigkeit aus, bei 4 Probanden war die berufliche Stellung aufgrund der mangelhaften Daten nicht sicher anzugeben und bei 3 weiteren Probanden fehlten jegliche Angaben zur Beurteilung der beruflichen Stellung. Erwachsene, die vor der Verfolgung keinerlei berufliche Tätigkeit ausgeübt haben, konnten unter den 194 Begutachteten nicht eruiert werden (Tabelle 5).

Tabelle 5. Berufliche Stellung der Begutachteten vor Verfolgungsbeginn, getrennt nach Geschlechtern

Berufliche Stellung	Untergeordnete berufliche Stellung	Mittlere berufliche Stellung	Gehobene berufliche Stellung	Noch in schulischer oder beruflicher Ausbildung	Hausfrauliche Stellung
Männer	11	32	11	22	–
Frauen	20	28	5	36	22

Vor Beginn der Verfolgung waren 69 von 194 Begutachteten verheiratet. Während der Verfolgungszeit sind 11 weitere Probanden eine Ehe eingegangen. Nach der Verfolgung haben 88 Personen erstmals geheiratet bzw. erneut eine Ehe geschlossen. Mindestens 26 Probanden sind nie eine Ehe eingegangen.

Es ist bekannt, daß viele Verfolgte des Dritten Reiches nach Kriegsende aus einem verstärkten Bedürfnis nach Sicherheit und Geborgenheit überstürzt eine Ehe eingegangen sind. Später wurden dann diese Ehen häufig geschieden oder führten zumindest vielfach bei den Ehepartnern zu erheblichen seelischen Krisen. Leider sind die Angaben in unseren Gutachten nicht detailliert genug, um der interessanten Frage nachzugehen, wie häufig diese überstürzt geschlossenen Ehen bei unseren Begutachteten zu seelischen Krisen geführt haben und ob sie womöglich manifestationsfördernd für eine psychische Erkrankung waren.

3. Seelische und körperliche Belastungsfaktoren der Begutachteten vor der Verfolgung

Über belastende Erkrankungen in der Aszendenz der Begutachteten wurde uns bekannt, daß bei 16 Personen in der Aszendenz endomorphe Psychosen auftraten. Bei weiteren Personen konnte diese Frage anhand des Gutachtenmaterials nicht mit

Sicherheit entschieden werden, und bei 9 weiteren Probanden war dieser Frage anhand des vorliegenden Materials überhaupt nicht nachgehbar.

Weiter fragten wir nach nichtpsychotischen psychischen Anomalien in der Aszendenz, damit ist also das Auftreten von Neurosen, abnormen Persönlichkeiten und psychoreaktiven Störungen in der Aszendenz der Begutachteten gemeint. Bei 10 Begutachteten lagen solche nichtpsychotischen psychischen Anomalien in der Aszendenz mit Sicherheit vor, bei weiteren 4 Personen konnte diese Frage anhand des Gutachtenmaterials nicht mit Sicherheit entschieden werden, und bei 12 Personen konnte dieser Frage anhand der lückenhaften Angaben überhaupt nicht nachgegangen werden.

Es sei jedoch bereits an dieser Stelle darauf verwiesen, daß unseres Erachtens hier eine große Dunkelziffer vorliegt. Es liegt nahe, daß viele Verfolgte das Auftreten von psychischen Erkrankungen in der Aszendenz verschweigen, in der Hoffnung, dadurch eine günstigere Beurteilung ihres Falles zu erhalten. [3]

Schwierig gestaltete sich auch die Frage nach einer prädisponierenden Familienumwelt, worunter wir eine pathologische Familienstruktur verstehen, die womöglich als wichtiges pathogenetisches Bindeglied bei der Manifestation endomorpher Psychosen anzusehen ist. Nur in 4 Fällen konnten wir eine solche prädisponierende Familienumwelt als sicher gegeben ansehen, in weiteren 30 Fällen konnten wir uns kein sicheres Bild machen, hatten aber Anhaltspunkte für eine entsprechende Annahme. In 73 Fällen waren die Angaben einfach zu dürftig, um über einen so komplizierten Fragenkomplex eine Aussage treffen zu können.

Ähnliche Schwierigkeiten bereitete die Frage nach der prädisponierenden Ausgangspersönlichkeit der Begutachteten. Hierunter verstehen wir Persönlichkeiten, die bereits prämorbid (d.h. vor Ausbruch der endomorphen Psychose) durch eine besonders geartete Persönlichkeitsstruktur auffällig wurden, ohne daß diese Persönlichkeit bereits als „krank" im klinisch-psychiatrischen Sinne zu verstehen wäre. Hierher gehören z.B. der Typus melancholicus von Tellenbach (1976) sowie schizoide Persönlichkeiten. [4] So konnten wir bei 33 Probanden eine prädisponierende Ausgangspersönlichkeit eruieren, bei 82 Probanden konnten wir uns kein sicheres Bild machen, und bei weiteren 20 Begutachteten waren die Angaben zu dürftig, um dieser Frage nachzugehen.

Nichtpsychotische psychische Anomalien der Begutachteten vor der Verfolgung, d.h. also psychoreaktive Störungen, Neurosen und abnorme Persönlichkeiten, fanden wir bei 10 Probanden, bei 2 Probanden waren wir uns in der Beurteilung nicht sicher, und bei weiteren 3 Probanden waren die Angaben wiederum zu mangelhaft.

Endomorphe Psychosen der Begutachteten vor der Verfolgung fanden wir in 11 Fällen, in einem Fall waren wir uns in der Beurteilung nicht sicher, und in einem weiteren Fall waren die Angaben zu lückenhaft, um dieser Frage nachzugehen.

---

3 In den Anfängen der Begutachtung von psychotisch gewordenen Verfolgten galt eine erbliche Belastung mit psychischen Erkrankungen als Ausschlußkriterium für die Anerkennung einer Mitverursachung der Psychose durch die Verfolgungsbelastungen

4 Die Abgrenzung der prädisponierenden Ausgangspersönlichkeit gegenüber den nichtpsychotischen psychischen Anomalien bereitet zumindest in einem Teil der Fälle Schwierigkeiten, da viele der prädisponierenden Ausgangspersönlichkeiten wohl doch bereits als abnorme Charakterstrukturen und als Charakterneurosen zu bezeichnen sind oder zumindest als solche erscheinen

Weiterhin fragten wir nach somatischen Krankheiten (einschließlich Hirnkrankheiten) der Begutachteten vor der Verfolgung, die für die Entstehung und Manifestationsförderung psychischer Erkrankungen von Relevanz sind. Selbstverständlich hat praktisch jeder Begutachtete vor der Verfolgung körperliche Krankheiten durchgemacht, interessant waren für unsere Fragestellung jedoch nur wenige körperliche Erkrankungen, bei denen es unter Umständen schon vor der Verfolgung zu einer Schädigung des zentralen Nervensystems oder einer sonstigen schweren Beeinträchtigung des psychischen Befindens gekommen sein könnte. Dazu gehören körperliche Erkrankungen wie Nephritis, schwere Leberschädigung, Hypertonie, aber auch Infektionskrankheiten wie Fleckfieber, Typhus, Ruhr, Malaria sowie neurologische Erkrankungen wie Contusio cerebri oder subdurales Hämatom.

Wir fanden derartige somatische Erkrankungen nur bei 3 Probanden vor der Verfolgung, in einem Fall war diese Frage nicht nachgehbar.

4. Verfolgungsbelastung

Im folgenden sind die verschiedenen Belastungsfaktoren der Verfolgung dargestellt. Wie beriets in Kap. B erwähnt, mußten wir uns dabei auf die Erhebung objektiv feststellbarer Verfolgungsbelastungen beschränken und konnten nicht die subjektive Schwere des durchgemachten Verfolgungsschicksals beurteilen. Dazu hätte es in jedem Fall einer eingehenden persönlichen Nachuntersuchung einschließlich tiefenpsychologischer Gespräche bedurft, anhand des vorliegenden Gutachtenmaterials war uns eine solche Beurteilung des subjektiven Verfolgungsschicksals nicht möglich.

Das Alter bei Beginn der Verfolgung variiert vom 1. bis zum 62. Lebensjahr. Die Berechnung des Mittelwertes ergibt bei Beginn der Verfolgung ein mittleres Alter von 25 Jahren.[5]

Nimmt man eine Einteilung in verschiedene Altersgruppen vor (Tabelle 6), so ist auffällig, daß immerhin 44 von 194 Probanden bereits in ihrer Kindheit und frühen Jugend Verfolgungsbelastungen ausgesetzt waren.

Tabelle 6. Alter bei Beginn der Verfolgung, in Altersgruppen aufgeteilt

Alter bei Verfolgungsbeginn	0–14. Lebensjahr	15.–19. Lebensjahr	19.–29. Lebensjahr	30.–62. Lebensjahr
Zahl der Probanden	44	19	62	69

Die Verfolgungsgründe waren bei 183 Probanden rassischer Natur, 8 Begutachtete wurden aus politischen Gründen verfolgt und weitere 3 Probanden aus anderen Gründen.

Weiterhin haben wir die Dauer der Verfolgung berechnet. Sie erstreckt sich in einigen Fällen von wenigen Monaten bis zu einem Jahr, in Extremfällen beläuft sich die

5 Bei Berechnungen des Mittelwertes geben wir im folgenden die Zahlenwerte auf- oder abgerundet an

Verfolgungsdauer auf 13 Jahre. Für alle in Deutschland lebenden Juden haben wir den Verfolgungsbeginn auf das Jahr 1933 datiert, da mit der Machtübernahme der Nationalsozialisten eine Atmosphäre der Ängstigung und Erniedrigung für alle jüdischen Mitbürger gegeben war, wenn auch konkrete Verfolgungsmaßnahmen ausblieben. Zur besseren Übersichtlichkeit haben wir die Verfolgungsdauer in Zeiträume aufgeteilt. Tabelle 7 gibt darüber Aufschluß.

Tabelle 7. Dauer der Verfolgung

Dauer der Verfolgung	1–4 Jahre	5–9 Jahre	10–13 Jahre
Zahl der Verfolgten	98	79	17

Berechnet man den Mittelwert, so kommt man auf eine durchschnittliche Dauer der Verfolgung von 5 Jahren (exakt 4,8 Jahre).

Bei 51 der 194 Begutachteten wurde durch die Verfolgung ein Abbruch der schulischen oder beruflichen Ausbildung erzwungen.

Die Art der Verfolgung haben wir zunächst anhand der zur Verfügung stehenden Verfolgungsdaten eingeschätzt und eine Einstufung in 3 Grade der Verfolgungsschwere (relativ leichte, schwere und extrem schwere Verfolgung) vorgenommen. Die Einstufung in einen der 3 Verfolgungsgrade geschah anhand der zur Verfügung stehenden objektiven Daten (z.B. Konzentrationslageraufenthalt) und stützte sich weiterhin auf die persönlichen Angaben des Verfolgten sowie auf Zeugenaussagen.

So fanden wir bei 75 Probanden eine relativ leichte, bei 99 Probanden eine schwere und bei 20 Begutachteten eine extrem schwere Verfolgung.

Bei den Fällen von relativ leichter Verfolgung handelt es sich meist um Personen, die lediglich diskriminiert, wirtschaftlich geschädigt und evtl. zur Auswanderung gezwungen worden sind sowie um leichtere Fälle von Gettointernierung. Auch der erzwungene Abbruch einer schulischen oder beruflichen Ausbildung wurde hier berücksichtigt. Personen, die in Zwangsarbeits- und Konzentrationslagern waren und die dort üblichen Schikanen mitgemacht haben, wurden der schweren Verfolgung zugeordnet, ebenso Personen, die den Ängstigungen und Nöten von Versteckssituationen ausgesetzt waren. Von extrem schwerer Verfolgung gingen wir aus, wenn die Probanden besonders schweren und extrem bedrohlichen Verfolgungshandlungen ausgesetzt waren, z.B. härtester Zwangsarbeit mit hoher Sterbequote, schweren Mißhandlungen, Tötung von nächsten Familienangehörigen vor den Augen der Verfolgten, Todesmärschen und Antreten vor Erschießungskommandos.

In einer Feindifferenzierung des Verfolgungsschicksals haben wir die einzelnen Verfolgungsarten festgestellt. Demnach wurden praktisch alle Probanden dieser Studie in mehr oder weniger großem Ausmaß diskriminiert und wirtschaftlich geschädigt sowie ein erheblicher Teil von ihnen zur Auswanderung gezwungen. Einen Aufenthalt in einem Getto haben 69 Personen durchgemacht, 37 Begutachtete haben die Verfolgung im Versteck, zum Teil unter menschenunwürdigen Bedingungen, überstanden. 74 Probanden waren während der Verfolgung in einem Zwangsarbeitslager, 62 Probanden waren in einem Konzentrations- bzw. Vernichtungslager. Wie aus den Zahlen hervorgeht, haben nicht wenige Probanden mehrere Verfolgungsarten durchgemacht, sie wurden also z.B. erst diskriminiert, dann im Getto untergebracht und kamen schließlich in ein Konzentrationslager. 78 Verfolgte waren erheblichen Mißhandlungen und Folterungen ausgesetzt.

Zu einer Trennung der Kinder von beiden Eltern bis zum 10. Lebensjahr aufgrund der Verfolgung kam es in 4 Fällen. 124 Personen verloren durch die Verfolgung ihre nächsten Angehörigen, wie den Ehepartner, die Eltern, ihre Geschwister oder ihre Kinder. Weitere 27 Personen erlitten unmittelbar durch die Verfolgung oder im Anschluß daran besonders schwere Formen von Entwurzelung und sozialem Abstieg. Es handelte sich hierbei z.B. um polnische Juden, denen zwar die Flucht aus einem deutschen Getto in die Sowjetunion gelang, die aber von sowjetischer Seite wiederum interniert und in Arbeitslager gesteckt wurden. Weiterhin gehören hierher die sog. „Shanghai-Fälle", das sind Personen, denen zwar die Ausreise aus Deutschland gestattet wurde, die aber von keinem anderen Land aufgenommen wurden und nur in dem großen Internierungslager Shanghai (japanisch besetzt) Zuflucht fanden.

5. Emigrationsschicksal

Im Anschluß an die Verfolgungsbelastungen emigrierten die meisten Begutachteten und hatten dabei oft erhebliche Schwierigkeiten zu meistern. So standen viele Personen nach Verfolgungsende ohne Familienangehörige da und waren in ihrer neuen Heimat auf sich allein gestellt ohne die gewohnte Umgebung mit ihren sozialen Kontakten. Außerdem konnten viele Verfolgte nicht mehr in ihrem erlernten Beruf tätig sein, teils weil sie aus körperlich-seelischer Erschöpfung nicht mehr in der Lage waren, den Anforderungen ihres Berufs zu genügen, teils weil in dem Emigrationsland kein Bedarf an dem erlernten Beruf bestand.

Wir stellten fest, daß nur 17 Personen auch nach der Verfolgung in ihrem Geburtsland geblieben sind, 57 Personen emigrierten nach Israel, und 120 Verfolgte fanden in anderen Ländern (die meisten in den Vereinigten Staaten und in südamerikanischen Ländern) Zuflucht.

Eine Emigration direkt aus der Verfolgungssituation gelang 79 Probanden. Meist handelte es sich hier um Personen, denen von den deutschen Behörden noch vor Ausbruch des 2. Weltkrieges die Ausreise genehmigt wurde. Allerdings war diese Ausreise meist mit der Opferung des gesamten persönlichen Vermögens verbunden.

Eine Emigration nach Verfolgungsende, d.h. nach dem Rückzug der deutschen Truppen aus den besetzten europäischen Ländern bzw. nach der Kapitulation des Deutschen Reichs, unternahmen 97 Begutachtete. Aber auch diese Emigranten konnten häufig nicht reibungslos in ihre neue Heimat einreisen. Viele kamen zunächst in ein Deportationslager, und insbesondere die Einreisewilligen nach Palästina hatten mit größten Schwierigkeiten zu kämpfen. Die britische Regierung wollte bekanntlich nach dem 2. Weltkrieg den Zustrom jüdischer Einwanderer nach Palästina stark beschränken, so daß viele Juden entweder nur illegal einreisen konnten oder bereits vor der Einreise von den Briten auf der Insel Zypern interniert wurden.

Im Emigrationsland angekommen, hatten 119 Verfolgte erhebliche Anpassungsschwierigkeiten. Gemeint sind damit vor allen Dingen die Umstellungsschwierigkeiten in den neuen beruflichen und sozialen Gegebenheiten im Emigrationsland. Wie bereits oben erwähnt, mußten nicht wenige Personen ihren Lebensunterhalt in völlig neuen Berufen verdienen oder fanden eine völlig fremdartige Umgebung vor. Man kann sich vorstellen, welche Anpassungsleistung z.B. ein polnischer oder ukrainischer Jude vollbringen mußte, wenn er in einem außereuropäischen Land unterkam und somit eine völlig fremde Sprache, Mentalität und Lebensstil vorfand. Lediglich bei 30 Emigranten gewannen wir den Eindruck, daß die Anpassung an die neue Umgebung ohne größere Schwierigkeiten gelang.

Von 169 Personen, die bei Verfolgungsbeginn einen Beruf hatten oder sich in beruflicher bzw. schulischer Ausbildung befanden, stiegen 98 im Emigrationsland beruflich ab. Sie konnten in ihrer neuen Heimat keine Position finden, die der beruflichen Stellung vor der Verfolgung entsprach bzw. konnten ihre schulische und berufliche Ausbildung nicht mehr auf dem alten Niveau fortsetzen. Bei 11 Personen waren wir uns in der Beurteilung der beruflichen Situation nicht sicher, 60 Probanden konnten ihr altes berufliches Niveau halten und auch in der neuen Umgebung entsprechende berufliche Stellungen finden.

6. Auftreten seelischer und körperlicher Erkrankungen während und nach der Verfolgung

Nichtpsychotische psychische Anomalien traten bei 77 Begutachteten während der Verfolgung auf, bei 19 Personen waren darüber keine sicheren Angaben zu erhalten, bei einem Probanden konnten dazu überhaupt keine Angaben erhoben werden, und bei 97 Personen traten derartige seelische Störungen während der Verfolgung nicht auf. Wie bereits in C. I. 3. erwähnt, handelte es sich hierbei um seelische Störungen psychoreaktiver, psychosomatischer und neurotischer Art von eindeutigem Krankheitswert sowie um Charakteropathien. Meist lagen depressive Verstimmungen, eine mißtrauische Haltung gegenüber der Umgebung und sogar den nächsten Angehörigen, eine hypochondrische Symptomatik sowie vegetative und organneurotische Beschwerden vor. Es ergeben sich hier zahlreiche Überschneidungen mit dem Vorfeld der endomorphen Psychose, worauf wir im folgenden Kapitel noch ausführlich eingehen werden. Schwierig war auch die Abgrenzung dieser seelischen Störungen von Reaktionen und Störungen der Befindlichkeit, die noch im Bereich des Normalpsychologischen liegen.

Wir möchten dies an einigen Beispielen verdeutlichen: So haben wir eine mißtrauische Haltung gegenüber den Verfolgern als real begründet, einfühlbar und verständlich angesehen, eine gesteigerte mißtrauische Haltung gegenüber der gesamten bisher vertrauten Umgebung einschließlich der nächsten Angehörigen jedoch als krankhaft betrachtet. Ähnlich haben wir Angstzustände in real vorhandenen bedrohlichen Situationen als nicht krankhaft gewertet, dagegen wochen- und monatelang über die Bedrohungssituation hinaus anhaltende Angstzustände bereits als krankhaft angesehen. Wir sind uns der Willkürlichkeit dieses Vorgehens, noch dazu anhand von Aktenmaterial, bewußt, meinen aber doch, eine Gewichtung der Befindlichkeitsstörung in „seelisch krank bzw. abnorm" und „seelische gesund" aus methodischen Gründen vornehmen zu müssen, um überhaupt zu wissenschaftlich verwertbaren Aussagen kommen zu können. Nach der Verfolgung sind bei 117 Begutachteten nichtpsychotische psychische Anomalien aufgetreten bzw. haben noch aus der Verfolgungszeit persistiert, bei 70 Probanden sind solche seelischen Störungen nicht aufgetreten, bei 6 Personen konnten wir darüber kein zuverlässiges Bild gewinnen, und bei einer Person waren darüber keine Angaben zu erhalten.

Wir haben auch nach der Dauer bis zum Auftreten der nichtpsychotischen psychischen Anomalien nach Verfolgungsbeginn gefragt und dazu eine Einteilung in Fünfjahresabschnitte vorgenommen. Wie aus Tabelle 8 ersichtlich ist, traten bei der überwiegenden Zahl der Verfolgten diese seelischen Störungen bereits im ersten Jahrfünft nach Verfolgungsbeginn auf.

Tabelle 8. Das Auftreten seelischer Störungen nichtpsychotischer Art bei 121 von 194 Verfolgten, dargestellt in Jahrfünften nach Verfolgungsbeginn

Zeit nach Verfolgungsbeginn	0–5 Jahre	6–10 Jahre	11–15 Jahre
Anzahl der Probanden	83	31	7

Insgesamt waren bei 123 Probanden seelische Störungen nichtpsychotischer Art während und nach der Verfolgung aufgetreten, bei 2 Personen war jedoch keine zeitliche Einordnung möglich

Weiterhin fragten wir, ob der manifesten endomorphen Psychose nichtpsychotische Anomalien (die aus oder nach der Verfolgungszeit persistierten) in unmittelbarem zeitlichen Zusammenhang vorausgingen. Bei 107 Personen konnten wir diese Frage bejahen, bei 7 Personen war kein sicheres Urteil möglich, bei einem Probanden konnte dieser Frage nicht weiter nachgegangen werden, und bei 79 Verfolgten konnten solche seelischen Störungen vor Manifestation der Psychose nicht beobachtet werden.

Andererseits fragten wir, ob diese persistierenden nichtpsychotischen psychischen Anomalien kurz vor Ausbruch der manifesten Psychose wieder abgeklungen sind. Nur in 4 der oben erwähnten 107 Fälle konnte diese Frage bejaht werden. Dies bedeutet, daß bei 103 Personen die nichtpsychotischen psychischen Anomalien von der Verfolgungszeit bzw. den Jahren nach Ende der Verfolgung bis zur Manifestation der endomorphen Psychose kontinuierlich andauerten.

Somatische Krankheiten (einschließlich Hirnkrankheiten) traten während der Verfolgungszeit bei 65 Personen auf. Hierher gehören neben Mißhandlungsfolgen (Commotio und Contusio cerebri) vor allen Dingen Infektionskrankheiten wie Typhus, Ruhr und Fleckfieber, die teilsweise auch zu psychischen Ausfallserscheinungen (Fleckfieberenzephalitis) führten.

Nach der Verfolgungszeit traten bei weiteren 78 Personen körperliche Erkrankungen auf oder persistierten noch aus der Verfolgungszeit. Auch hier handelte es sich teilweise um schwere Infektionskrankheiten, aber auch um Hypertonie und andere Erkrankungen der inneren Organe.

Während der Verfolgungszeit erkrankten 28 Personen an einer endomorphen Psychose, und zwar 23 Probanden erstmalig in ihrem Leben. Bei 5 Verfolgten rezidivierten bereits vor der Verfolgung aufgetretene endomorphe Psychosen.

Nach der Verfolgungszeit traten bei allen 194 Begutachteten endomorphe Psychosen auf, und zwar bei 160 Personen erstmals in ihrem Leben. Bei 34 Verfolgten rezidivierten nach der Verfolgungszeit endomorphe Psychosen, die bereits während der Verfolgungszeit oder noch vor der Verfolgungszeit aufgetreten waren. Es ist festzustellen, daß alle Personen, die schon vor und während der Verfolgung an einer endomorphen Psychose erkrankt waren, auch nach Verfolgungsende wieder psychotisch wurden.

Wir fragten weiter nach dem Zeitraum bis zum Auftreten der manifesten Psychose nach Verfolgungsbeginn und stellten fest, daß bereits im ersten Jahr nach Einsetzen der Verfolgung bei 11 Personen eine endomorphe Psychose zur Manifestation kam. 5 Jahre nach Verfolgungsbeginn waren bereits 40 Probanden an einer endomorphen Psychose erkrankt, und 10 Jahre nach Verfolgungsbeginn waren 88 Personen psychotisch geworden. Erst 25 Jahre nach Einsetzen der Verfolgung läßt die Erkrankungshäufigkeit an endomorphen Psychosen deutlich nach, ein Proband wurde noch 40 Jahre nach Verfolgungsbeginn psychotisch. Zur Frage des zeitlichen Zusammenhangs zwischen Verfolgungsbelastung und Manifestation der endomorphen Psychose nehmen wir in Kap. C. IV. Stellung. Hier seien zunächst nur die Ergebnisse der deskriptiven Statistik ohne pathogenetische Überlegungen dargestellt.

Die Berechnung des Zeitraums bis zum Auftreten der manifesten Psychose nach Verfolgungsende zeigt, daß bereits im ersten Jahr nach der Befreiung 22 Personen an einer endomorphen Psychose erkrankten. 5 Jahre nach Verfolgungsende waren 53 Personen psychotisch gworden, und 10 Jahre danach war es bei insgesamt 97 Verfolgten zum Ausbruch einer endomorphen Psychose gekommen. Erst 18 Jahre nach Verfolgungsende ist eine deutliche Verminderung der Erkrankungshäufigkeit an endomorphen Psychosen festzustellen, ein Begutachteter wurde noch 30 Jahre nach Verfolgungsende psychotisch.

Die Berechnung des Mittelwerts zeigt, daß durchschnittlich 9 Jahre nach Verfolgungsende eine endomorphe Psychose zur Manifestation kam.

Das Manifestationsalter aller endomorphen Psychosen (bezogen auf das Alter der Probanden) ist in Tabelle 9 dargestellt. Aus Gründen der besseren Übersichtlichkeit haben wir eine Aufteilung in 7 Lebensalterabschnitte vorgenommen und eine Trennung nach Geschlechtern durchgeführt. Bei einem Probanden konnte das Manifestationsalter nicht berechnet werden.

Tabelle 9. Manifestationsalter der endomorphen Psychosen (193 Probanden), insgesamt und getrennt nach Geschlechtern, dargestellt in 7 Lebensalterabschnitten

Lebensalter-abschnitte	0–14 Jahre	15–19 Jahre	20–29 Jahre	30–39 Jahre	40–49 Jahre	50–59 Jahre	60–69 Jahre
Manifestationen insgesamt	2	12	36	60	49	25	9
Manifestationen Männer	1	7	14	17	20	13	3
Manifestationen Frauen	1	5	22	43	29	12	6

Ein Blick auf die Tabelle zeigt, daß die größte Erkrankungshäufigkeit an endomorphen Psychosen bei den Verfolgten zwischen dem 30. und 39. Lebensjahr liegt.

Die Berechnung des Mittelwertes des Manifestationsalters aller endomorphen Psychosen (193 Fälle) ergibt ein mittleres Lebensalter von 38 Jahren.

7. Das Vorfeld der endomorphen Psychosen

Psychische Anfälligkeiten vor Ausbruch der endomorphen Psychose haben in den letzten beiden Jahrzehnten zunehmend das Interesse der psychiatrischen Forschung erweckt. Diese psychischen Störungen werden meist mit den Begriffen „Vorfeld" oder „Vorpostensyndrom" umschrieben. In der wissenschaftlichen Literatur wird das „Vorfeld" meist als zur endomorphen Psychose gehörig angesehen; d.h. wenn ein Patient vor Ausbruch der endomorphen Psychose eine neurotische Symptomatik zeigte oder durch eine Steigerung seiner abnormen Charakterzüge auffiel, so wird diese Symptomatik nachträglich (nach Kenntnis des psychotischen Krankheitsverlaufs) nicht mehr als neurotisch oder psychopathisch im eigentlichen Sinne angesehen, sondern als bereits der Psychose zugehörig. Man spricht dann von einer Pseudopsychopathie oder einer pseudoneurotischen Symptomatik im Vorfeld der endomorphen Psychose.

Wir dagegen verwenden den Begriff des Vorfeldes der endomorphen Psychose in einem rein deskriptiven, nicht nosologischen Sinne. Alle seelischen Störungen nichtpsychotischer Art, die zeitlich vor der Manifestation der endomorphen Psychose datieren und bis zur psychotischen Exazerbation nicht mehr abgeklungen sind, ordnen wir der Vorfeldsymtomatik zu. Dabei können diese seelischen Störungen wenige Tage, Wochen, Monate oder auch viele Jahre vor Ausbruch der Psychose in Erscheinung treten. Das entscheidende Kriterium für die Zuordnung einer seelischen Störung zum Vorfeld der endomorphen Psychose war für uns nicht der zeitliche Abstand zur Psychosenmanifestation, sondern das kontinuierliche Auftreten bis zur psychotischen Exazerbation. Es ergeben sich deshalb auch zahlreiche Überschneidungen mit den bereits beschriebenen nichtpsychotischen psychischen Anomalien während der Verfolgung und nach Verfolgungsende. Haben diese Anomalien bis zum Ausbruch der Psychose kontinuierlich angehalten, so wurden sie dem Vorfeld der endomorphen Psychose zugerechnet (dies war bei 103 Verfolgten der Fall).

Im einzelnen haben wir 8 Symptome bzw. Symptomkomplexe im Vorfeld der Psychose gefunden. Am häufigsten trat bei unseren Probanden eine ängstlich-phobische Symptomatik auf (bei 95 Probanden). An zweiter Stelle rangiert die reaktiv-depressive Symptomatik (bei 85 Probanden), und an dritter Stelle steht eine vegetativ-labile oder organneurotische Symptomatik (bei 54 Personen).

Tabelle 10 gibt einen Überblick über die erhobene Vorfeldsymptomatik, wobei beachtet werden muß, daß ein Verfolgter meist zwei oder mehrere Vorfeldsymptome hatte.

Bei 131 Verfolgten ging der Manifestation der endomorphen Psychose zeitlich eine Vorfeldsymptomatik voraus, wobei sich eine Zuordnung dieser psychischen Auffälligkeiten zu einem, meist jedoch mehreren der in Tabelle 10 dargestellten Symptomkomplexe vornehmen ließ. Bei 44 Verfolgten konnte vor Auftreten der endomorphen

Tabelle 10. Das Vorfeld der endomorphen Psychose bei 131 Verfolgten, gegliedert in 8 Symtomkomplexe

Symptomatik im Vorfeld	Anzahl der Verfolgten
Reaktiv-depressiv	85
Ängstlich/phobisch	95
Anankastisch	5
Gereizt-aggressiv	21
Mißtrauisch	38
Sozial-restriktiv	35
Hypochondrisch	13
Vegetativ labil, organneurotisch	54

Psychose keine Vorfeldsymptomatik festgestellt, bei 4 Probanden darüber kein sicherer Befund erhoben und bei 15 Personen konnten aus den Akten keinerlei Hinweise auf das Bestehen oder Nichtbestehen einer Vorfeldsymptomatik gewonnen werden.

8. Diagnostik der endomorphen Psychosen

Bei der Letztbegutachtung der Verfolgten in der Psychiatrischen Klinik der Universität Heidelberg nahmen die dortigen Psychiater eine diagnostische Klärung des vorliegenden Krankheitsbildes und eine Klassifikation der endomorphen Psychose vor. Sie stützten sich dabei auf die in der kontinentalreuopäischen Psychiatrie üblichen diagnostischen Kriterien und kamen daher naturgemäß häufig zu abweichenden Diagnosen von den Vorgutachtern, insbesondere von den amerikanischen Kollegen. Auf den von der amerikanischen abweichenden Schizophreniebegriff der kontinentaleuropäischen Psychiatrie haben wir bereits in Kap. B hingewiesen.

Die Heidelberger Psychiater konnten sich bei ihrer diagnostischen Beurteilung meist auf ausführliche psychopathologische Befunderhebungen (teils aus Krankengeschichten, teils aus Vorgutachten) stützen. Bei 25 Verfolgten konnte die Information aus dem Aktenmaterial noch durch eine persönliche Begutachtung ergänzt werden. Allerdings muß bedacht werden, daß die meisten persönlich Begutachteten keine akut-psychotischen Symptome mehr boten, sondern sich meist in einem mehr oder weniger charakteristischen psychotischen Residualzustand befanden.

In unserem Untersuchungsgut fanden sich 87 schizophrene Psychosen, 12 schizoaffektive Psychosen (Mischpsychosen), 59 zyklothyme Psychosen und 36 Involutionspsychosen. In Anlehnung an die ICD-Klassifikation psychiatrischer Erkrankungen haben wir für die meisten statistischen Berechnungen die schizoaffektiven Psychosen den Schizophrenien zugeschlagen. Einen Überblick über die Häufigkeit der Diagnosen und die Geschlechtsverteilung gibt Tabelle 11.

Bei allen Diagnosen der endomorphen Psychosen findet sich ein deutliches Überwiegen des weiblichen Geschlechts. Am stärksten sind Frauen bei den Involutionspsychosen vertreten.

Bei den zyklothymen Psychosen haben wir nach der Verlaufsform gefragt, das Ergebnis ist in Tabelle 12 festgehalten.

Tabelle 11. Diagnosen der endomorphen Psychosen

Diagnosen	Schizophrene Psychosen	Zyklothyme Psychosen	Involutionspsychosen
Insgesamt	99 (51%)	59 (30%)	36 (19%)
Männer	41 (41%)	24 (41%)	11 (31%)
Frauen	58 (59%)	35 (59%)	25 (69%)

Tabelle 12. Verlaufsform der 59 zyklothymen Psychosen

Verlaufsform der zyklothymen Psychosen	Monopolare endogene Depression	Bipolare zyklothyme Psychose	Monopolare manische Psychose
Insgesamt	41 (69%)	17 (29%)	1 (2%)
Männer	18 (44%)	5 (29%)	1 (100%)
Frauen	23 (56%)	12 (71%)	–

Bei den zyklothymen Psychosen überwiegt in unserem Untersuchungsgut eindeutig die Verlaufsform der monopolaren endogenen Depression mit 69%, gefolgt von der bipolaren Verlaufsform (depressive und manische Phasen) mit 29%. Ein einziges Mal findet sich bei den 59 zyklothymen Psychosen die Verlaufsform der monopolaren manischen Psychose.

Auch bei den zyklothymen Psychosen überwiegt eindeutig das weibliche Geschlecht, am deutlichsten bei der bipolaren Verlaufsform mit 71%, aber auch bei der monopolaren endogenen Depression mit 56%. Bei der monopolaren manischen Psychose handelt es sich um einen Mann.

Die 36 Involutionspsychosen stellen ein recht heterogenes Krankengut dar, unter ihnen befinden sich 17 reine Involutionsmelancholien. Bei diesen 17 Involutionsdepressionen sind auch 10 Jahre nach Ausbruch der Psychose keine hirnorganischen Störungen bekannt geworden, man könnte sie daher mit gutem Grund auch zu den zyklothymen Psychosen zählen, insbesondere da sich die Heidelberger Psychiater auch bei den 59 zyklothymen Psychosen nicht streng an die Altersgrenze gehalten haben und ein Teil der 59 Fälle eigentlich den Involutionspsychosen zuzurechnen wäre.

Die übrigen 19 Involutionspsychosen haben meist ein depressiv-paranoides Gepräge, teilsweise handelt es sich aber auch um manisch-paranoide und um rein paranoide Syndrome. In vielen Fällen trat im 1. und 2. Jahrfünft nach Ausbruch der Psychose eine hirnorganische Symptomatik hinzu.

Wir haben auch nach der Katamnese gefragt, d.h. berechnet, welche Zeitspanne seit Manifestation der endomorphen Psychose die Heidelberger Psychiater bei der Letztbegutachtung überblicken konnten. Die katamnestische Zeitspanne erstreckt sich dabei von einem Jahr (ein Fall) bis zu 46 Jahren (ebenfalls ein Fall) nach Ausbruch der Psychose. Durchschnittlich konnten die Heidelberger Gutachter bei den 194 Verfolgten eine katamnestische Zeitspanne von 16 Jahren überblicken.

9. Verlaufstypus der endomorphen Psychose

Unabhängig von der Diagnose und Klassifikation der endomorphen Psychose und auch unabhängig von den speziellen Verlaufsformen der zyklothymen Psychosen haben wir uns die Frage gestellt, welche Verlaufstypen bei den 194 Psychosen vorliegen. Wir haben 4 Verlaufstypen festgestellt, wobei im Verlauf einer endomorphen Psychose zeitlich hintereinander die Kombination von zwei, ja sogar drei Verlaufstypen möglich ist.

So haben wir bei 66 Verfolgten einen episodischen Verlauf der Psychose ohne Ausbildung eines Residuums festgestellt. Damit ist ein akuter Beginn und Verlauf der endomorphen Psychose sowie ein Abklingen des Krankheitsbildes ohne Zurückbleiben einer Restsymptomatik gemeint, d.h. es findet eine Restitutio ad integrum statt. Wir haben diesen Verlaufstyp „episodisch ohne Residuum" genannt.

Bei 119 Verfolgten kam es entweder sofort oder erst bei späteren psychotischen Erkrankungen zu einem episodischen Verlauf der Psychose mit Ausbildung eines Residuums. Hier blieb also nach Abklingen der psychotischen Erkrankung eine Residualsymptomatik zurück, es handelt sich um einen schubförmigen Verlauf, wie er insbesondere bei vielen schizophrenen Psychosen auftritt. Wir haben diesen Verlaufstyp „episodisch mit Residuum" genannt.

Ein schleichender Verlauf der endomorphen Psychose trat bei 10 Verfolgten auf. Damit ist gemeint, daß die psychotischen Symptome nicht akut einsetzen, sondern sich erst langsam einstellen. Der Verlaufstyp „schleichend" steht immer am Anfang einer endomorphen Psychose, Kombinationen mti den anderen drei Verlaufstypen sind jedoch möglich, wenn entweder später eine psychotische Episode akut auftritt oder das Krankheitsbild in einen chronisch-defektuösen Verlauf ausmündet.

Dieser vierte Verlaufstyp „chronisch-defektuös" trat bei 76 Verfolgten auf. Bei diesem Verlaufstyp wird das psychotische Krankheitsbild chronisch, es kommt zur Ausbildung ausgesprochener Defektsymptome.

Bei allen 194 Verfolgten ließ sich die Zuordnung zu einem dieser Verlaufstypen bzw. zu einer Kombination dieser Verlaufstypen vornehmen.

Einen Überblick bietet die Tabelle 13.

Tabelle 13. Verlaufstyp der endomorphen Psychose

Verlaufstyp der Psychose	Episodisch ohne Residuum	Episodisch mit Residuum	Schleichend	Chronisch-defektuös
Anzahl der Patienten	66	119	10	76

Der Verlaufstyp „episodisch ohne Residuum" ist definitionsgemäß mit dem Verlaufstyp „episodisch mit Residuum" nicht vergesellschaftet. In einem Fall setzten die psychotischen Symptome schleichend ein, und im späteren Verlauf traten akute psychotische Episoden auf, die ohne Residuum wieder abklangen.

Häufig fanden wir die Kombination des Verlaufstyps „episodisch mit Residuum" mit dem Verlaufstyp „chronisch-defektuös". Bei 67 Patienten traten am Anfang der endomorphen Psychose akut psychotische Episoden auf, die zunächst eine mehr oder weniger ausgeprägte Residualsymptomatik zurückließen. Das psychotische Krankheitsbild chronifizierte und die Residualsymptomatik ging in einen schweren Defekt über. Wir haben also unter dem Verlaufstyp „chronisch-defektuös" diejenigen Fälle subsumiert, bei denen es zu ausgesprochen schweren Defektzuständen kam, leichtere Residuen dagegen haben wir dem Verlaufstyp „episodisch mit Residuum" vorbehalten.

10. Psychopathologische Grundformen der endomorphen Psychosen (psychotische Syndrome)

Wir haben bei den 194 endomorphen Psychosen dieser Studie 6 psychopathologische Grundformen festgestellt. Es handelt sich um das depressive, das manische, das paranoid-halluzinatorische, das katatone, das symptomarme und das koenästhetische Syndrom.

Abweichend von den meisten Autoren haben wir jedoch keine schwerpunktmäßige Zuordnung der Psychose zu einem bestimmten psychotischen Syndrom vorgenommen, da es nach unseren Beobachtungen nur selten eine „koenästhetische Schizophrenie" oder eine „katatone Schizophrenie" in Reinform gibt. Vielemehr sprechen klinische Beobachtungen dafür, daß z.B. im Verlauf einer schizophrenen Psychose paranoid-halluzinatorische, katatone und koenäasthetische Symptome zeitweise überwiegen können. Aber auch das Nebeneinander von z.B. paranoid-halluzinatorischen und katatonen Symptomen ist durchaus möglich, so daß uns die oben erwähnte schwerpunktmäßige Zuordnung zu einer bestimmten psychopathologischen Grundform unbefriedigend erscheint. Tabelle 14 gibt einen Überblick über die Syndrome bei unseren 194 endomorphen Psychosen.

Tabelle 14. Psychotische Syndrome der 194 endomorphen Psychosen

Psychotisches Syndrom	Anzahl der Patienten
Mindestens zeitweise depressiv (melancholisch)	104
Mindestens zeitweise manisch	27
Mindestens zeitweise paranoid-halluzinatorisch	102
Mindestens zeitweise kataton	27
Überwiegend symptomarm (z.B. hebephren)	12
Überwiegend koenästhetisch (Leibhalluzinationen)	4

Wie ersichtlich, überwiegen bei weitem depressives und paranoid-halluzinatorisches Syndrom.

Das paranoid-halluzinatorische Syndrom tritt bei 81 von 87 schizophrenen Psychosen (die Mischpsychosen sind nicht berücksichtigt) auf. Dabei zeigen 50 schizophrene Psychosen ein rein paranoid-halluzinatorisches Gepräge, während in den übrigen 31 Fällen das paranoid-halluzinatorische Syndrom in Kombination mit anderen psychotischen Syndromen auftritt.

Am häufigsten, nämlich 21mal, ist das paranoid-halluzinatorische Syndrom mit dem katatonen Syndrom im zeitlichen Nach- oder Nebeneinander verbunden. Das koenästhetische Syndrom tritt bei unseren Psychosen nie in Reinform auf, es ist in allen 4 Fällen mit dem paranoid-halluzinatorischen Syndrom vergesellschaftet. In 8 Fällen einer überwiegend symptomarm erscheinenden Psychose kommt es zeitweise zum Auftreten einer paranoid-halluzinatorischen Symptomatik. Das depressive und das manische Syndrom sind je zweimal mit dem paranoid-halluzinatorischen Syndrom verbunden.

11. Hospitalisierung

Wir fragten nach dem Zeitpunkt, zu dem wegen psychischer Erkrankung erstmals eine psychiatrische Hospitalisierung erforderlich war.

Bei 29 Psychotikern war eine psychiatrische Hospitalisierung während des gesamten Lebens bis zur Begutachtung in Heidelberg nicht erforderlich. Bei 2 Verfolgten kam es bereits vor Manifestation der endomorphen Psychose zu einer psychiatrischen Hospitalisierung wegen anderer psychischer Erkrankungen. Bei Ausbruch der endomorphen Psychose und bis zu einem Jahr danach wurden 120 Patienten hospitalisiert. Weitere 42 Verfolgte kamen erst im späteren Verlauf der endomorphen Psychose in stationäre psychiatrische Behandlung. In einem Fall war der Zeitpunkt der psychiatrischen Hospitalisierung nicht genau auszumachen.

Weiter fragten wir nach der Häufigkeit der bei den 165 hospitalisierten Verfolgten erforderlichen stationären psychiatrischen Behandlung.

Bei 32 Patienten war eine einmalige psychiatrische Krankenhausbehandlung erforderlich. Das Gros der Verfolgten, nämlich 93 Patienten, kam zwischen 2- und 5mal in stationäre psychiatrische Behandlung. 40 Psychotiker wurden 6mal und öfter stationär psychiatrisch behandelt oder wurden für dauernd hospitalisiert.

12. Auftreten chronischer hirnorganischer Störungen im Verlauf der endomorphen Psychosen

Bei 31 Verfolgten trat im Verlauf der endomorphen Psychose eine chronische hirnorganische Psychopathologie auf. Bei weiteren 4 Patienten waren wir uns in der Beurteilung nicht sicher, bei 159 Patienten waren keine hirnorganischen Symptome festzustellen.

Besonders häufig trat eine chronische hirnorganische Psychopathologie bei den Involutionspsychosen auf. Eine organische Erkrankung, wie z.B. ein Bluthochdruckleiden, ließ sich dabei nur in einem Teil der Fälle nachweisen.

Wir fragten auch nach dem Zeitpunkt des Hinzutretens einer chronischen hirnorganischen Psychopathologie nach Ausbruch der endomorphen Psychose. Bei 2 der 31 Patienten war zwar eine hirnorganische Störung festzustellen, der Zeitpunkt konnte aber nicht sicher ausgemacht werden. Für die übrigen 29 Patienten gibt Tabelle 15 einen zeitlichen Überblick.

Wie ersichtlich, sind bei gut einem Drittel der 29 Verfolgten chronische hirnorganische Symptome bereits im 1. Jahrfünft nach Ausbruch der endomorphen Psychose aufgetreten.

Tabelle 15. Auftreten chronischer organischer Psychopathologie nach Manifestation der endomorphen Psychose, dargestellt in Jahrfünften

Jahre nach Ausbruch der Psychose	0–5 Jahre	5–10 Jahre	11–15 Jahre	16–20 Jahre	Über 20 Jahre danach
Anzahl der Patienten	10	3	4	4	8

13. Anerkennung psychischer und körperlicher Erkrankungen als Verfolgungsschäden

Ein Großteil unserer Probanden, insbesondere diejenigen, die sich versteckt hielten oder einen Aufenthalt in Zwangsarbeits- und Konzentrationslagern hinter sich hatten, waren nach Verfolgungsende körperlich und seelisch erschöpft. Solche leibseelischen Erschöpfungszustände klangen oft Monate oder auch erst Jahre nach Ende der Verfolgung ab. Auf dem Boden dieser Erschöpfungszustände entstanden aber auch körperliche Erkrankungen sowie seelisch abnormen Reaktionen, wie z.B. eine vegetative, eine hypochondrische oder eine depressiv-ängstliche Symptomatik.

Besonders interessierte uns daher, bei wievielen Probanden nach der Verfolgung ein schwerer Erschöpfungszustand, verbunden mit einer Dystrophie oder nach einer Dystrophie auftrat. Dies war bei 47 Verfolgten sicher der Fall, bei 9 weiteren Personen ergab sich der dringende Verdacht für das Vorliegen einer schweren Erschöpfungssymptomatik nach Verfolgungsende.

Dies schlug sich auch in den Anerkennungsraten für körperliche und psychische Erkrankungen nieder. So traten bei 107 Patienten während oder nach der Verfolgung körperliche Erkrankungen auf, bei 63 dieser Patienten wurde ein Verfolgungszusammenhang anerkannt und eine entsprechende Entschädigung geleistet.

Bei 123 Patienten traten nichtpsychotische psychische Anomalien während oder nach der Verfolgung auf. In 10 Fällen wurde dabei ein Verfolgungszusammenhang abgelehnt, meist weil die besagten psychischen Anomalien schon vor der Verfolgung bestanden und Anlaß zu nervenärztlicher oder psychotherapeutischer Behandlung gegeben hatten. Die Verfolgung hatte in diesen Fällen zu keiner merklichen Verschlimmerung des psychischen Krankheitsbildes geführt.

Ein Fall wurde nicht entschieden. Den übrigen 112 Patienten mit nichtpsychotischen psychischen Anomalien wurde für ihr psychisches Leiden ein Verfolgungszusammenhang zuerkannt und eine entsprechende Entschädigung geleistet. In diesen Fällen persistierten die nichtpsychotischen psychischen Anomalien häufig noch Jahre nach der Verfolgung, bis sie abklangen oder in einem Teil der Fälle zu einem bleibenden erlebnisbedingten Persönlichkeitwandel führten.

Bei den 194 endomorphen Psychosen unserer Studie wurde in 102 Fällen von den Heidelberger Psychiatern ein wie auch immer gearteter Zusammenhang mit der Verfolgung abgelehnt. Meist handelte es sich dabei um Personen, die nur einer leichten und kurzdauernden Verfolgungsbelastung ausgesetzt waren, schnell emigrierten, im Emigrationsland gut Fuß fassen konnten, keinen beruflichen oder sozialen Abstieg erlitten und bei denen die endomorphe Psychose erst später ohne ersichtlichen Zusammenhang mit der Verfolgung auftrat. In einem Teil dieser Fälle konnten sogar Auslösesituationen für die endomorphe Psychose ermittelt werden, die dem bürgerlichen

Leben entsprangen und mit der Verfolgungsbelastung nichts zu tun hatten. Es handelt sich hierbei z.B. um akut aufgetretene, monopolar verlaufende endogene Depressionen im Anschluß an einen Wohnungswechsel, eine Operation oder einen Partnerverlust.

Abgelehnt wurde auch ein Verfolgungszusammenhang für die endomorphe Psychose, wenn die Psychose erst viele Jahre nach Verfolgungsende ohne irgendeinen thematischen Zusammenhang mit der Verfolgung zur Manifestation kam und „psychoreaktive Bindeglieder" in Form der nichtpsychotischen psychischen Anomalien nicht vorhanden waren. Mit anderen Worten, es fehlte in diesen Fällen die geforderte psychodynamische Verklammerung zwischen Verfolgungsschicksal und Ausbruch der Psychose.

In 7 Fällen wurde von den psychiatrischen Gutachtern ein Einfluß des Verfolgungsschicksals auf die Manifestation der endomorphen Psychose für möglich gehalten, aber aufgrund mangelhafter Unterlagen und ärztlicher Atteste die Frage des Verfolgungszusammenhangs nicht entschieden. Die Gutachter empfahlen in diesen Fällen den Gerichten meist eine psychiatrische Nachuntersuchung der Verfolgten in den Emigrationsländern durch einheimische Psychiater und die Vorlage eines entsprechenden Gutachtens.

Bei 85 Patienten wurde ein so erheblicher Einfluß der Verfolgungsbelastungen auf die Manifestation der endomorphen Psychose angenommen, daß ein Verfolgungszusammenhang zeitweise oder dauernd anerkannt wurde. Die rechtlichen Kriterien zur gutachtlichen Beurteilung der endomorphen Psychosen nach Verfolgung finden sich in Kap. E.

Dabei wurde in 64 Fällen ein Verfolgungszusammenhang für die Entstehung der endomorphen Psychose auf Dauer erkannt, in 21 Fällen wurde ein Verfolgungszusammenhang nur zeitweise anerkannt. Die zeitweise Anerkennung eines Einflusses der Verfolgungsbelastung auf die Entstehung der endomorphen Psychose findet sich vor allen Dingen bei den zyklothymen Psychosen. Häufig wurde dabei nur die erste Phase als verfolgungsbedingt akzeptiert, die weiteren Phasen der zyklothymen Erkrankung wurden als anlagebedingt und unabhängig von der Verfolgung angesehen. Diese Auffassung wurde besonders dann vertreten, wenn intervallär, d.h. zwischen den Phasen der zyklothymen Psychose, Symptome eines dauernden, erlebnisbedingten Persönlichkeitswandels (z.B. eine ängstlich-depressiv gefärbte Dauerhaltung) nicht nachweisbar waren.

14. Erlebnisreaktive Übergänge ins Psychotische

Anhand kasuistischer Studien hat einer der Verfasser dieses Buches (v. Baeyer 1977b) bereits früher in einzelnen Fällen psychopathologische Sequenzen des Übergangs von erlebnisreaktiven Störungen ins Psychotische aufzeigen können. Ein wichtiges Ziel dieser Studie war es, anhand des zur Verfügung stehenden Materials aus dem Archiv der Psychiatrischen Universitätsklinik Heidelberg diese Einzelfallstudien zu verifizieren oder zu falsifizieren. Wir konnten dabei am gesamten Heidelberger Material die bereits früher beschriebenen psychopathologischen Sequenzen bestätigen. Im einzelnen handelt es sich dabei um 4 Verlaufsmuster oder verlaufsbestimmte Prägnanztypen (transitorische Verlaufstypen), nämlich die „akute Angstgenese", die „gleitende Wahntransponierung", den „progredienten Autismus" und die „Autonomisierung einer reaktiven Depression". Bei diesen 4 transitorischen Verlaufstypen läßt sich anhand psychopathologischer Symptome ein Übergang von anfänglich erlebnisreaktiven Störungen in die endomorphe Psychose feststellen. Eine ausführliche kritische Darstellung der verschiedenen transitorischen Verlaufstypen findet sich im klinischen Teil dieser Studie (Kap. D).

Neben diesen 4 transitorischen Verlaufstypen haben wir aber noch andere Möglichkeiten des erlebnisreaktiven Übergangs ins Psychotische gefunden, die allerdings psychopathologisch nicht so exakt definierbar sind. Wir haben diese heterogene Gruppe erlebnisreaktiver Mitverursachung und Prägung der endomorphen Psychose „andere Formen des erlebnisreaktiven Übergangs ins Psychotische" genannt.

Zunächst haben wir danach gefragt, ob die Verfolgungserlebnisse, also die ganzen Schrecken, Nöte und Gewaltsamkeiten der Verfolgung, in der Psychose gehäuft verarbeitet wurden oder die Verfolgung in der Psychose zumindest thematisch anklang. Wir haben allerdings anhand langjähriger Beobachtungen und kasuistischer Studien den Eindruck gewonnen, daß die wahnhafte Verarbeitung von Verfolgungserlebnissen kein sicherer Parameter für die erlebnisreaktive Mitverursachung einer Psychose ist. Von vielen Autoren wird die Ansicht vertreten, daß die schrecklichen Erlebnisse der Verfolgung auf die Psychose lediglich pathoplastisch wirken, ohne einen mitverursachenden Einfluß zu haben; d.h. das inhaltliche Gepräge, die psychopathologische Erscheinungsform der Psychose wäre durch die Verfolgung beeinflußt, die Verfolgung wäre Gegenstand der Wahnarbeit; die eigentlichen Ursachen der Psychose wären dagegen auf anderen Gebieten zu suchen. Wir selbst meinen, daß die wahnhafte Verarbeitung von Verfolgungserlebnissen ein Hinweis auf die erlebnisreaktive Mitverursachung endomorpher Psychosen sein kann, aber nicht notwendigerweise sein muß. Wir haben bei 46 Patienten eine wahnhafte Verarbeitung der Verfolgungserlebnisse gefunden, d.h. die Psychopathologie der Psychose wurde zumindest zeitweise stark durch Beeinträchtigungs-, Beeinflussungs- und Verfolgungsideen (thematisch bezogen auf die durchgemachte Verfolgung) geprägt. Bei 11 weiteren Patienten konnten wir uns kein sicheres Urteil bilden, es bestanden jedoch zumindest Hinweise auf die wahnhafte Verarbeitung von Verfolgungserlebnissen.

Eine akute Angstgenese der endomorphen Psychose fanden wir bei 13 Verfolgten. Unter akuter Angstgenese verstehen wir das Auftreten akut-psychotischer Symptome in direktem Anschluß an ein Verfolgungserlebnis. Der Zeitraum zwischen Verfolgungsbelastung und Manifestation der Psychose kann dabei von einem Tag bis längstens 3 Wochen reichen.

Eine gleitende Wahntransponierung fanden wir bei 13 Verfolgten. Unter gleitender Wahntransposition verstehen wir den langsamen, gleitenden Übergang von zunächst noch real einfühlbarem Mißtrauen über zunehmend paranoid zugespitztes Mißtrauen bis hinein in den Wahn. Dabei bleibt der Wahn zunächst aber thematisch noch auf die Verfolgungserlebnisse bezogen, während später eine zunehmende Generalisierung eintritt und schließlich ein ausgeprägtes Wahnsystem vorliegt, das häufig mit der Verfolgung thematisch nichts mehr zu tun hat. In allen Fällen findet eine gleitende Transposition von zunächst noch einfühlbarem mißtrauischem oder ängstlichem Erleben bis tief hinein in den die Realität völlig verkennenden Wahn statt.

Einen progredienten Autismus haben wir bei 14 Verfolgten gefunden. Wie bereits von einem der Verfasser (v. Baeyer 1977b) früher beschrieben, läuft hierbei regelmäßig die Sequenz Aussonderung-Absonderung-Autismus ab. Dabei ist die Aussonderung aus den gewohnten sozialen Bindungen durch die Verfolgung erzwungen, die Absonderung dagegen findet meist nach Verfolgungsende statt, sie ist schon krankhaft, und der Autismus ist typischer Ausdruck der psychotischen Erkrankung.

Bei 14 Verfolgten fanden wir eine Autonomisierung einer reaktiven Depression. Darunter verstehen wir, daß ein ursprünglich reaktiv auf die Verfolgung entstandenes psychisches Syndrom, meist vorwiegend depressiver Prägung, autonom wird und direkt in eine Psychose (meist zyklothyme Psychose) übergeht, obwohl der eigentliche Anlaß der psychischen Störung längst weggefallen bzw. in den Hintergrund getreten ist. Aus eben diesem erinnerten „imaginativen Hintergrund" wirkt der ursprüngliche Anlaß für die Entstehung der erlebnisreaktiven Störung (in unserem Falle die Verfolgungsbelastung) jedoch weiterhin krankmachend und psychosefördernd. Um mit Weitbrecht (1964) zu sprechen, bleibt das „Vorfeld der Psychose aufgepflügt". Auch Janzarik (1974) hat hierzu in seinen Arbeiten Wegweisendes beigetragen.

Schließlich fanden wir noch bei 33 Verfolgten „andere Formen des erlebnisreaktiven Übergangs ins Psychotische", d.h. es handelte sich hierbei um eine heterogene Gruppe, bei der keine derart prägnanten Übergänge ins Psychotische vorlagen wie bei den oben beschriebenen 4 transitorischen Verlaufstypen. Bei dieser Gruppe fand die Manifestation der endomorphen Psychose häufig in der sog. Entlastungsphase, d.h. nach Verfolgungsende, statt. Obwohl der Übergang in die Psychose in diesen Fällen meist psychopathologisch nicht so exakt definier- und demonstrierbar ist wie bei den transitorischen Verlaufstypen, ist häufig doch der Zusammenhang mit der Verfolgungsbelastung evident. Scheinbar stellt die Phase der Entlastung mit den erforderlichen Umstellungen auf ein neues Leben nach einer sehr starken Belastung durch die Verfolgung ein besonders kritisches Moment dar. Nach Verfolgungsende begann ja für die meisten Patienten ein völlig neues Leben, meist in einer neuen Heimat, ohne die gewohnte soziale Umgebung und mit den Erfordernissen einer oft erheblichen beruflichen Umstellung und sozialen Anpassung.

Insgesamt fanden wir bei 87 der 194 endomorphen Psychosen erlebnisreaktive Übergänge ins Psychotische. Bei weiteren 9 Patienten fanden wir Hinweise auf erlebnisreaktive Übergänge ins Psychotische, jedoch waren die zur Verfügung stehenden Unterlagen nicht ausreichend, um ein sicheres Bild gewinnen zu können. Bei 98 Verfolgten konnten wir aufgrund der zur Verfügung stehenden Unterlagen und der vorhandenen psychopathologischen Daten keine Hinweise auf eine erlebnisreaktive Mitverursachung der Psychose gewinnen. Dieses Ergebnis entspricht, wenn auch nicht exakt, so doch in etwa den unter C. I. 13. erwähnten Anerkennungs- bzw. Ablehnungsziffern.

15. Ausgang der endomorphen Psychose

Die Beurteilung des Ausgangs der endomorphen Psychose wurde häufig dadurch erschwert, daß es bei nicht wenigen Fällen zu "Mischbildern" kam. Darunter verstehen wir, daß ein Verfolgter z.B. zunächst einen nichtpsychotischen erlebnisbedingten

Persönlichkeitswandel durchmachte, später bei ihm eine schizophrene Psychose ausbrach und zu einem schizophrenen Defekt führte und noch später womöglich noch ein hirnorganischer Defekt hinzutrat. Das Resultat ist in diesen Fällen ein „Mischzustand", bei dem nachträglich nicht mehr entscheidbar ist, was nun auf das Konto des erlebnisreaktiven Persönlichkeitswandels, des schizophrenen Defektes bzw. der hirnorganischen Veränderungen geht.

Immerhin fanden wir bei 31 endomorphen Psychosen einen symptomfreien Ausgang, d.h. es fanden sich nach oft jahrelangem Krankheitsverlauf keine Psychosezeichen mehr. Wir sprechen hier bewußt nicht von Restitutio ad integrum, da jeder Mensch, der jahrelang an einer Psychose leidet und wieder gesundet, schon allein aufgrund seiner Biographie und seines Älterwerdens nicht mehr der wird, der er vorher war.

Bei 79 Patienten fanden wir einen schizophrenen Defekt, bei 56 Verfolgten einen nichtpsychotischen erlebnisbedingten Persönlichkeitswandel, und bei 31 Patienten kam zur endomorphen Psychose zusätzlich ein hirnorganischer Defekt dazu.

Bei 55 Verfolgten fanden wir eine „nicht näher bestimmbare postpsychotische Persönlichkeitsveränderung". Hierunter verstehen wir einmal Residuen nach zyklothymen Psychosen und Involutionspsychosen, zum anderen Mischbilder solcher zyklothymer Residuen mit hirnorganischen Defekten oder einem nichtpsychotischen erlebnisbedingten Persönlichkeitswandel.

Einen Überblick über den Ausgang der endomorphen Psychosen liefert Tabelle 16.

Tabelle 16. Ausgang der endomorphen Psychosen

Ausgang der endomorphen Psychose	Anzahl der Patienten
Symptomfreier Ausgang	31
Schizophrener Defekt	79
Nichtpsychotischer erlebnisbedingter Persönlichkeitswandel	56
Hirnorganischer Defekt	31
Nicht näher bestimmbare postpsychotische Persönlichkeitsveränderung	55

Auf das Vorkommen von Mischbildern verschiedener Persönlichkeitsveränderungen bei den Patienten unserer Studie haben wir schon hingewiesen. So fanden wir bei 15 Probanden einen schizophrenen Defekt vergesellschaftet mit einem schon vorbestehenden nichtpsychotischen erlebnisbedingten Persönlichkeitswandel. Selbstverständlich ist das nach Abklingen der akuten Psychose bestehende psychopathologische Bild nicht mehr differenzierbar in schizophrene Symptome und in Symptome des erlebnisbedingten Persönlichkeitswandels. Bei 7 Patienten traten zusätzlich zum schizophrenen Defekt noch Symptome eines hirnorganischen Defekts hinzu.

16. Auslösesituationen und erlebnisreaktive Mitverursachungen endomorpher Psychosen außerhalb der Verfolgung

Wir bereits erwähnt, haben wir in einem Teil der von den Heidelberger Gutachtern abgelehnten Fälle Auslösesituationen und erlebnisreaktive Mitverursachungen für die endomorphe Psychose gefunden, die dem bürgerlichen Leben entsprangen und mit der Verfolgungsbelastung nichts zu tun hatten. Wir haben bei den 59 zyklothymen Psychosen und den 36 Involutionspsychosen unseres Krankengutes auf solche erlebnisreaktiven Auslösungen außerhalb der Verfolgung geachtet und bei 24 Verfolgten deutliche Hinweise auf das Vorliegen erlebnisbedingter Mitverursachungen außerhalb der Verfolgung gefunden. Es handelt sich hierbei um akut aufgetretene zyklothyme Psychosen und Involutionspsychosen im Anschluß an einen Wohnungsumzug, eine Operation oder einen Partnerverlust. Allerdings lagen für diese Auslösesituationen meist keine so detaillierten Unterlagen, psychopathologische Befunde und Aussagen dritter Personen vor, daß man sie so gut hätte studieren und untersuchen können wie die psychodynamische Verklammerung des Verfolgungsschicksals mit dem Auftreten der endomorphen Psychosen.

II. Vergleichende Statistik

Wir haben sowohl statistische Vergleiche mit definierten Gruppen innerhalb unseres eigenen Datenmaterials (sog. Intravergleiche) als auch Vergleiche unseres Materials mit anderen Forschungsergebnissen vorgenommen. Zunächst seien die vergleichenden Untersuchungen innerhalb unserer eigenen Daten dargestellt

1. Intravergleiche anhand des eigenen Materials

Mit Hilfe der sog. Intravergleiche wollten wir in erster Linie der Frage nachgehen, ob sich innerhalb unseres eigenen Datenmaterials bestimmte Gruppen definieren lassen, die sich hinsichtlich verschiedener Parameter signifikant unterscheiden. Besonderes Interesse galt dabei der Frage, ob die Gruppe der erlebnisreaktiv mitverursachten Psychosen sich von der Gruppe der nicht erlebnisreaktiv mitverursachten Psychosen hinsichtlich bestimmter Variablen unterscheiden würde.

Als Kriterium für die Zuordnung zu einer der beiden Gruppen galt die Variable 89 (Hinweise für erlebnisreaktive Übergänge ins Psychotische). Für die Gruppenbildung kamen 185 Psychotiker in Frage, 9 Gutachten eigneten sich nicht, da hier keine klare Entscheidung über die Erlebnisreaktivität getroffen werden konnte. So umfaßte die Gruppe der nicht erlebnisreaktiv mitverursachten Psychosen 98 Begutachtete, die Gruppe der erlebnisreaktiv mitverursachten Psychosen umfaßte 87 Probanden.

Für unsere Intravergleiche bildeten wir bei einzelnen geeigneten Variablen Gruppenmittelwerte und prüften anhand des T-Tests auf Signifikanz.

Wir gingen dabei von folgender *Nullhypothese* aus: Die beiden Mittelwerte der Gruppen sind gleich, und beide Gruppen entstammen derselben Grundgesamtheit.

Es gibt zwischen beiden Gruppen keine signifikanten Unterschiede. Dabei ist zu berücksichtigen, daß mit T-Tests keine positiven Aussagen im Sinne einer direkten Beweisführung möglich sind. Vielmehr kann nur die (negativ formulierte) Aussage der Nullhypothese verworfen werden, sofern die Gruppenmittelwerte sich signifikant unterscheiden.

Im folgenden seien nun die Ergebnisse der Signifikanztests (T-Tests) für die Gruppe der erlebnisreaktiv mitverursachten Psychosen und der nicht erlebnisreaktiv mitverursachten Psychosen bei verschiedenen Variablen dargestellt (genaues Zahlenmaterial s. Anhang A.1–A.5).

Variable: Dauer bis zum Auftreten der manifesten Psychose nach Verfolgungsbeginn
Signifkanztest: T = 6,1 (179 FG, $\alpha \ll 5\%$) signifikant

Variable: Dauer bis zum Auftreten der manifesten Psychose nach Verfolgungsende
Signifikanztest: T = 4,9 (152 FG, $\alpha \ll 5\%$) signifikant

Variable: Manifestationsalter der endomorphen Psychose
Signifikanztest: T = 3,0 (182 FG, $\alpha > 5\%$) signifikant

Variable: Alter bei Verfolgung
Signifikanztest: T = 0,4 (179 FG, $\alpha > 5\%$) nicht signifikant

Variable: Dauer der Verfolgung
Signifikanztest: T = 1,2 (180 FG, $\alpha > 5\%$) nicht signifikant

Die Prüfung auf Signifikanz erfolgte auf dem 5%-Niveau. Wie aus obigen Berechnungen ersichtlich, unterscheiden sich die Mittelwerte der beiden Gruppen von Psychotikern hinsichtlich des Alters bei Beginn der Verfolgung und der Dauer der Verfolgung nicht signifikant. Dagegen bestehen signifikante Unterschiede zwischen beiden Gruppen hinsichtlich der Variablen „Dauer bis zum Auftreten der manifesten Psychose nach Verfolgungsbeginn", „Dauer bis zum Auftreten der manifesten Psychose nach Verfolgungsende" und „Manifestationsalter der endomorphen Psychose". Es zeigt sich, daß die Mittelwerte der Variablen der erlebnisreaktiven Gruppe erheblich niedriger liegen als die Mittelwerte der Variablen der nicht erlebnisreaktiven Gruppe (Zahlenmaterial s. Anhang).

Somit ergibt sich, daß die Psychosen der erlebnisreaktiven Gruppe im Mittel erheblich früher nach Verfolgungsbeginn bzw. Verfolgungsende zur Manifestation kamen als die Psychosen der nicht erlebnisreaktiven Gruppe. Auch lag das Lebensalter bei Ausbruch der endomorphen Psychose (Manifestationsalter) bei der erlebnisreaktiven Gruppe im Mittel niedriger als bei der nicht erlebnisreaktiven Gruppe. Die Nullhypothese, daß sowohl die erlebnisreaktive Gruppe als auch die nicht erlebnisreaktive Gruppe der gleichen Grundgesamtheit entstammen, muß also zurückgewiesen werden. Denn zumindest hinsichtlich der oben aufgeführten Variablen bestehen zwischen beiden Gruppen signifikante Unterschiede.

Weitere Intravergleiche zwischen der erlebnisreaktiven und der nicht erlebnisreaktiven Gruppe wurden hinsichtlich der Diagnosen durchgeführt. Es interessierte uns insbesondere die Frage, ob innerhalb dieser Gruppen zwischen den schizophrenen

Psychosen (einschließlich schizoaffektive Psychosen) und den zyklothymen Psychosen signifikante Unterschiede in Bezug auf die Variablen „Manifestationsalter der endomorphen Psychose", „Alter bei Beginn der Verfolgung" und „Dauer der Verfolgung" bestehen würden.

Dazu wurden die Mittelwerte der 3 Variablen für die schizophrenen Psychosen und die zyklothymen Psychosen innerhalb der erlebnisreaktiven und der nicht erlebnisreaktiven Gruppe berechnet. Die Mittelwerte der Variablen wurden wiederum anhand des T-Tests auf Signifikanz überprüft. Die Ergebnisse sind im folgenden dargestellt.

Erlebnisreaktive Gruppe. Zur erlebnisreaktiven Gruppe (87 Probanden) zählen 59 schizophrene Psychosen, 24 zyklothyme Psychosen und 4 Involutionspsychosen. Es werden die Gruppenmittelwerte von 3 Variablen der schizophrenen und der zyklothymen Psychosen verglichen.

Variable: Manifestationsalter der endomorphen Psychose
Signifikanztest: T = 2,8 (81 FG, $\alpha < 5\%$) signifikant

Variable: Alter bei Beginn der Verfolgung
Signifikanztest: T = 2,6 (80 FG, $\alpha < 5\%$) signifikant

Variable: Dauer der Verfolgung
Signifikanztest: T = 0,9 (78 FG, $\alpha > 5\%$) nicht signifikant

Nicht erlebnisreaktive Gruppe. Zur nicht erlebnisreaktiven Gruppe (98 Probanden) zählen 34 schizophrene Psychosen, 32 zyklothyme Psychosen und 32 Involutionspsychosen. Es werden wiederum die Gruppenmittelwerte von 3 Variablen der schizophrenen und der zyklothymen Psychosen innerhalb der nicht erlebnisreaktiven Gruppe verglichen und auf Signifikanz geprüft.

Variable: Manifestationsalter der endomorphen Psychose
Signifikanztest: T = 1,2 (62 FG, $\alpha > 5\%$) nicht signifikant

Variable: Alter bei Beginn der Verfolgung
Signifikanztest: T = 1,4 (63 FG, $\alpha > 5\%$) nicht signifikant

Variable: Dauer der Verfolgung
Signifikanztest: T = 0,05 (62 FG, $\alpha > 5\%$) nicht signifikant

Das genaue Zahlenbild für obige Berechnungen ist im Anhang (6–11) einzusehen. Wie aus den T-Tests ersichtlich ist, finden sich innerhalb der erlebnisreaktiven Gruppe signifikante Unterschiede zwischen den schizophrenen und den zyklothymen Psychosen. Im einzelnen unterscheiden sich die schizophrenen von den zyklothymen Psychosen hinsichtlich des Manifestationsalters und des Alters bei Beginn der Verfolgung signifikant. Ein Vergleich der Mittelwerte beider Diagnosegruppen zeigt, daß die Schizophrenien ein deutlich niedrigeres Manifestationsalter und Alter bei Beginn der Verfolgung haben als die Zyklothymien. In der Dauer der Verfolgung lassen sich zwischen beiden Diagnosen keine signifikanten Unterschiede aufzeigen.

In der nicht erlebnisreaktiven Gruppe bestehen dagegen zwischen den schizophrenen und den zyklothymen Psychosen hinsichtlich des Manifestationsalters, des Alters bei Beginn der Verfolgung und der Dauer der Verfolgung keine signifikanten Unterschiede.

Weitere Intravergleiche wurden mit Hilfe der Vierfeldertafel (Chi-Quadrat-Test) durchgeführt. Dabei interessierte besonders die Frage, ob zwischen den schizophrenen und den zyklothymen Psychosen (unabhängig von einer erlebnisreaktiven Mitprägung und Mitverursachung der Psychose) ein signifikanter Unterschied hinsichtlich des Alters bei Beginn der Verfolgung besteht. Für die Berechnungen wurden alle 99 schizophrenen Psychosen (einschließlich der schizoaffektiven Psychosen) und alle 59 zyklothymen Psychosen dieser Studie herangezogen.

Auf der Basis der Prozentrechnung ergibt sich, daß 33% aller Schizophrenien (33 Probanden) und 17% aller Zyklothymien (10 Probanden) bei Beginn der Verfolgung das 14. Lebensjahr noch nicht vollendet hatten. Weiterhin waren 45% aller Schizophrenien (45 Probanden) und 27% aller Zyklothymien (16 Probanden) bei Beginn der Verfolgung noch nicht 19 Jahre alt.

Die Ergebnisse der Chi-Quadrat-Tests sind im folgenden dargestellt.

Häufigkeitsmatrix:

	Alter bei Beginn der Verfolgung:		
	über 14 Jahre	0–14 Jahre	
Schizophrenien	66	33	= 99
Zyklothymien	49	10	= 59

Testgröße = 5,01

Testgröße ist größer als $\chi^2 = 3{,}84$

Chi-Quadrat-Test: Testgröße = 5,0 (1 FG, $\alpha = 5\%$) signifikant

Häufigkeitsmatrix:

	Alter bei Beginn der Verfolgung:		
	über 19 Jahre	0–19 Jahre	
Schizophrenien	54	45	= 99
Zyklothymien	43	16	= 59

Testgröße = 5,24

Testgröße ist größer als $\chi^2 = 3{,}84$

Chi-Quadrat-Test: Testgröße = 5,2 (1 FG, $\alpha = 5\%$) signifikant

Die *Nullhypothese* lautete: Es bestehen keine Unterschiede in den Vergleichsgruppen der schizophrenen und der zyklothymen Psychosen. Diese Nullhypothese muß in den beiden oben dargestellten Fällen hinsichtlich der Variablen „Alter bei Beginn der Verfolgung" zurückgewiesen werden. Die beiden Chi-Quadrat-Tests ergeben, daß zwischen den schizophrenen und den zyklothymen Psychosen ein signifikanter Unterschied in bezug auf das Alter bei Beginn der Verfolgung besteht. Es zeigt sich, daß die schizophrenen Probanden signifikant häufiger bereits im Kindes- und Jugendalter verfolgt wurden als die zyklothymen Psychotiker.

Wir sind weiter der Frage nachgegangen, ob sich innerhalb der Gruppe der im Kindes- und Jugendalter (bis zum vollendeten 19. Lebensjahr) verfolgten Probanden, die später an einer schizophrenen oder zyklothymen Psychose erkrankten, signifikante Unterschiede in der Verteilung der erlebnisreaktiven Mitverursachung eben dieser Psychosen aufzeigen lassen. Als Kriterium für die Beurteilung der erlebnisreaktiven Mitverursachung der Psychose galt wiederum die Variable 89. Für einen Chi-Quadrat-Test kamen die bereits erwähnten 45 schizophrenen und 16 zyklothymen Psychotiker in Frage, die im Kindes- und Jugendalter verfolgt wurden. In beiden Diagnosegruppen fiel jedoch je ein Proband weg, da wir uns in diesen beiden Fällen kein klares Bild über die erlebnisreaktive Mitverursachung der Psychose machen konnten.

Häufigkeitsmatrix:

	Schizophrenien	Zyklothymien	
erlebnisreaktiv mitverursacht	28	5	= 33
nicht erlebnisreaktiv mitverursacht	16	10	= 26
	44	15	

Testgröße = 4,17

Testgröße ist größer als $\chi^2 = 3{,}84$
Chi-Quadrat-Test: Testgröße = 4,17 (1 FG, $\alpha = 5\%$) signifikant

Die *Nullhypothese* lautete: Bei schizophrenen und zyklothymen Psychosen, die im Kindes- und Jugendalter verfolgt wurden, bestehen keine Unterschiede in der relativen Häufigkeitsverteilung der erlebnisreaktiven Mitverursachung eben dieser Psychosen. Wie ersichtlich, muß diese Nullhypothese zurückgewiesen werden. Es findet sich eine signifikante Häufung von erlebnisreaktiv mitverursachten Psychosen bei den im Kindes- und Jugendalter verfolgten und später schizophren gewordenen Probanden, fast doppelt soviele schizophrene Psychosen aus dieser Verfolgungsaltersgruppe wurden erlebnisreaktiv mitverursacht wie nicht erlebnisreaktiv mitverursacht. Bei den zyklothymen Psychosen dagegen liegen die Häufigkeitsverhältnisse genau umgekehrt, hier sind doppelt soviele Psychosen der jugendlichen Verfolgungsaltersgruppe nicht erlebnisreaktiv mitverursacht wie erlebnisreaktiv mitverursacht.

2. Vergleiche mit anderen Forschungsergebnissen

Für vergleichende Untersuchungen haben wir die Forschungsergebnisse anderer Autoren des deutschen Sprachraums herangezogen. Wir sind uns der Problematik derartiger vergleichender Untersuchungen bewußt, insbesondere, da wir selbst nur über ein hoch selektiertes Material verfügen. In Frage kommen für eine vergleichende Statistik daher nur solche Forschungsergebnisse, die auf einer genügend hohen Fallzahl basieren und von denen angenommen werden kann, daß sie eine repräsentative Stichprobe aus der Grundgesamtheit der endomorphen Psychosen darstellen. Richtiger müßte man allerdings sagen, daß die bis heute in der deutschen Psychiatrie publizierten

Studien nicht eine repräsentative Stichprobe der Grundgesamtheit der endomorphen Psychosen, sondern vielmehr eine repräsentative Stichprobe der Grundgesamtheit der „klinisch auffälligen" endomorphen Psychosen sind. Die Zahl der endomorphen Psychosen, die klinisch nie auffällig werden, also weder ambulant vom Psychiater gesehen werden noch in stationäre psychiatrische Behandlung kommen, dürfte nicht unerheblich sein. Feldstudien großen Stils, wie sie in den Vereinigten Staaten durchgeführt wurden, fehlen dagegen bis heute im deutschen Sprachraum.

Die von uns für einen statistischen Vergleich herangezogenen Untersuchungen von Huber et al (1979), v. Zerssen (1980) und Angst (1966) wurden unter vergleichbaren psychopathologischen Gesichtspunkten und diagnostischen Kriterien erhoben. Dies ist eine Grundvoraussetzung für die Anwendung der vergleichenden Statistik in der Psychiatrie.

Um die Aussagekraft unserer statistischen Untersuchungen zu untermauern, haben wir weiterhin die Geschlechtsverteilung bei unseren Verfolgten und bei den Probanden der anderen Autoren verglichen. Darauf aufbauend haben wir vergleichende Untersuchungen zur Verteilung des Manifestationsalters der Psychosen und zur Verteilung einzelner Diagnosegruppen angestellt.

a) Vergleich mit den Ergebnissen von Huber et al (1979). Huber et al. haben 1979 über das Manifestationsalter bei 502 schizophrenen Psychosen berichtet (siehe dazu Huber et al. 1979, S. 65, Tabelle 16). Es handelt sich dabei um 209 männliche (41,6%) und 293 weibliche Psychotiker (58,4%). Unser eigenes Material setzt sich aus 41 männlichen (41,4%) und 58 weiblichen Schizophrenen (58,6%) zusammen. Ein Chi-Quadrat-Test auf der Basis der Prozentzahlen ergibt folgendes Bild:

Häufigkeitsmatrix:

	männlich	weiblich	
Schizophrenien (Huber et al. 1979)	41,6	58,4	= 100%
Schizophrenien (Verfolgte)	41,4	58,6	= 100%

Testgröße = 0,0008

Testgröße ist nicht größer als χ^2 = 3,84
Chi-Quadrat-Test: Testgröße = 0,0008 (1 FG, α = 5%) nicht signifikant

Zwischen unserer Verfolgtengruppe und dem Krankengut von Huber et al. zeigen sich also keine signifikanten Unterschiede in der Geschlechtsverteilung.

Huber et al. haben das Lebensalter bei Erstmanifestation der Psychose in 6 Zeitabschnitten angegeben. Um unsere eigenen Daten mit diesem Zahlenmaterial vergleichen zu können, haben wir ebenfalls das Manifestationsalter in 6 Zeitabschnitten angegeben. Tabelle 17 gibt einen Überblick über das Manifestationsalter bei 98 schizophrenen Psychosen (einschließlich der schizoaffektiven Psychosen) unserer Studie im Vergleich mit den 502 schizophrenen Probanden aus dem Bonner Hauptkollektiv von Huber et al. Bei einem schizophrenen Verfolgten unserer Studie konnte das Manifestationsalter nicht berechnet werden.

Tabelle 17. Manifestationsalter bei 98 schizophrenen Verfolgten unserer Studie und bei 502 schizophrenen Probanden von Huber et al. (1979), dargestellt in 6 Lebensalterabschnitten

Manifestationsalter	Unsere Studie		Studie von Huber et al.	
	(n)	(%)	(n)	(%)
Bis 14. Lebensjahr	1	1,0	12	2,4
15.–19. Lebensjahr	10	10,2	111	22,1
20.–29. Lebensjahr	29	29,6	186	37,1
30.–39. Lebensjahr	33	33,7	123	24,5
40.–49. Lebensjahr	17	17,3	53	10,6
ab 50. Lebensjahr	8	8,2	17	3,4
Insgesamt	98	100	502	100

Zum Vergleich des Manifestationsalter der schizophrenen Psychosen in beiden Studien wurde ein Chi-Quadrat-Test auf der Basis der Prozentzahlen durchgeführt. Die *Nullhypothese* lautete dabei: Es gibt keine Unterschiede in den Vergleichsgruppen hinsichtlich des Manifestationsalters.

Das Ergebnis lautet:
Chi-Quadrat-Test: Testgröße = 10,85 (5 FG, $\alpha = 5\%$) nicht signifikant

Die berechnete Testgröße der Häufigkeitsmatrix ist nicht größer als der Chi-Quadrat-Wert der Erwartungsmatrix, somit kann die Nullhypothese nicht zurückgewiesen werden. Es gibt also keine signifikanten Unterschiede hinsichtlich des Manifestationsalters in den beiden Vergleichsgruppen von schizophrenen Psychosen, vielmehr kann die gleiche relative Häufigkeitsverteilung in beiden schizophrenen Gruppen angenommen werden.

b) Vergleich mit den Ergebnissen von v. Zerssen (1980). v. Zerssen (1980) hat Zahlenmaterial über die Erstaufnahmen von Patienten mit schizophrenen und affektiven Psychosen am Münchener Max-Planck-Institut für Psychiatrie veröffentlicht. Die Erstaufnahmen erstrecken sich über einen Zeitraum von 12 Jahren (1966–1977). Die psychiatrischen Krankheitsbilder wurden anhand der ICD klassifiziert. Demnach kamen am Max-Planck-Institut für Psychiatrie, München, in einem 12-Jahres-Zeitraum 795 Patienten mit Schizophrenien, 99 mit schizoaffektiven Psychosen sowie 519 mit affektiven Psychosen (einschließlich der Involutionsdepressionen) zur stationären Erstaufnahme. Insgesamt handelt es sich um 1413 endomorphe Psychosen, wobei die 894 schizophrenen Psychosen (einschließlich der schizoaffektiven Psychosen) mit 63,3% zu Buche schlagen und die 519 affektiven Psychosen 36,7% ergeben.

Bei uns handelte es sich um 99 schizophrene und 76 affektive Psychosen (59 Zyklothymien und 17 Involutionsdepressionen), also 175 endomorphe Psychosen, wobei die Schizophrenien 56,6% und die affektiven Psychosen 43,4% ausmachen. Die 894 stationär behandelten Patienten mit schizophrenen Psychosen v. Zerssens setzen sich aus 440 Männern (49,2%) und 454 Frauen (50,8%) zusammen. Anhand eines Chi-Quadrat-Tests auf der Basis der Prozentzahlen wurden wiederum signifikante Unterschiede in der Geschlechtsverteilung bei den Schizophrenien geprüft.

Häufigkeitsmatrix:

	männlich	weiblich
Schizophrenien (v. Zerssen)	49,2	50,8
Schizophrenien (Verfolgte)	41,4	58,6

Testgröße = 1,23

Testgröße ist nicht größer als χ^2 = 3,84
Chi-Quadrat-Test: Testgröße = 1,23 (1 FG, α = 5%) nicht signifikant

Zwischen den Schizophreniepatienten unserer Studie und den schizophrenen Probanden v. Zerssens bestehen also keine signifikanten Unterschiede in der Geschlechtsverteilung.

Es stellt sich die Frage, ob in der relativen Häufigkeitsverteilung der schizophrenen und affektiven Psychosen in den vorliegenden Untersuchungsgruppen ein signifikanter Unterschied besteht. Die *Nullhypothese* lautet: Es bestehen keine Unterschiede in den Vergleichsgruppen.

Zur Prüfung dieser Hypothese wurde auf der Basis der Prozentzahlen ein Chi-Quadrat-Test durchgeführt.

Häufigkeitsmatrix:

	schizophrene Psychosen	affektive Psychosen	
Material v. Zerssen	63,3	36,7	= 100%
Verfolgte	56,6	43,4	= 100%

Testgröße = 0,93

Chi-Quadrat-Test: Testgröße = 0,93 (1 FG, α = 5%) nicht signifikant

Die berechnete Testgröße ist nicht größer als der sich anhand der Erwartungsmatrix ergebende Chi-Quadrat-Wert. Die Nullhypothese kann also nicht zurückgewiesen werden. Es bestehen demnach keine Unterschiede in der relativen Häufigkeitsverteilung der schizophrenen und affektiven Psychosen in dem Material v. Zerssens im Vergleich mit unserem Material.

Untersucht man die relative Häufigkeitsverteilung der schizophrenen und affektiven Psychosen in beiden Materialien anhand des Chi-Quadrat-Tests getrennt nach Geschlechtern, so ergibt sich folgendes Bild (genaues Zahlenmaterial s. Anhang 12, 13).

Männer:
Testgröße = 4,12
Testgröße ist größer als χ^2 = 3,84
Chi-Quadrat-Test: Testgröße = 4,12 (1 FG, α = 5%) signifikant

Frauen:
Testgröße = 0,025
Testgröße ist nicht größer als χ^2 = 3,84
Chi-Quadrat-Test: Testgröße = 0,025 (1 FG, α = 5%) nicht signifikant

Bei den Männern besteht in der relativen Häufigkeitsverteilung der schizophrenen und affektiven Psychosen in beiden Materialien ein signifikanter Unterschied. In dem Material v. Zerssens finden sich prozentual deutlich mehr männliche Schizophrenien und deutlich weniger affektive Psychosen als in unserem Material. Die Nullhypothese muß demnach mit einer auf dem 5%-Niveau liegenden Verläßlichkeit zurückgewiesen werden.

Bei den Frauen findet sich in der relativen Häufigkeitsverteilung der schizophrenen und affektiven Psychosen in beiden Materialien dagegen kein signifikanter Unterschied.

Weiterhin hat v. Zerssen Zahlenmaterial zu den einzelnen Diagnosen von affektiven Psychosen publiziert (1980, S. 655, Tabelle 5). In einem 12-Jahreszeitraum sind demnach im Max-Planck-Institut für Psychiatrie in München 132 Involutionsdepressionen, 64 Manien („monopolar"), 249 monopolare Depressionen sowie 55 bipolare affektive Psychosen erstmals stationär aufgenommen worden. Das Zahlenmaterial v. Zerssens eignet sich insofern besonders für einen Vergleich, als in beiden Untersuchungsgruppen das ganze Spektrum der affektiven Psychosen enthalten ist.

Bei den 76 affektiven Psychosen unserer Studie handelt es sich um 17 Involutionsdepressionen, eine monopolare Manie, 41 monopolare Depressionen und 17 bipolare Psychosen. Einen Überblick gibt Tabelle 18.

Tabelle 18. Spektrum der affektiven Psychosen bei den Verfolgten unserer Studie und im Material v. Zerssens

Affektive Psychosen	Unsere Studie		Studie von Zerssens	
	(n)	(%)	(n)	(%)
Involutionsdepressionen	17	22,4	132	26,4
Monopolare Manien	1	1,3	64	12,8
Monopolare Depressionen	41	53,9	249	49,8
Bipolare zyklothyme Psychosen	17	22,4	55	11
Insgesamt	76	100	500	100

Um über die relative Häufigkeitsverteilung der einzelnen Diagnosegruppen von affektiven Psychosen in beiden Materialien eine Aussage treffen zu können, wurde ein Chi-Quadrat-Test auf der Basis der Prozentzahlen durchgeführt. Die *Nullhypothese* lautete dabei: Es gibt keine Unterschiede in der relativen Häufigkeitsverteilung der einzelnen Diagnosegruppen von affektiven Psychosen in den Vergleichsgruppen.

Häufigkeitsmatrix:

	Involutionsdepression	Manien	Depressionen	bipolare zyklothyme Psychosen	
Material v. Zerssen	26,4	12,8	49,8	11	= 100%
Eigenes Material	22,4	1,3	53,9	22,4	= 100%

Testgröße = 13,76

Testgröße ist größer als $\chi^2 = 7{,}82$

Chi-Quadrat-Test: Testgröße = 13,76 (3 FG, $\alpha = 5\%$) signifikant

Die Nullhypothese „keine Unterschiede in den Vergleichsgruppen" muß also zurückgewiesen werden. Es bestehen signfikante Unterschiede in der relativen Häufigkeitsverteilung der einzelnen Diagnosegruppen von affektiven Psychosen in den Vergleichsgruppen.

Ein Blick auf die Häufigkeitsmatrix zeigt, daß in dem Material v. Zerssens die Diagnose „Manie" etwa 10mal häufiger vorkommt als bei den Verfolgten unserer Studie, die Diagnose „bipolare zyklothyme Psychose" dagegen in unserem Material 2mal häufiger. Bei den Diagnosen „Involutionsdepression" und insbesondere „monopolare Depression" finden sich dagegen in beiden Vergleichsgruppen nur relativ geringe Häufigkeitsunterschiede. Leider ist uns eine Berechnung der Phasenzahl bei den bipolaren zyklothymen Psychosen und eine Aufschlüsselung nach depressiven und manischen Phasen nicht möglich gewesen. Es ist jedoch sehr auffällig, daß in unserem Material nur eine einzige Manie vorkommt. Auf die Bedeutung dieses Befundes werden wir unten in der Interpretation unserer statistischen Ergebnisse eingehen.

Interessant ist auch ein Vergleich unserer Fälle mit dem Gesamtmaterial von v. Zerssen, d.h. mit den in einem 12-Jahreszeitraum am Max-Planck-Institut für Psychiatrie ambuland und stationär behandelten endomorphen Psychosen. Aus methodischer Sicht ist dieser Vergleich sogar korrekter, da auch die Verfolgten nicht alle in stationäre psychiatrische Behandlung kamen.

Das Gesamtmaterial von v. Zerssen setzt sich aus 1655 schizophrenen Psychosen (einschließlich 129 schizoaffektiven Psychosen) und aus 1478 affektiven Psychosen zusammen. Das ergibt eine Fallzahl von 3133 endomorphen Psychosen, wobei die 1655 schizophrenen Psychosen mit 52,8% zu Buche schlagen und die 1478 affektiven Psychosen 47,2% ergeben.

Die Verfolgtengruppe umfaßt wieder 99 schizophrene Psychosen und 76 affektive Psychosen.

Untersucht man die Geschlechtsverteilung, so ergeben sich folgende Werte: In dem Krankengut v. Zerssens sind von den 1655 Schizophreniefällen 785 Männer (47,4%) und 870 Frauen (52,6%). Von den 1478 affektiven Psychosen sind 441 Männer (29,8%) und 1027 Frauen (70,2%).

Von den 76 affektiven Psychosen unseres eigenen Materials sind 31 Verfolgte männlichen (40,8%) und 45 Verfolgte weiblichen Geschlechts (59,2%).

Die Chi-Quadrat-Tests auf der Basis der Prozentzahlen ergeben folgendes Bild:

Häufigkeitsmatrix:

	männlich	weiblich	
Schizophrenien (v. Zerssen)	47,4	52,6	= 100%
Schizophrenien (Verfolgte)	41,4	58,6	= 100%

Testgröße = 0,73

Testgröße nicht größer als $\chi^2 = 3{,}84$

Chi-Quadrat-Test: Testgröße = 0,73 (1 FG, $\alpha = 5\%$) nicht signifikant

Häufigkeitsmatrix:

	männlich	weiblich	
affektive Psychosen (v. Zerssen)	29,8	70,2	= 100%
affektive Psychosen (Verfolgte)	40,8	59,2	= 100%

Testgröße = 2,65

Testgröße ist nicht größer als χ^2 = 3,84
Chi-Quadrat-Test: Testgröße = 2,65 (1 FG, α = 5%) nicht signifikant

Die Chi-Quadrat-Tests ergeben, daß in der Geschlechtsverteilung zwischen den schizophrenen und affektiven Psychosen unseres Verfolgtenmaterials und denen des Krankengutes von v. Zerssen keine signifikanten Unterschiede bestehen.

Läßt man bei den affektiven Psychosen die Involutionsdepressionen außer Betracht, so kommt man auf folgende Zahlenwerte: Im Krankengut von v. Zerssen gibt es 904 zyklothyme Psychosen, davon sind 324 Personen männlichen (35,8%) und 580 weiblichen Geschlechts (64,2%). Bei den Verfolgten handelt es sich um 59 zyklothyme Psychosen (24 Männer = 40,7%, 35 Frauen = 59,3%). Die Prüfung auf Unterschiede in der Geschlechtsverteilung ergibt folgendes:

Häufigkeitsmatrix:

	männlich	weiblich	
zyklothyme Psychosen (v. Zerssen)	35,8	64,2	= 100%
zyklothyme Psychosen (Verfolgte)	40,7	59,3	= 100%

Testgröße = 0,51

Testgröße ist nicht größer als χ^2 = 3,84
Chi-Quadrat-Test: Testgröße = 0,51 (1 FG, α = 5%) nicht signifikant

Auch bei den zyklothymen Psychosen sind also keine signifikanten Unterschiede in der Geschlechtsverteilung aufzuweisen.

Nachdem zwischen der Verfolgtengruppe und dem Krankengut v. Zerssens keine signifikanten Unterschiede in der Geschlechtsverteilung bestehen, soll nun die Häufigkeitsverteilung der Diagnosen untersucht werden. Die *Nullhypothese* lautet wiederum: Es bestehen keine Unterschiede in der relativen Häufigkeitsverteilung der schizophrenen und affektiven Psychosen in den Vergleichsgruppen. Zur Prüfung dieser Hypothese wurde auf der Basis der Prozentzahlen ein Chi-Quadrat-Test durchgeführt.

Häufigkeitsmatrix:

	schizophrene Psychosen	affektive Psychosen	
Material v. Zerssen	52,8	47,2	= 100%
Verfolgte	56,6	43,4	= 100%

Testgröße: = 0,29

Chi-Quadrat-Test: Testgröße = 0,29 (1 FG, α = 5%) nicht signifikant

Die berechnete Testgröße ist nicht größer als der sich anhand der Erwartungswertmatrix ergebende Chi-Quadrat-Wert. Die Nullhypothese kann also nicht zurückgewiesen werden. Es bestehen demnach auch bei einem Vergleich mit dem Gesamtmaterial (ambulant + stationär) von v. Zerssen keine Unterschiede in der relativen Häufigkeit der schizophrenen und affektiven Psychosen.

Zu demselben Resultat gelangt man, wenn man die relative Häufigkeitsverteilung der schizophrenen und affektiven Psychosen in beiden Vergleichsgruppen anhand des Chi-Quadrat-Tests getrennt nach Geschlechtern untersucht (s. auch Anhang 14, 15).

Männer:

Chi-Quadrat-Test: Testgröße = 1,05 (1 FG, $\alpha = 5\%$) nicht signifikant

Frauen:

Chi-Quadrat-Test: Testgröße = 2,29 (1 FG, $\alpha = 5\%$) nicht signifikant

Die Nullhypothese kann also in beiden Fällen nicht zurückgewiesen werden.

Bei den affektiven Psychosen ergibt sich im Gesamtmaterial von v. Zerssen (ambulant + stationär) folgendes Bild: Es handelt sich um 499 Involutionsdepressionen, 98 monopolare Manien, 689 monopolare Depressionen und 117 bipolare affektive Psychosen. Einen Überblick über die beiden Vergleichsgruppen gibt Tabelle 19.

Tabelle 19. Spektrum der affektiven Psychosen bei den Verfolgten unserer Studie und im Gesamtmaterial (ambulante + stationäre affektive Psychosen) von v. Zerssen

Affektive Psychosen	Verfolgte		Material von v. Zerssen (ambulant + stationär)	
	(n)	(%)	(n)	(%)
Involutionsdepressionen	17	22,4	499	35,6
Monopolare Manien	1	1,3	98	7,0
Monopolare Depressionen	41	53,9	689	49,1
Bipolare zyklothyme Psychosen	17	22,4	117	8,3
Insgesamt	76	100	1403	100

Um über die relative Häufigkeitsverteilung der einzelnen Diagnosegruppen von affektiven Psychosen in beiden Vergleichsgruppen eine Aussage treffen zu können, wurde ein Chi-Quadrat-Test auf der Basis der Prozentzahlen durchgeführt. Die *Nullhypothese* lautete dabei: Es gibt keine Unterschiede in der relativen Häufigkeitsverteilung der einzelnen Diagnosegruppen von affektiven Psychosen in den Vergleichsgruppen.

Häufigkeitsmatrix:

	Involutions-depression	Manien	Depres-sionen	bipolare zyklo-thyme Psychosen
Gesamtmaterial v. Zerssen	35,6	7,0	49,1	8,3
Verfolgte	22,4	1,3	53,9	22,4

Testgröße = 13,62

Testgröße ist größer als χ^2 = 7,82
Chi-Quadrat-Test: Testgröße = 13,62 (3 FG, α = 5%) signifikant

Die Nullhypothese „keine Unterschiede in den Vergleichsgruppen" muß also zurückgewiesen werden. Es bestehen signifikante Unterschiede in der relativen Häufigkeitsverteilung der einzelnen Diagnosegruppen von affektiven Psychosen in den Vergleichsgruppen.

Auch im Vergleich mit dem Gesamtmaterial von v. Zerssen ergibt sich ein ähnliches Bild wie im Vergleich mit dem rein stationären Krankengut von v. Zerssen. Die Diagnose „Manie" kommt in dem Gesamtmaterial von v. Zerssen mehr als 5mal häufiger vor als bei den Verfolgten unserer Studie, die Diagnose „bipolare zyklothyme Psychose" ist dagegen in unserem Material fast 3mal häufiger vertreten. Die Diagnose „Involutionsdepression" ist in dem Gesamtmaterial von v. Zerssen etwa 1 1/2mal häufiger vertreten als bei den Verfolgten, bei den monopolaren Depressionen dagegen findet sich in beiden Vergleichsgruppen nur ein geringer Häufigkeitsunterschied.

c) Vergleich mit der Studie von Angst (1966). Angst hat 1966 eine umfangreiche genetische, soziologische und klinische Studie mit dem Titel „Zur Ätiologie und Nosologie endogener depressiver Psychosen" vorgelegt. Sein Untersuchungsgut besteht aus Patienten mit endogenen Depressionen im weiteren Sinne unter Ausschluß der Schizophrenie. Es umfaßt alle Patienten, die in den Jahren 1959–1963 in die Psychiatrische Universitätsklinik Zürich aufgenommen wurden. Das Krankengut von Angst umfaßt 331 Probanden, davon 151 mit zyklothymen Psychosen, 103 mit Involutionsmelancholien, 73 mit manisch-depressiv-schizophrenen Mischpsychosen sowie 4 mit senilen Depressionen. Reine Manien sind in dem Krankengut nicht enthalten. Ein Vergleich mit dem gesamten Spektrum der affektiven Psychosen ist somit nicht möglich. Wir haben daher zwei Vergleichsgruppen unter Ausschluß der Mischpsychosen und der senilen Depressionen bei Angst und unter Ausschluß der reinen Manie bei unseren Verfolgten gebildet. Einen Überblick über die Vergleichsgruppen gibt Tabelle 20.

Die 254 Patienten des Krankengutes von Angst bestehen aus 67 männlichen (26,4%) und 187 weiblichen Personen (73,6%). Unsere Vergleichsgruppe umfaßt ohne die eine monopolare Manie 75 affektive Psychosen, dabei handelt es sich um 30 Männer (40%) und um 45 Frauen (60%). Es erfolgt wiederum eine Prüfung auf signifikante Unterschiede in der Geschlechtsverteilung zwischen beiden Vergleichsgruppen.

Tabelle 20. Affektive Psychosen (ohne reine Manien) bei Angst und den Verfolgten unserer Studie

Affektive Psychosen	Verfolgte (n)	(%)	Material von Angst (n)	(%)
Involutionsdepressionen	17	22,7	103	40,6
Monopolare endogene Depressionen	41	54,7	105	41,3
Bipolare zyklothyme Psychosen	17	22,7	46	18,1
Insgesamt	75	100	254	100

Häufigkeitsmatrix:

	männlich	weiblich	
affektive Psychosen (Angst)	26,4	73,6	= 100%
affektive Psychosen (Verfolgte)	40	60	= 100%

Testgröße = 4,17

Testgröße ist größer als $\chi^2 = 3{,}84$
Chi-Quadrat-Test: Testgröße = 4,17 (1 FG, $\alpha = 5\%$) signifikant

Demnach ergeben sich also signifikante Unterschiede in der Geschlechtsverteilung zwischen den beiden Vergleichsgruppen der affektiven Psychosen (gesichert auf dem 5%-Niveau). Die Nullhypothese „keine Unterschiede in den Vergleichsgruppen" muß also zumindest hinsichtlich der Geschlechtsverteilung zurückgewiesen werden.

Läßt man die Involutionsdepressionen außer Betracht und untersucht nur die Geschlechtsverteilung bei den monopolaren endogenen Depressionen und den bipolaren zyklothymen Psychosen, so ergibt sich folgendes Bild: Die Studie von Angst umfaßt 151 zyklothyme Psychosen, und zwar 40 Männer (26,5%) und 111 Frauen (73,5%). Die Vergleichsgruppe der Verfolgten besteht ohne die eine Manie aus 58 zyklothymen Psychosen, es handelt sich um 23 Männer (39,7%) und 35 Frauen (60,3%).

Häufigkeitsmatrix:

	männlich	weiblich	
zyklothyme Psychosen (Angst)	26,5	73,5	= 100%
zyklothyme Psychosen (Verfolgte)	39,7	60,3	= 100%

Testgröße = 3,93

Testgröße ist größer als $\chi^2 = 3{,}84$
Chi-Quadrat-Test: Testgröße = 3,93 (1 FG, $\alpha = 5\%$) signifikant

Auch bei den zyklothymen Psychosen läßt sich also ein signifikanter Unterschied in der Geschlechtsverteilung aufweisen. Die Nullhypothese muß also zurückgewiesen werden.

Das Patientengut von Angst eignet sich nicht für die Untersuchung der Frage, ob bei den affektiven Psychosen unserer Studie eine Verschiebung vom manischen zum depressiven Pol (etwa aufgrund eines mitprägenden und mitverursachenden Einflusses des Verfolgungsschicksals) stattgefunden hat. Es kann in einem Vergleich lediglich die Frage untersucht werden, ob sich in der relativen Häufigkeitsverteilung der depressiven Psychosen und der bipolaren zyklothymen Psychosen in den beiden Vergleichsgruppen signifikante Unterschiede finden.

Es wurde ein Chi-Quadrat-Test auf der Basis der Prozentzahlen durchgeführt. Die *Nullhypothese* lautete dabei: Es gibt keine Unterschiede in der relativen Häufigkeitsverteilung der einzelnen Diagnosegruppen von affektiven Psychosen in den Vergleichsgruppen.

Häufigkeitsmatrix:

	Involutions-depressionen	monopolare endogene Depressionen	bipolare zyklothyme Psychosen
Verfolgte	22,7	54,7	22,7
Untersuchungsgut von Angst	40,6	41,3	18,1

Testgröße = 7,45

Testgröße ist größer als $\chi^2 = 5{,}99$

Chi-Quadrat-Test: Testgröße = 7,45 (2 FG, $\alpha = 5\%$) signifikant

Die Nullhypothese „keine Unterschiede in den Vergleichsgruppen" muß also zurückgewiesen werden. Es bestehen signifikante Unterschiede in der relativen Häufigkeitsverteilung der einzelnen Diagnosegruppen von affektiven Psychosen in den Vergleichsgruppen.

Ein Blick auf die Häufigkeitsmatrix zeigt, daß im Untersuchungsgut von Angst fast zweimal soviele Involutionsdepressionen vertreten sind wie bei den Verfolgten. In unserer Verfolgtengruppe finden sich dagegen deutlich mehr monopolare endogene Depressionen (um 13,4% mehr), während bei den bipolaren zyklothymen Psychosen nur geringe Häufigkeitsunterschiede bestehen.

Da der signifikante Unterschied in der relativen Häufigkeitsverteilung der Diagnosegruppen bei obigem Vergleich in erster Linie auf die Häufung von Involutionsmelancholien in dem Untersuchungsgut von Angst zurückzuführen ist, haben wir zwei weitere Vergleichsgruppen unter Ausschluß der Involutionsmelancholien gebildet. Tabelle 21 gibt einen Überblick über die beiden Vergleichsgruppen.

Tabelle 21. Die beiden Vergleichsgruppen der zyklothymen Psychosen bei Angst und den Verfolgten unserer Studie

Zyklothyme Psychosen	Verfolgte (n)	Verfolgte (%)	Material von Angst (n)	Material von Angst (%)
Monopolare endogene Depressionen	41	70,7	105	69,5
Bipolare zyklothyme Psychosen	17	29,3	46	30,5
Insgesamt	58	100	151	100

Es soll nun anhand eines Chi-Quadrat-Tests auf der Basis der Prozentzahlen geprüft werden, ob sich signifikante Unterschiede in der relativen Häufigkeitsverteilung der monopolaren endogenen Depressionen und der bipolaren zyklothymen Psychosen in beiden Vergleichsgruppen finden.

Häufigkeitsmatrix:

	monopolare endogene Depressionen	bipolare zyklothyme Psychosen	
Verfolgte	70,7	29,3	= 100%
Untersuchungsgut von Angst	69,5	30,5	= 100%

Testgröße = 0,03

Testgröße ist nicht größer als $\chi^2 = 3{,}84$
Chi-Quadrat-Test: Testgröße = 0,03 (1 FG, $\alpha = 5\%$) nicht signifikant

Die Nullhypothese „keine Unterschiede in den Vergleichsgruppen" kann also nicht zurückgewiesen werden. Es finden sich keine signifikanten Unterschiede in der relativen Häufigkeitsverteilung der beiden Diagnosegruppen von zyklothymen Psychosen. Ein Blick auf die Häufigkeitsmatrix zeigt, daß in beiden Vergleichsmaterialien die Diagnosegruppen „monopolare endogene Depression" und „bipolare zyklothyme Psychose" prozentual annähernd gleich häufig vertreten sind.

III. Clusteranalyse

Unserer clusteranalytischen Untersuchung liegt die Arbeitshypothese zugrunde, daß zwischen dem Vorfeld und dem Verlauf der Psychose, insbesondere der erlebnisreaktiven Mitverursachung der Psychose, Zusammenhänge bestehen. Wir gehen davon aus, daß aus der Verfolgungszeit persistierende erlebnisreaktive Störungen im Vorfeld der Psychose einen entscheidenden Einfluß auf die erlebnisreaktive Mitverursachung und Mitprägung der Psychose haben.

Bei der Clusteranalyse handelt es sich um hierarchisches Ordnen nach Merkmalsprofilen. Wir haben in unserer Studie die erstmals von Ward im Jahre 1963 publizierte Methode der Clusteranalyse angewandt.

Schlosser (1976) beschreibt die Clusteranalyse als eine Methode, mit der sich Merkmalsprofile (und auch andere empirische Daten- oder Meßwertreihen) klassifizieren lassen. Er schreibt (S. 154): „Klassifizieren heißt nach Ähnlichkeit gruppieren. Mit der Clusteranalyse werden also solche Merkmalsprofile zu einer Gruppe zusammengefaßt, die einander hochgradig ähnlich sind. Solche Gruppen werden dann Cluster genannt. Um eine Clusteranalyse durchführen zu können, muß man zuvor die Ähnlichkeit je zweier Merkmalsprofile berechnen. Auf der Basis dieser Ähnlichkeitsinformationen sortiert dann die Clusteranalyse auf einem vorgegebenen Ähnlichkeitsniveau ähnliche Merkmalsprofile in ein gemeinsames Cluster und unähnliche Merkmalsprofile in verschiedene Cluster."

Die verschiedenen Methoden der Clusteranalyse unterscheiden sich vor allem durch eine unterschiedliche Definition des Begriffs „Ähnlichkeit". Die Methode von Ward benutzt als Ähnlichkeitskriterium die Summe der Abweichungsquadrate, d.h. die Summe der quadrierten Differenzen der einzelnen Bestandteile (Items) der Merkmalsprofile zweier Probanden. Der Klassifizierungsprozeß wird so durchgeführt, daß die Summe der Abweichungsquadrate (SAQ) eines Probandenprofils mit allen übrigen Profilen bzw. mit den Mittelwerten der Profile der Probanden in den bereits gebildeten Gruppen verglichen wird. Schrittweise werden die Profile mit der kleinsten Abweichung, d.h. größten Ähnlichkeit, zu einer Gruppe zusammengefaßt. Mit diesem Verfahren entstehen somit immer weniger Gruppen mit größerer Probandenzahl.

Um die optimale Clusterstruktur zu finden, ist es notwendig, sich ein Ähnlichkeitsniveau vorzugeben, bei dem der Prozeß der Klassifizierung abgebrochen wird. In unserem Verfahren war das Abbruchskriterium die sprunghafte Zunahme der SAQ gegen Ende des Klassifizierungsprozesses.

In unserer Studie haben wir eine Clusteranalyse anhand der Vorfeldvariablen (Variable 51 bis Variable 59, Vorfeld der endomorphen Psychose) durchgeführt, d.h. wir haben eine Typologie unseres Datenmaterials nach Vorfeldvariablen vorgenommen. Eine Typisierung mittels der Vorfeldvariablen erschien uns deshalb interessant, da wir untersuchen wollten, ob sich aufgrund des Vorfeldes bestimmte Clusterstrukturen finden lassen, die Hinweise auf den Zusammenhang zwischen Vorfeld und erlebnisreaktivem Übergang in die Psychose geben können.

Mit Hilfe der Clusteranalyse konnten in unserem Material 5 Gruppen gefunden werden, denen jeweils eine bestimmte Vorfeldstruktur eigen ist. Die Gruppe I besteht aus 39 Verfolgten, die Gruppe II aus 44 Verfolgten, die Gruppe III aus 33 Verfolgten, die Gruppe IV aus 16 Verfolgten und die Gruppe V aus 40 Verfolgten. Insgesamt umfassen die 5 Gruppen 171 Probanden, die restlichen 23 Verfolgten unserer Studie konnten durch die Clusteranalyse wegen zu großer Abweichung im Merkmalsprofil des Vorfeldes nicht in eine der 5 Gruppen eingeordnet werden. Dies hat zur Folge, daß nicht alle 131 Psychotiker mit einer Vorfeldsymptomatik und somit auch nicht alle 103 Probanden mit persistierenden nichtpsychotischen psychischen Anomalien aus und nach der Verfolgungszeit, die wir dem Vorfeld zugerechnet haben, in den 5 Gruppen vertreten sind. Für die Interpretation der Clusteranalyse ist dies aber nicht von Belang.

Um die anfangs genannte Arbeitshypothese zu überprüfen, wurden mit Hilfe des Chi-Quadrat-Tests die Ausprägungen folgender Variablen in den 5 Clustergruppen auf signifikant unterschiedliche Verteilung geprüft ($\alpha = 5\%$):

1. Variable 63–66 (Verlaufstypus der endomorphen Psychose)
2. Variable 68–73 (psychotische Syndrome)
3. Variable 83–89 (erlebnisreaktive Übergänge ins Psychotische)
4. Variable 90–94 (Ausgang der endomorphen Psychose)
5. Diagnose der endomorphen Psychose (Variable 60).

Die Auswertung der Chi-Quadrat-Tests ergibt folgendes Bild der 5 Clustergruppen:[6]

6 Nicht signifikant ausgeprägte, aber doch auffällige Ausprägungen der Variablen sind für jede Clustergruppe in Klammern gesetzt. Die relativen Anteile der Ausprägung „vorhanden" in den Gruppen werden in Prozent angegeben

Gruppe I (38 Patienten)

Vorfeld

Reaktiv-depressiv	100%
Ängstlich-phobisch	100%

Verlaufstypus der endomorphen Psychose

Chronisch-defektuös	45%
(Episodisch mit Residuum	55%)

Psychotische Syndrome

Depressives Syndrom	53%
Paranoid-halluzinatorisches Syndrom	47%
(Katatones Syndrom	18%)
(Manisches Syndrom	16%)

Erlebnisreaktive Übergänge ins Psychotische

Wahnhafte Verarbeitung der Verfolgungserlebnisse	26%
Autonomisierung einer reaktiven Depression	16%
Erlebnisreaktive Übergänge ins Psychotische insgesamt	53%

Ausgang der endomorphen Psychose

Symptomfreier Ausgang	0%
Schizophrener Defekt	47%
Nichtpsychotischer erlebnisbedingter Persönlichkeitswandel	53%

Diagnose der endomorphen Psychose

Schizophrenie	55%
Zyklothymie	32%

Gruppe II (44 Verfolgte)

Vorfeld

Depressiv	0%	Mißtrauisch	0%
Ängstlich-phobisch	0%	Sozial restriktiv	0%
Anankastisch	0%	Hypochondrisch	0%
Aggressiv	0%	Vegetativ labil	0%

Verlaufstypus der endomorphen Psychose

(Episodisch ohne Residuum	46%)
(Episodisch mit Residuum	52,5%)

Psychotische Syndrome

Depressives Syndrom	69,5%
(Manisches Syndrom	22%)

Erlebnisreaktive Übergänge ins Psychotische

(Akute Angstgenese	14%)
(Andere Formen des erlebnisreaktiven Übergangs ins Psychotische	14%)
Erlebnisreaktive Übergänge ins Psychotische insgesamt	29%

Ausgang der endomorphen Psychose

Symptomfreier Ausgang	32%
Schizophrener Defekt	25%
Hirnorganischer Defekt	24%
Nicht näher bestimmbare postpsychotische Persönlichkeitsveränderung	30,5%

Diagnose der endomorphen Psychose

Zyklothymie	49%

Gruppe III (33 Verfolgte)

Vorfeld

Ängstlich-phobisch	54,5%
Hypochondrisch	36%
Vegetativ labil	48,5%

Verlaufstypus der endomorphen Psychose

(Episodisch mit Residuum	73%)
Kein schleichender Verlauf!	

Psychotische Syndrome

Depressives Syndrom	67%
Paranoid-halluzinatorisches Syndrom	51,5%

Erlebnisreaktive Übergänge ins Psychotische

Erlebnisreaktive Übergänge ins Psychotische insgesamt	27%

Ausgang der endomorphen Psychose

Symtomfreier Ausgang	21%
Schizophrener Defekt	30%
Nichtpsychotischer erlebnisbedingter Persönlichkeitswandel	27%
Nicht näher bestimmbare postpsychotische Persönlichkeitsveränderung	48,5%

Diagnose

Schizophrenie	39%
Involutionspsychosen	36%

Gruppe IV (16 Verfolgte)

Vorfeld

Depressiv	100%
Sozial restriktiv	19%
Vegetativ labil	44%

Verlaufstypus der endomorphen Psychose

(Episodisch ohne Residuum	37,5%
(Episodisch mit Residuum	69%)

Psychotische Syndrome

Depressives Syndrom	62,5%
Paranoid-halluzinatorisches Syndrom	50%

Erlebnisreaktive Übergänge ins Psychotische

Wahnhafte Verarbeitung der Verfolgungserlebnisse	25%
Autonomisierung einer reaktiven Depression (andere Formen des erlebnisreaktiven Überganges ins Psychotische	25%
Erlebnisreaktive Übergänge ins Psychotische insgesamt	56%

Ausgang der endomorphen Psychose

Schizophrener Defekt	31%
Nichtpsychotischer erlebnisbedingter Persönlichkeitswandel	37,5%
Hirnorganischer Defekt	37,5%
Nicht näher bestimmbare postpsychotische Persönlichkeitsveränderung	50%

Diagnose der endomorphen Psychose

Schizophrenie	37,5%
Zyklothymie	37,5%

Gruppe V (40 Verfolgte)

Vorfeld

Depressiv	62,5%
Ängstlich-phobisch	92,5%
Aggressiv	30%
Mißtrauisch	82,5%
Sozial restriktiv	70%

Verlaufstypus der endomorphen Psychose

Schleichender Verlauf	17,5%
Chronisch-defektuöser Verlauf	65%
(Episodisch mit Residuum	65%)

Psychotische Syndrome

Paranoid-halluzinatorisches Syndrom	85%
(Katatones Syndrom	25%)

Erlebnisreaktive Übergänge ins Psychotische

Wahnhafte Verarbeitung der Verfolgungserlebnisse	52,5%
Gleitende Wahntransposition	27,5%
Progredienter Autismus	25%
Erlebnisreaktive Übergänge ins Psychotische insgesamt	70%

Ausgang der endomorphen Psychose

Schizophrener Defekt	65%
Nichtpsychotischer erlebnisbedingter Persönlichkeitswandel	42,5%

Diagnose der endomorphen Psychose

Schizophrenie	87,5%

Die Prozentzahlen in den Clustergruppen sind nicht aufzuaddieren bei Variablen, die sich gegenseitig nicht ausschließen. Das umfangreiche Zahlenmaterial der Clusteranalyse und der Chi-Quadrat-Tests kann aus Platzgründen im Rahmen dieser Monographie nicht veröffentlicht werden. Wir sind jedoch bereit, interessierten Lesern Einblick in das Datenmaterial zu gewähren.

Bei der Auswertung der Clusteranalyse fallen insbesondere die Gruppe II und die Gruppe V sofort ins Auge.

Die Gruppe II umfaßt 44 Patienten, die im Vorfeld der Psychose keinerlei Symptomatik zeigen. Bei den psychotischen Syndromen überwiegt bei weitem das depressive Syndrom mit fast 70%. Mit 29% zeigen sich hier neben der Gruppe III am wenigsten erlebnisreaktive Übergänge ins Psychotische. Relativ häufig sind allerdings akute Angstgenesen. Diagnostisch handelt es sich vorwiegend um Zyklothymien (fast die Hälfte aller Diagnosen).

Die Gruppe V umfaßt 40 Patienten, die im Vorfeld der endomorphen Psychose eine besonders reichhaltige Symptomatik aufweisen. An erster Stelle steht eine ängstlich-phobische Symptomatik mit 92,5%, an zweiter Stelle eine mißtrauische Symptomatik mit 82,5% und an dritter Stelle eine sozial-restriktive Symptomatik mit 70%. In der Gruppe V finden sich mit 70% die meisten erlebnisreaktiven Übergänge ins Psychotische. Die gleitende Wahntransposition und der progrediente Autismus sind in dieser Gruppe am häufigsten vertreten. In der Syndromatik überwiegen mit 85% die paranoid-halluzinatorischen Syndrome. Als psychische Dauerveränderung zeigt sich bei den Verfolgten dieser Gruppe häufig ein nichtpsychotischer erlebnisbedingter Persönlichkeitswandel schon vor Ausbruch der Psychose, die Psychose selbst mündet in 65% der Fälle in einen schizophrenen Defekt. Diagnostisch überwiegen die Schizophrenien mit 87,5%.

Untersucht man die Vorfeldstruktur der Gruppe V genauer, so fällt auf, daß alle 40 Psychotiker eine Vorfeldsymptomatik aufweisen. Bei 35 Psychotikern handelt es sich dabei um persistierende nichtpsychotische psychische Anomalien aus und nach der Verfolgungszeit, bei 5 Probanden dagegen steht die Vorfeldsymptomatik in keinerlei Zusammenhang mit der Verfolgungsbelastung. Von diesen 5 Verfolgten wiesen 4 nach der Verfolgungszeit keine nichtpsychotischen psychischen Anomalien auf, in einem Fall bestanden zwar solche seelischen Störungen nach der Verfolgung, sie klangen aber viele Jahre vor Ausbruch der Psychose wieder ab. Erlebnisreaktive Übergänge ins Psychotische ließen sich bei keinem dieser 5 Verfolgten aufweisen.

Weniger auffällige Strukturen weisen die Gruppen I, III und IV auf. Die Gruppe I umfaßt 38 Verfolgte, die alle im Vorfeld eine reaktiv-depressive und ängstlich-phobische Symptomatik aufweisen. Bei den psychotischen Syndromen überwiegen das depressive und das paranoid-halluzinatorische Syndrom. Es findet sich häufig ein nicht-psychotischer erlebnisbedingter Persönlichkeitswandel vor Ausbruch der endomorphen Psychose. Diagnostisch handelt es sich in mehr als der Hälfte der Fälle um Schizophrenien. Mit 53% finden sich hier ähnlich häufig erlebnisreaktive Übergänge ins Psychotische wie bei der Gruppe IV.

Die Gruppe III umfaßt 33 Patienten, die keine so eindeutig strukturierte Vorfeldsymptomatik aufweisen wie die Verfolgten der Gruppe I und der Gruppe V. Immerhin finden sich im Vorfeld der endomorphen Psychose häufig ängstlich-phobische, vegetativ labile und hypochondrische Syndrome. Bei den psychotischen Syndromen überwiegen das depressive und das paranoid-halluzinatorische Syndrom. Im Ausgang der endomorphen Psychose findet sich häufig eine nicht näher bestimmbare postpsychotische Persönlichkeitsveränderung. Diagnostisch überwiegen die Schizophrenien und Involutionspsychosen. Mit 27% erlebnisreaktiven Übergängen ins Psychotische handelt es sich hier im Vergleich zu den anderen 4 Gruppen um die schwächste erlebnisreaktive Gruppe.

Die Gruppe IV umfaßt 16 Patienten, die im Vorfeld der endomorphen Psychose alle eine reaktiv-depressive Symptomatik aufweisen und darüber hinaus häufig auch eine vegetativ labile Symptomatik. Bei den psychotischen Syndromen überwiegen die depressiven und paranoid-halluzinatorischen Syndrome. Im Ausgang der endomorphen Psychose finden sich hier häufig nicht näher bestimmbare postpsychotische Persönlichkeitsveränderungen, aber auch häufiger als in den anderen Gruppen hirnorganische Defekte. Diagnostisch finden sich gleich häufig Schizophrenien und Zyklothymien. Mit 56% erlebnisreaktiven Übergängen ins Psychotische handelt es sich bei der Gruppe IV um die zweitstärkste erlebnisreaktive Gruppe. Besonders häufig handelt es sich dabei um Autonomisierungen einer reaktiven Depression (25%).

Während in den 5 Gruppen zu Vorfeld, psychotischen Syndromen, erlebnisreaktiven Übergängen ins Psychotische, Ausgang der endomorphen Psychose und Diagnose jeweils signifikante Häufigkeitsunterschiede festgestellt werden konnten, gilt dies für den Verlaufstypus der endomorphen Psychose nicht in allen Gruppen. Signifikant verschiedene Verlaufstypen finden sich lediglich bei Gruppe I mit 45% chronisch-defektuösen Verläufen und bei Gruppe V mit 65% chronisch-defektuösen Verläufen und 17,5% schleichenden Verläufen. In den Gruppen II, III und IV finden sich keine signifikanten Unterschiede in den Verlaufstypen. Auffällig ist lediglich, daß es in Gruppe III keinen einzigen schleichenden Verlauf einer endomorphen Psychose gibt.

Eine Interpretation der Ergebnisse der Clusteranalyse findet sich in Abschn. IV im Kontext mit den anderen statistischen Ergebnissen.

IV. Interpretation der statistischen Ergebnisse

Die statistische Bearbeitung und Auswertung der dieser Studie zugrundeliegenden 194 Gutachten erfolgte in drei Schritten. Zunächst sollte anhand einer Basisstatistik (beschreibenden Statistik) ein Überblick über das umfangreiche Datenmaterial gewonnen werden. Mit Hilfe der vergleichenden Statistik und einer Clusteranalyse sollte dann speziellen Fragestellungen nachgegangen werden.

1. Basisstatistik

Bei den 194 Probanden handelt es sich bis auf einen Fall um überlebende Opfer der nationalsozialistischen Verfolgung – überwiegend aus rassischen Gründen (180 Verfolgte jüdischer Abstammung). Ein Proband geriet als deutscher Soldat nach dem Krieg in russische Kriegsgefangenschaft und wurde in einem russischen Lager psychotisch.

Die *Geschlechtsverteilung* zeigt ein Überwiegen des weiblichen Geschlechts mit 61%, 39% der Verfolgten sind männlich.

Das *mittlere Alter bei Beginn der Verfolgung* betrug 25 Jahre, 44 Probanden wurden bereits in ihrer Kindheit und frühen Jugend verfolgt.

Auf die Problematik der Erhebung *seelischer und körperlicher Belastungsfaktoren vor der Verfolgung* haben wir bereits hingewiesen. Die Angaben zu psychischen Auffälligkeiten in der Aszendenz der Verfolgten und bei den Probanden selbst sowie zur Familienpathologie dürften recht lückenhaft sein, da von den Begutachteten bei Angabe solcher Auffälligkeiten ein ablehnender Bescheid im Entschädigungsverfahren befürchtet wurde. Aus diesem Grunde sind unsere Kenntnisse der prämorbiden Persönlichkeit der Verfolgten häufig unzureichend, immerhin konnten aber in 33 Fällen zu Psychosen prädisponierende Persönlichkeitsstrukturen vor Beginn der Verfolgung sicher festgestellt werden. Hirneigene oder hirnbeteiligende Krankheiten mit Auswirkungen auf die Psyche fallen dagegen zahlenmäßig nicht ins Gewicht, sie lagen nur in drei Fällen vor der Verfolgung vor.

Die *Verfolgungsbelastung* wurde in bezug auf die Dauer und die Schwere der Verfolgung erfaßt. Die Dauer der Verfolgung betrug im Mittel 4,8 Jahre. Die Schwere wurde global eingestuft in relativ leichte (75 Verfolgte), schwere (99 Verfolgte) und extrem schwere (20 Verfolgte) Verfolgung. 61 Probanden waren in einem Konzentrations- bzw. Vernichtungslager, 124 Begutachtete verloren durch die Verfolgung ihre nächsten Bezugspersonen. Die meisten Probanden blieben in ihrem Geburtsland. Im Emigrationsland erlitten viele Probanden einen beruflichen Abstieg; sicher 98 Personen, fraglich weitere 11 Probanden.

Viele Begutachtete litten an *seelischen Störungen nichtpsychotischer Art während und nach der Verfolgung.* Nichtpsychotische psychische Anomalien traten bei 77 Probanden während der Verfolgung auf und waren in weiteren 19 Fällen fraglich vorhanden (meist depressive und ängstlich-mißtrauische Verstimmungen, auch hypochondrische und organneurotische Symptomatik).

Nach der Verfolgung sind bei 117 Probanden nichtpsychotische psychische Anomalien erstmals aufgetreten bzw. haben aus der Verfolgungszeit persistiert. Bei 70 Personen waren derartige psychische Auffälligkeiten nach der Verfolgungszeit sicher nicht vorhanden.

Bei 103 Verfolgten klangen die nichtpsychotischen psychischen Anomalien aus oder nach der Verfolgungszeit bis zur Manifestation der endomorphen Psychose nicht ab. In diesen Fällen bestand also zwischen Verfolgungsbelastung und Auftreten der endomorphen Psychose ein Kontinuum an psychischen Auffälligkeiten, es handelt sich hierbei um sog. erlebnisreaktive Bindeglieder. Dies schließt natürlich einen Symptomwandel dieser erlebnisreaktiven Störungen und zeitweise symptomfreie Intervalle nicht aus, worauf einer der Verfasser bereits hingewiesen hat (v. Baeyer et al. 1967).

Vor der Verfolgung erkrankten 11 Begutachtete an einer *endomorphen Psychose.* Während der Verfolgung traten bei 23 Probanden erstmals endomorphe Psychosen auf, in weiteren 5 Fällen rezidivierten sie aus der Zeit der Verfolgung.

Nach dem Ende der Verfolgung kamen bei 160 Personen erstmalig endomorphe Psychosen zur Manifestation, in 34 Fällen rezidivierten die Psychosen aus der Verfolgungszeit und aus der Zeit vor der Verfolgung, d.h. alle 194 Begutachteten erkrankten nach Verfolgungsende psychotisch.

Im ersten Jahr nach Verfolgungsende waren bereits 22 Probanden psychotisch, 10 Jahre nach Verfolgungsende waren 97 Personen psychotisch. Erst 18 Jahre nach Verfolgungsende ist eine deutliche Verminderung der Erkrankungshäufigkeit an endomorphen Psychosen festzustellen.

Bei den 194 Probanden wurden folgende *Diagnosen* gestellt: 87 schizophrene, 12 schizoaffketive, 59 zyklothyme Psychosen sowie 36 Involutionspsychosen.

Die zyklothymen Psychosen setzen sich aus folgenden Verlaufstypen zusammen: 41 monopolare endogene Depressionen, 17 bipolare zyklothyme Psychosen sowie 1 monopolare Manie.

Bei den Involutionspsychosen finden sich 17 reine Involutionsdepressionen ohne hirnorganische oder paranoide Symptomatik.

Vorfeld: Bei 131 Verfolgten war eine Vorfeldsymptomatik vor Manifestation der endomorphen Psychose sicher feststellbar. Prinzipiell ist diese Vorfeldsymptomatik nicht abgrenzbar gegen persistierende nichtpsychotische psychische Anomalien aus der Verfolgungszeit oder im Anschluß an die Verfolgung. So sind in den oben erwähnten 103 Fällen die bis zur Psychosemanifestation persistierenden erlebnisreaktiven Störungen in jedem Fall dem Vorfeld der Psychose zuzurechnen. Es überwiegen bei weitem reaktiv-depressive und ängstlich-phobische Bilder. Relativ häufig sind auch mißtrauische und sozial-restriktive Verhaltensweisen, häufig finden sich vegetativ labile oder organneurotische Zustände.

Als auffälligstes Ergebnis der Basisstatistik ist das häufige Persistieren von nichtpsychotischen psychischen Anomalien aus der Verfolgungszeit bis zur Manifestation der endomorphen Psychose festzuhalten. Wir haben uns daher gefragt, ob es zwischen diesen erlebnisreaktiven Auffälligkeiten im Vorfeld der Psychose und der erlebnisreaktiven Mitprägung und Mitverursachung der Psychose Zusammenhänge gibt. Wir sind dieser Frage anhand einer Clusteranalyse nachgegangen.

2. Clusteranalyse

Bei der Clusteranalyse haben wir eine Typologie unseres Datenmaterials nach Vorfeldvariablen durchgeführt und auf diese Weise 5 Gruppen gefunden. Bei der Auswertung der Clusteranalyse fallen insbesondere die Gruppe II und die Gruppe V auf.

Die Gruppe II umfaßt 44 Patienten, die im Vorfeld der Psychose keinerlei Symptomatik zeigen. Diagnostisch handelt es sich vorwiegend um Zyklothymien. Auffällig ist, daß diese Gruppe im Vergleich zu anderen Gruppen besonders wenig erlebnisreaktive Übergänge ins Psychotische (transitorische Verlaufstypen) zeigt.

Die Gruppe V dagegen umfaßt 40 Patienten, die im Vorfeld der endomorphen Psychose eine besonders reichhaltige Symptomatik aufweisen. Insbesondere zeigt sich im Vorfeld eine ängstlich-phobische, eine mißtrauische und eine sozial-restriktive Symptomatik. Diagnostisch überwiegen bei weitem die Schizophrenien mit 87,5%. Es fällt auf, daß sich in dieser Gruppe die meisten erlebnisreaktiven Übergänge ins Psychotische finden.

Untersucht man die Vorfeldstruktur der Gruppe V genauer, so stößt man auf zwei Untergruppen. Alle 40 Personen weisen eine Vorfeldsymptomatik auf. Bei 35 Psychotikern handelt es sich dabei um persistierende nichtpsychotitsche psychische Anomalien aus und nach der Verfolgungszeit, bei 5 Probanden dagegen steht die Vorfeldsymptomatik in keinerlei Zusammenhang mit der Verfolgungsbelastung. Erlebnisreaktive Übergänge ins Psychotische finden sich bei keinem dieser 5 Verfolgten.

Die restlichen 3 Clustergruppen weisen keine so eindeutigen Strukturen wie Gruppe II und Gruppe V auf.

Es liegt nahe, aus diesen Befunden zweierlei Schlüsse zu ziehen. Zunächst kann die reichhaltige Symptomatik im Vorfeld der endomorphen Psychose bei den Patienten der Gruppe V und die augenfällige Häufung transitorischer Verlaufstypen als weiterer ernsthafter Hinweis auf die Bedeutung der aus der Verfolgungszeit persistierenden erlebnisreaktiven Störungen für die psychosoziodynamische Mitverursachung endomorpher Psychosen interpretiert werden. Das Fehlen erlebnisreaktiver Störungen im Vorfeld der endomorphen Psychose bei den Verfolgten von Gruppe II erhärtet diese Aussage, da sich in Gruppe II besonders wenig transitorische Verlaufstypen finden.

Die Existenz zweier Untergruppen mit jeweils spezifischer Vorfeldstruktur in Gruppe V unterstreicht zusätzlich obige Interpretation des pathogenetischen Gewichts der verfolgungsbedingten, persistierenden erlebnisreaktiven Störungen für die Psychosemanifestation. Die 35 Psychotiker der einen Untergruppe zeigen eine enge psychodynamische Verklammerung der Vorfeldsymptomatik mit der Verfolgungsbelastung und weisen entsprechende transitorische Verlaufstypen auf, wogegen bei den 5 Psychotikern der anderen Untergruppe keinerlei Zusammenhänge zwischen psychischen Auffälligkeiten im Vorfeld der Psychose und den Verfolgungserlebnissen erkennbar sind.

Zum zweiten bietet sich folgende Interpretation an: Die Häufung der Vorfeldsymptomatik in Gruppe V bei gleichzeitigem Überwiegen von schizophrenen Psychosen (87,5%) und das völlige Fehlen von Vorfeldsymptomatik in Gruppe II bei gleichzeitigem Überwiegen von Zyklothymien legt den Schluß nahe: Das Auftreten von schizophrenen Psychosen hängt erheblich mehr von Umwelteinflüssen und peristatischen Belastungen ab als das Auftreten von zyklothymen Psychosen.

Die erste Aussage über die Bedeutung erlebnisreaktiver Störungen im Vorfeld der endomorphen Psychose für die erlebnisreaktive Mitverursachung und Mitprägung eben dieser Psychosen wird allerdings dadurch getrübt, daß hier womöglich die Clusteranalyse Gutachtereffekte widerspiegelt. Es wäre immerhin denkbar, daß die Heidelberger Gutachter beim Vorhandensein von nichtpsychotischen abnormen Bindegliedern vor Ausbruch der Psychose geneigter waren, die erlebnisreaktive Mitverursachung der Psychose zu bejahen. Allerdings haben wir uns bei der Beurteilung der „Erlebnisreaktivität" der endomorphen Psychose nicht an das gutachtliche Urteil der Heidelberger Psychiater gehalten, wir sind vielmehr von der Möglichkeit der Zuordnung zu einem transitorischen Verlaufstyp ausgegangen.

Die zweite Aussage über die Anfälligkeit schizophrener Psychosen für Störungen aus dem psychosozialen Umfeld und über die relativ große Umweltstabilität zyklothymer Psychosen [7] ist dagegen frei von Gutachtereffekten. Diese Aussage wird nicht

7 Die Ergebnisse dieser Studie lassen keine Rückschlüsse auf die Art der größeren Umweltstabilität zyklothymer Psychosen gegenüber schizophrenen Psychosen zu. Diese Umweltstabilität könnte sowohl biologisch-konstitutionell verankert sein als auch – psychodynamisch gesehen – auf ein stärkeres psychisches Abwehrsystem bei den Zyklothymen zurückzuführen sein

nur durch die Ergebnisse der Clusteranalyse gestützt, auch die vergleichende Statistik (Intravergleiche) bringt eindeutige Hinweise in diese Richtung.

Die weniger deutlich strukturierten Gruppen I, III und IV der Clusteranalyse weisen darauf hin, daß gleitende Übergänge zwischen den eindeutigen Strukturen der Gruppen V und II (Schizophrenie mit reichlicher Vorfeldsymtomatik, Zyklothymie ohne Vorfeldsymptomatik) möglich sind.

3. Vergleichende Statistik

In einer vergleichenden Statistik haben wir Intravergleiche am eigenen Datenmaterial sowie Außenvergleiche unseres Materials mit anderen Forschungsergebnissen angestellt.

a) Intravergleiche

Die Intravergleiche erfolgten zunächst durch Bildung einer „erlebnisreaktiven Gruppe" und einer „nichterlebnisreaktiven Gruppe" von endomorphen Psychosen innerhalb des eigenen Materials. Das Kriterium für die Zuordnung zu einer der beiden Gruppen bildete für uns als Nachuntersucher nicht die gutachtliche Anerkennung bzw. Ablehnung, sondern die Möglichkeit der Zuordnung zu einem transitorischen Verlaufstypus. Anhand statistischer Verfahren erfolgte dann eine Prüfung, ob sich zwischen beiden Vergleichsgruppen signifikante Unterschiede hinsichtlich einzelner Variablen feststellen lassen. Die Nullhypothese lautete dabei: „Es finden sich keine signifikanten Unterschiede zwischen beiden Vergleichsgruppen, beide Gruppen entstammen derselben Grundgesamtheit."

Bei folgenden Variablen fanden wir signifikante Unterschiede zwischen den Vergleichsgruppen:

- Dauer bis zum Auftreten der manifesten Psychose nach Verfolgungsbeginn,
- Dauer bis zum Auftreten der manifesten Psychose nach Verfolgungsende,
- Manifestationsalter der endomorphen Psychose.

Die Mittelwerte der 3 Variablen liegen bei der erlebnisreaktiven Gruppe erheblich niedriger als bei der nichterlebnisreaktiven Gruppe. Diese Befunde wären zunächst so zu interpretieren, daß bei erlebnisreaktiver Mitverursachung der endomorphen Psychose ein engerer zeitlicher Zusammenhang zwischen Verfolgungsbelastung und Ausbruch der manifesten Psychose und somit auch ein niedrigeres Manifestationsalter anzunehmen ist. Die bisherigen Beobachtungen haben allerdings gezeigt, daß die psychodynamische Verklammerung von Verfolgungsbelastung und anschließendem Emigrationsschicksal mit der Psychose, insbesondere über erlebnisreaktive Bindeglieder, für die Manifestation endomorpher Psychosen erheblich bedeutsamer ist als der enge zeitliche Zusammenhang. Somit lassen obige Befunde lediglich die allgemeine Tendenz erkennen, daß auch bei einer psychodynamischen Verklammerung von Verfolgungsschicksal und Psychose ein gewisser zeitlicher Rahmen gegeben ist, der jedoch individuell sehr unterschiedlich lange dauern und eine Spanne von vielen Jahren umfassen kann. Diese Aussage hat nichts zu tun mit der alten Lehre der klassischen deutschen Psychiatrie von der Bedeutung des *engen* zeitlichen Zusammenhangs der Manifestation endomorpher Psychosen mit etwaigen auslösenden Anlässen, hierbei wurde nämlich von erheblich kürzeren Zeitabständen ausgegangen. Nicht zuletzt durch die Erfahrungen mit Psychosen der Verfolgten muß diese Lehre als überholt gelten (vgl. v. Baeyer et al. 1964).

Weiterhin ist darauf hinzuweisen, daß sich auch in diesen Ergebnissen möglicherweise gutachtliche Tendenzen bemerkbar machen, insofern als die Gutachter geneigt sein konnten, bei kürzerem zeitlichem Abstand zwischen Verfolgungsbelastung und Psychosemanifestation eher eine erlebnisreaktive Mitverursachung anzuerkennen als bei längerem Zeitabstand.

Weiterhin ergeben sich folgende Unterschiede zwischen beiden Vergleichsgruppen: Innerhalb der erlebnisreaktiven Gruppe liegen für die schizophrenen (und schizoaffektiven) Psychosen das Manifestationsalter und das Alter bei Beginn der Verfolgung signifikant niedriger als bei den zyklothymen Psychosen. Innerhalb der nichterlebnisreaktiven Gruppe finden sich dagegen keine solchen signifikanten Unterschiede (auf dem 5%-Niveau) zwischen schizophrenen und zyklothymen Psychosen. Der frühere Beginn schizophrener Psychosen ist bekannt und entspricht den bisherigen Erfahrungen der klinischen Psychiatrie. Ob durch das signifikant niedrigere Manifestationsalter der Schizophrenien in der erlebnisreaktiven Gruppe zusätzlich Verfolgungseinflüsse zum Ausdruck kommen, ist schwer interpretierbar. Das frühere Verfolgungsalter der Schizophrenen ist dagegen im Lebensschicksal der Verfolgten begründet und kann nicht durch irgendeine biologisch-konstitutionelle oder psychologische Gesetzmäßigkeit oder gar einen Ausleseeffekt erklärt werden. Deshalb ist das signifikant frühere Verfolgungsalter der Schizophrenen im Gegensatz zu dem der Zyklothymen in der erlebnisreaktiven Gruppe ein Hinweis auf das Gewicht schädigender peristatischer Einflüsse durch die Extrembelastung der Verfolgung im Kindes- und Jugendalter in der Genese schizophrener Psychosen. Dieses Ergebnis steht in gutem Einklang mit der anhand der Clusteranalyse gewonnenen Aussage über die Umweltlabilität schizophrener Psychosen.

In der Dauer der Verfolgung bestehen zwischen den Schizophrenien und den Zyklothymien sowohl der erlebnisreaktiven als auch der nichterlebnisreaktiven Gruppe keine signifikanten Unterschiede.

Im übrigen zeigt auch ein statistischer Vergleich des Verfolgungsalters bei allen Schizophrenen und allen Zyklothymen ohne Berücksichtigung der Erlebnisreaktivität (158 Psychotiker) für die später schizophren Gewordenen ein signifikant niedrigeres Verfolgungsalter. Da in der Teilmenge der nicht erlebnisreaktiven Gruppe zwischen den schizophrenen und zyklothymen Psychosen keine signifikanten Unterschiede im Verfolgungsalter aufzuzeigen waren, trägt die Teilmenge der erlebnisreaktiven Gruppe erheblich zu diesem Ergebnis bei. Mit anderen Worten, das signifikant niedrigere Verfolgungsalter der Schizophrenen der erlebnisreaktiven Gruppe schlägt sich auch in einem Vergleich aller schizophrenen und zyklothymen Psychosen nieder. Dieser Befund unterstreicht zusätzlich die Bedeutung der Verfolgungsbelastung für die Schizophreniegenese und die erhöhte Anfälligkeit früher Entwicklungsperioden bei Schizophrenen.

Im einzelnen ergab sich, daß 33% aller Schizophrenen, aber nur 17% aller Zyklothymen bei Beginn der Verfolgung das 14. Lebensjahr noch nicht vollendet hatten. Weiterhin waren 45% aller Schizophrenen, aber nur 27% aller Zyklothymen bei

Beginn der Verfolgung noch nicht 19 Jahre alt. Diese Unterschiede konnten auf dem 5%-Niveau als signifikant gegen zufällige Befunde abgesichert werden.

Weiter haben wir die Gruppe der im Kindes- und Jugendalter (bis zum vollendeten 19. Lebensjahr) verfolgten Probanden, die später an einer schizophrenen oder zyklothymen Psychose erkrankt sind, daraufhin untersucht, ob sich eine signifikant unterschiedliche Häufung von transitorischen Verlaufstypen zwischen diesen beiden Diagnosegruppen endomorpher Psychosen aufzeigen läßt. Wir fanden bei den 59 früh verfolgten Probanden (44 Schizophrene, 15 Zyklothyme) eine signifikante Häufung von transitorischen Verlaufstypen bei den später schizophren Gewordenen. Fast zwei Drittel der schiophrenen Psychosen in dieser Verfolgungsaltersgruppe wurden erlebnisreaktiv mitverursacht. Dagegen wurde nur ein Drittel der zyklothymen Psychosen von Patienten, die im Kindes- und Jugendalter verfolgt worden waren, erlebnisreaktiv mitverursacht. Dieser Befund unterstreicht noch einmal obige Aussage über die erheblich größere Umweltlabilität von Personen, die später an Schizophrenie erkrankten und betont das Gewicht traumatischer, peristatischer Einflüsse durch die psychophysische Extrembelastung der Verfolgung im Kindes- und Jugendalter in der Genese schizophrener Psychosen.

b) Außenvergleiche

Die Außenvergleiche wurden angestellt mit den Forschungsergebnissen anderer deutschsprachiger Autoren (Huber et al. 1979, von Zerssen 1980, Angst 1966). Es handelt sich dabei um nicht verfolgte, in diagnostischer Beziehung jedoch vergleichbare Populationen. Alle vergleichenden Untersuchungen wurden mit Hilfe des Chi-Quadrat-Tests auf dem 5%-Niveau durchgeführt.

Die vergleichende Statistik sollte darüber Aufschluß geben, ob sich unsere Verfolgtengruppe von den Patientenkollektiven der genannten Autoren hinsichtlich bestimmter Variablen (Geschlechtsverteilung, Altersverteilung der Erstmanifestation endomorpher Psychosen, Verteilung einzelner Diagnosegruppen endomorpher Psychosen) signifikant unterscheidet und ob solche Unterschiede möglicherweise auf Verfolgungseinflüsse zurückzuführen sind. Es wäre immerhin denkbar, daß es unter der Verfolgungsbelastung zu einer Vorverlagerung des Manifestationsalters endomorpher Psychosen oder speziell bei den affektiven Psychosen zu einer Häufung depressiver Psychosen gekommen wäre. Dazu bedurfte es eines Vergleichs unserer Verfolgtengruppe mit genügend großen Gruppen nicht verfolgter Patienten, von denen angenommen werden konnte, daß sie eine repräsentative Stichprobe aus der Grundgesamtheit klinisch auffälliger endomorpher Psychosen darstellen.

Speziell bei der Untersuchung der Häufigkeitsverteilung von einzelnen Diagnosegruppen endomorpher Psychosen sollte gewährleistet sein, daß unsere Verfolgtengruppe und das zum Vergleich anstehende Patientengut keine signifikanten Unterschiede hinsichtlich bestimmter biologischer Variablen aufweisen, da sonst die gefundenen Verteilungsunterschiede der Diagnosegruppen möglicherweise ein methodisches Artefakt und nicht wirklich vorhanden sind. Idealiter wäre zu fordern, daß jeweils beide Vergleichsgruppen keine signifikanten Unterschiede in der Geschlechtsverteilung und in der Altersverteilung der Erstmanifestation der Psychose aufwiesen, da die Vergleichsgruppen dann in bezug auf diese biologischen Variablen ähnlich zusammengesetzt wären und repräsentative Stichproben aus derselben Grundgesamtheit darstellten. Dieser Idealforderung konnte in unserer vergleichenden Statistik allerdings nicht genügt werden, da bei den für einen Diagnosegruppenvergleich anstehenden Patientenkollektiven von v. Zerssen und Angst lediglich die Geschlechtsverteilung berechnet werden konnte.

Im einzelnen ergaben sich bei den Berechnungen wenig greifbare Unterschiede. So ist die Geschlechtsverteilung und die Altersverteilung der Erstmanifestation schizophrener Psychosen bei den Verfolgten im Vergleich zum Patientenkollektiv von Huber et al. (1979) (502 Schizophrenien) nicht signifikant abweichend. Ebenso erbringt ein Vergleich der Geschlechtsverteilung der schizophrenen und affektiven (bzw. zyklothymen) Psychosen der Verfolgten mit dem Krankengut v. Zerssens keine signifikanten Unterschiede. Dies gilt sowohl für die Gruppe der stationär als auch für die Gruppe der ambulant und stationär behandelten Schizophrenien, sowie für die Gruppe der ambulant und stationär behandelten affektiven (bzw. zyklothymen) Psychosen v. Zerssens. Offensichtlich handelt es sich bei den schizophrenen und affektiven Psychosen der Verfolgten und bei den Patientenkollektiven Hubers et al. und v. Zerssens um repräsentative Stichproben aus derselben Grundgesamtheit, da diese Stichrpoben in bezug auf die oben genannten biologischen Variablen ähnlich zusammengesetzt sind. Weiter läß sich aus dem Vergleich mit dem Patientenkollektiv Hubers et al. ableiten, daß durch die Verfolgungsbelastung kein Einfluß auf die Altersverteilung bei der Erstmanifestation schizophrener Psychosen, etwa durch eine Vorverlagerung des Manifestationsalters, genommen wurde.

Auf der Basis der obigen Aussagen über die ähnliche Beschaffenheit der Stichproben muß die folgende Interpretation der relativen Häufigkeitsverteilung der Diagnosegruppen endomorpher Psychosen verstanden werden:

Ein Vergleich unserer Verfolgtengruppe mit dem stationären Krankengut v. Zerssens zeigt in bezug auf die Häufigkeitsverteilung schizophrener und affektiver Psychosen keinen signifikanten Unterschied. Untersucht man jedoch die relative Häufigkeitsverteilung schizophrener und affektiver Psychosen in beiden Kollektiven getrennt nach Geschlechtern, so findet sich bei den Frauen kein signifikanter Unterschied, wohl aber bei den Männern. In dem Material v. Zerssens liegen signifikant mehr männliche Schizophrenien und weniger männliche affektive Psychosen vor als bei den Verfolgten. Dies ist ein schwer deutbarer Befund, den wir uns mit wie auch immer gearteten Verfolgungseinflüssen nicht erklären können. Dies um so weniger, als ein Vergleich unserer Verfolgtengruppe mit dem Gesamtmaterial v. Zerssens (stationär und ambulant behandelte Patienten) keine signifikanten Unterschiede in der relativen Häufigkeitsverteilung schizophrener und affektiver Psychosen erbringt, und zwar auch nicht bei einer Trennung nach Geschlechtern. Da das von v. Zerssen publizierte Material dem Münchner Max-Planck-Institut für Psychiatrie entstammt, wo die Aufnahme eines Patienten meist unter speziellen Kriterien erfolgt, liegt obigem Befund möglicherweise eine spezielle Selektion zugrunde, die wir jedoch statistisch nicht näher überprüfen können.

Das Spektrum unserer affektiven Psychosen zeichnet sich durch einen auffallenden Mangel an reinen (monopolaren) Manien (nur ein einziger Fall) aus. Dadurch ergibt sich gegenüber dem Material von v. Zerssen (sowohl bei den stationär Aufgenommenen als auch im Gesamtmaterial) bei den Verfolgten eine Verschiebung zum

zum depressiven Pol, die sich allerdings nicht in einer größeren Häufigkeit der bipolaren zyklothymen Psychosen widerspiegelt. Als Interpretation dieses Befundes bietet sich zunächst an, daß die Verfolgungsbelastung dadurch einen mitprägenden Einfluß auf die affektiven Psychosen ausübt, daß sie zur Entstehung von Depressivität Anlaß gibt. Diese Erklärung wäre insofern möglich, als die Verfolgung eben als Anlaß zu Trauer und Verzweiflung in stärkerem Maße depressiogen wäre als expansionsfördernd im Sinne kompensatorischer Anstöße in maniformen Zuständen – was übrigens auch bei Verfolgten gelegentlich beobachtet wird. Bei dieser Interpretation ist jedoch zweifellos Vorsicht geboten. Es könnte durchaus sein, daß schon die Vorgutachter hier eine Auslese trafen und eben aufgrund obiger Überlegungen manische Verfolgte nicht für Entschädigungsverfahren vorschlugen.

Ein Vergleich der Geschlechtsverteilung bei affektiven Psychosen und Zyklothymien (ohne die reinen Involutionsdepressionen) der Verfolgten mit dem Patientengut Angsts zeigt signifikante Unterschiede auf. In Angsts Krankengut überwiegt bei weitem das weibliche Geschlecht. Somit ist nicht gewährleistet, daß beide Vergleichsgruppen repräsentative Stichproben derselben Grundgesamtheit affektiver bzw. zyklothymer Psychosen sind. Unterschiede in der Verteilung der Diagnosegruppen sind daher kaum interpretierbar, es könnte sich um einen systematischen Fehler handeln, der auf die Unähnlichkeit beider Stichproben zurückzuführen ist. Mit anderen Worten, es ist nicht auszuschließen, daß die zu vergleichenden Stichproben verschiedenen Grundgesamtheiten entstammen.

Die Untersuchung der relativen Häufigkeitsverteilung einzelner Diagnosegruppen affektiver Psychosen in den Vergleichsgruppen ergibt folgendes Bild: Es findet sich ein signifikanter Unterschied in der Häufigkeitsverteilung, der vor allem auf die Häufung von Involutionsdepressionen in Angsts Patientengut zurückzuführen ist. Dort liegen fast doppelt so viele Involutionsdepressionen wie bei den Verfolgten vor. Dieser Befund dürfte durch die erhöhte Sterblichkeit der Verfolgten bedingt sein, wahrscheinlich sind viele ehemals verfolgte Involutionspsychotiker schon vor Anlaufen der Entschädigungsverfahren verstorben. Allerdings läßt sich diese Interpretation bei der Unähnlichkeit beider Stichproben hinsichtlich der Geschlechtsverteilung nicht weiter absichern.

Untersucht man die relative Häufigkeitsverteilung der zyklothymen Psychosen in beiden Vergleichsgruppen, so ergeben sich keine signifikanten Verteilungsunterschiede in den Diagnosegruppen „monopolare endogene Depression" und „bipolare zyklothyme Psychose". Diese Diagnosegruppen sind bei den Verfolgten und im Patientengut Angsts prozentual annähernd gleich häufig vertreten.

Angeregt durch die Befunde skandinavischer Autoren haben wir nach etwaigen Häufungen paranoider Syndrome bei Verfolgten gefahndet, eine solche aber statistisch nicht absichern können. Da wir die Psychopathologie einer Psychose nicht schwerpunktmäßig der Psychose zugeordnet, sondern nach dem zeitweisen Überwiegen der verschiedenen psychotischen Syndrome gefragt haben, waren unsere Daten in dieser Hinsicht für eine vergleichende Untersuchung mit den Ergebnissen anderer Autoren nicht geeignet. Wir können lediglich darauf hinweisen, daß 102 Verfolgte mindestens zeitweise eine parnoid-halluzinatorische Symptomatik zeigten und bei 81 von 87 schizophrenen Psychosen das paranoid-halluzinatorische Syndrom auftrat.

D. Klinisch-deskriptiver Teil

I. Transitorische Verlaufstypen

Die klinische Analyse der nach oder während rassich-politischer und anderer Extrembelastungen auftretenden Psychosen mit „endogener" (endomorpher) Symptomatik und Verlaufsweise sieht sich auf die zur Verfügung stehenden Beschreibungen des jeweiligen Verhaltens, Erlebens und Befindens (VEB-Einheit, v. Baeyer 1977a) und auf biographische Verlaufsdaten verwiesen. Die allgemeinen Schwierigkeiten, die ein meist nur aktenmäßig faßbares Gutachtenmaterial bietet, wurden bereits erörtert (s. Kap. A). Die Analyse der Verlaufstypik als einer von individuellen Geschehenszusammenhängen abstrahierten Typik stößt vor allem biographisch auf eng gezogene Grenzen. Sollen im echten Sinne lebensgeschichtliche Zusammenhänge ermittelt und soll von einem anthropologischen Situationsbegriff ausgegangen werden, müssen genügend Informationen über die präpersekutorische und prämorbide Ausgangspersönlichkeit und über deren bisherige äußere und innere Lebensgeschichte sowie über die subjektive Wertigkeit der durchlebten Belastungssituation verfügbar sein. Das ist bei der großen Mehrzahl der Begutachtungen nicht der Fall bzw. nicht mit der erforderlichen Genauigkeit und Zuverlässigkeit zu erreichen. Deshalb muß sich die Analyse der jeweiligen Verlaufstypik auf relativ *grobe, approximative Verlaufsmuster* beschränken, auf klar gegebene Abläufe, die sich aus den Akten und/oder aus den, wenn überhaupt, Jahrzehnte später gewonnenen Explorationsergebnissen ableiten lassen. Die Beschäftigung mit zahlreichen Fällen persekutorischer und postpsersekutorischer endomorpher Psychosen hat uns gelehrt, daß es solche, sich zwanglos erschließende, verhältnismäßig leicht schematisierbare Verlaufsmuster *gibt,* und zwar überindividuell, an verschiedenen Schicksalen und psychopathologischen Gegebenheiten erkennbar, wenn auch nicht in allen, ja nicht einmal in der überwiegenden Zahl der Fälle, so doch immerhin in beachtlicher Zahl. Dabei präsentieren sich in der Art eines Bedingungsgefüges Zusammenhänge zwischen dem erlebten Belastungsschicksal und dem Ingangkommen endomorpher Psychosen – Zusammenhänge, die zwar nicht rein äußerlich, durch das zeitliche Hintereinander, imponieren, aber auch die strengen biographischen Forderungen nicht erfüllen, wie wir sie 1964 (v. Baeyer et al.) formuliert haben und die im Grunde doch meist unerfüllbar bleiben.

Für die Anerkennung eines teilursächlichen Zusammenhangs zwischen Belastung (Verfolgung) und Psychose hatten wir eine *differentielle* Beurteilung verlangt, d.h. eine Beurteilung unter strengster Rücksicht auf die individuelle Lage des Begutachteten. Als Kriterien hatten wir angeführt: „Eine Situation kann dann mitverursachender Anlaß einer Psychose sein, wenn ein vorher relativ angepaßter Betroffener durch sie eine nachhaltige Erschütterung der leiblichen Integrität, des Persönlichkeitskerns oder der mitmenschlichen Sicherheit erfährt und keine stabile Anpassung bis zur Manifestation der Psychose erreicht wurde" (vgl. v. Baeyer et al. 1964, S. 295). Das darf als eine verhältnismäßig weite, aber hinreichend bestimmte und praktisch-gutachtlich brauchbare Formel gelten, die entscheidendes Gewicht auf die präpsychotische Zeitstrecke von der Verfolgung an bis zum Manifestwerden der Psychose legt und den Nachweis einer nachhaltigen Erschütterung des psychophysischen Gefüges durch die Verfolgungssituation fordert. Nach dieser Formel ist die Zusammenhangsfrage in den meisten der hier bearbeiteten Psychosefälle beantwortet worden, wo nicht ein augenfälliger zeitlicher Zusammenhang den Verzicht auf eine differentielle Beurteilung und die Anwendung der „pragmatischen Lösung" nahelegte.

Wir haben zugleich betont, daß die Dichte oder Lockerheit der psychodynamischen Verklammerung für die Anlaßfrage entscheidend sei, nicht der bloße zeitliche Zusammanhang. „Den Verzahnungen des Verlaufes und der Querschnittsdynamik mit dem Situativen nachzugehen, bildet bei der Begutachtung der Psychosen die entscheidende Aufgabe" (S. 305). Dieser Aufgabe kann optimal aber nur selten Genüge getan werden. Meistens fehlen eben die verläßlichen Angaben über die Ausgangspersönlichkeit, die Familienstruktur, die Heredität, aber auch Details über das Geflecht der mit- und eigenweltlichen Konditionierung im Längsschnitt. Wenn nicht auf die „pragmatische Lösung" nach Schneider (1976, S. 292 ff.) zurückgegriffen werden soll, die sich auf den zeitlichen Zusammenhang von Belastung und Psychose bezieht, andererseits dogmatische Festlegungen vermieden werden sollen (S. 291 f.), bietet sich in bestimmten Fällen eine vereinfachende Verlaufstypisierung an, die in unserem Material sich in über einem Viertel der gutachtlich bearbeiteten Psychosefälle als gangbar erwiesen hat. Der unmittelbare zeitliche Zusammenhang von Verfolgung und Psychose, der meist über eine akute Überwältigung durch Angst und Schrecken läuft, ist, wie Tabelle 22 zeigt, seltener als ein präpsychotisches Zwischenstadium, das sich psychopathologisch mehr oder minder sicher als abnorm, aber nicht psychotisch charakterisieren läßt und von der manifest gewordenen Psychose her gesehen als Latenzperiode oder als Periode einer schleichenden Entwicklung erscheint. Das Vorkommen solcher präpsychotischen Zwischenstufen, die an das fortwährende oder abgeschlossene Verfolgungsgeschehen zeitlich und thematisch anschließen und später in eindeutig psychotische Zustände einmünden, schien uns von jeher von pathogener, mitursächlicher Bedeutung zu sein und einen die psychische Dekompensation anstoßenden, auslösenden, konditionierenden, nicht nur themengestaltenden Anlaßwert zu besitzen, dem auch entschädigungsrechtlich Rechnung getragen werden muß.

Wir haben uns hier jedoch bei der zusammenfassenden Darstellung unserer gutachtlichen Erfahrungen mit Psychosen nicht von der Anerkennung oder Nichtanerkennung eines ursächlichen bzw. mitursächlichen Zusammenhangs leiten lassen. Mit der Herausstellung typischer, transitorischer Verlaufsweisen bleiben wir weit hinter der Anerkennungsrate zurück, fügen aber einen eigenen Abschnitt an, der Hinweise auf erlebnisreaktive Zwischenstadien behandelt, *ohne* dabei eine ins Auge fallende Verlaufstypik aufzeigen zu können. Die Zahl der anerkannten Fälle bleibt dann in diesem psychopathologischen Zusammenhang erlebnisreaktiv charakterisierbarer Vorfeldsituationen immer noch hinter der Gesamtzahl der Anerkennungen zurück, wie nicht anders zu erwarten, wenn der Beurteilung der Anlaßfrage ein relativ großzügiger Maßstab zugrundegelegt ist. Ob Anerkennung oder nicht, soll ja für die gegenwärtige

Tabelle 22. Akute Angstgenese

Chiffre Fall Nr. Geschlecht	Alter bei Beginn der Verfolgung	Alter bei Manifestation der Psychose	Diagnose
L.G., 96, w.	18	21	Schizoaffektive Psychose
S.R., 69, w.	26	29	Katatone Schizophrenie
L.A., 42, m.	29	31	Halluzinatorisch-katatone Schizophrenie
M.F., 54, m.	31	31	Katatone Schizophrenie
R.W., 64, w.	34	39	Katatone Schizophrenie
W.F., 155, w.	36	37	Bipolare Zyklothymie
C.Z., 110, w.	38	43	Monpolare Zyklothymie
B.G., 4, m.	39	39	Paranoid-depressive Schizophrenie
B.T., 105, m.	39	39	Bipolare Zyklothymie
B.D., 108, m.	40	40	Monopolare Zyklothymie
O.R., 142, w.	44	44	Monopolare Zyklothymie
H.C., 129, w.	29	36	Bipolare Zyklothymie
B.D., 17, w.	51	51	Paranoide Schizophrenie
Gesamt: 13 m.: 5 w.: 8	Durchschnitt: 34 Jahre	Durchschnitt: 37 Jahre	Schizophrenie: 6 Schizoaffektive Pychose: 1 Zyklothymie: 6 monopolar: 3 bipolar: 3

Darstellung kein bindendes Kriterium sein, da eine medizinisch-psychiatrische Kontrollinstanz nicht vorhanden ist und kontrollierende Kriterien für die Zusammenhangsfrage erst gewonnen oder wenigstens vertieft werden sollen. Zu bemerken ist, daß der Versuch einer psychopathologisch typisierenden Einteilung immer wieder einmal auf Fälle stößt, die auch dem einen oder anderen Verlaufstypus zugeordnet werden könnten. Wir machen in den Tabellen und in der Kasuistik auf derartige Unsicherheiten jeweils aufmerksam.

1. Akute Angstgenese

Angst und Schreck sind unzweifelhaft die Dominanten des Erlebens jener Perioden denkbar tiefster menschlicher Erniedrigung und Peinigung, deren Opfer die meisten der hier dargestellten, psychotisch gewordenen Menschen waren. Zeitweise verhüllt durch die „moralische Anästhesie" genannte (Minkowski) Abstumpfung hat Angst nicht nur die Oberfläche des Bewußtseins tangiert, sondern Spuren in den emotionellen Tiefenschichten hinterlassen. Dies ist ein unbestreitbares Ergebnis einer Psychiatrie der Verfolgten, zu deren ubiquitärem und permanentem Symptombestand quälende Angstträume und phobische Zustände des Wachbewußtseins gehören. Bestimmte Fehlhaltungen lassen sich unschwer als Abwehrformen gegenüber der Wiederbelebung angstvoller Verfolgungserinnerungen interpretieren. Ein großer, wenn nicht der größte Teil der Psychiatrie der Verfolgten, handelt von Angst und Angstabwehr. Die psychodynamische Gewalt, Intensität und Nachhaltigkeit des Erlebens von Angst und vielfachem Schreck – zeitlich erstreckte und plötzliche Bedrohungserlebnisse – ist demnach in Form von nichtpsychotischen, bei Kindern und Jugendlichen vorwiegend entwicklungsgestörten Dauerzuständen erwiesen. Was die jüngst von Keilson (1978, S. 90, 145) beschriebenen Folgen der sequentiellen Traumatisierung jüdischer Verfolgungswaisen in den Niederlanden angeht, so ist auf die sich entwickelnde Angstfähigkeit des Kleinkindes im Sinne eigentlicher Bedrohungserlebnisse hinzuweisen. Zur Problematik Angst und Verfolgung vgl. auch v. Baeyer u. v. Baeyer-Katte (1973).

Die endomorphen Psychosen, die sich unmittelbar an tödlichen Schreck, grausame Zuspitzungen eines permanenten Erlebens vitaler und sozialer Bedrohtheit anschließen, sind also überwiegend in der Verfolgungsperiode manifest geworden. Schizophrenien einschließlich schizoaffektive Psychosen sind in dieser Gruppe etwa gleich häufig vertreten wie Zyklothymien. Die Altersverteilung, bezogen auf den Verfolgungsbeginn, zeigt eine Bevorzugung älterer Jahrgänge: Kein Fall unter 18, 10 Fälle über 30 Jahre. Die Geschlechtsverteilung zeigt ein Überwiegen der Frauen (vgl. Tabelle 22). Wir bringen als Beispiele je einen schizophrenen, einen schizoaffektiven und einen bipolar-zyklothymen Fall.

Herr L.A. (Fall Nr. 42). Der persönlich untersuchte und zur Zeit der Untersuchung 62jährige Herr L.A. ist rumänischer, nichtjüdischer Herkunft, erhielt bei seiner Heirat mit einer tschechischen Jüdin durch ein Versehen der rumänischen Behörden einen Eintrag in seinen Paß, wonach er selbst jüdischer Abstammung sei. Infolgedessen war er den gleichen Verfolgungsmaßnahmen unterworfen wie seine Frau. Sein Vater war ein hoher Jurist, er starb 1943 beim Einmarsch der deutschen Truppen in Rumänien, ohne Gewalteinwirkung. Die Mutter ist nach dem Krieg in einem Altersheim verstorben. In der Familie sollen keine Nerven- oder Geisteskrankheiten vorgekommen sein. Über seine Kindheit weiß A. nichts Auffälliges zu berichten, er sei ein freundliches und sehr aufgeschlossenes Kind gewesen, habe zu seiner jung verstorbenen Schwester immer ein gutes Verhältnis gehabt. Die Familie, deren Heimatort in der Nähe der russischen Grenze lag, betrachtete sich als zur besten rumänischen Gesellschaft gehörig. Deshalb habe man ihm wohl seine Heirat mit einer Jüdin verübelt. Aus seiner Kindheit erinnerte er sich noch an Gewalttaten im Zusammenhang mit der russischen Revolution 1971, auch an Progrome gegen Juden. Später zog die Familie an einen Ort in der Nähe der ungarischen Grenze, wo der Vater Senatspräsident am Oberlandesgericht war. Dort besuchte A. das Gymnasium, sei stets Klassenbester gewesen, habe 1929 das Abitur abgelegt und an einer rumänischen Universität die Fächer Physik, Chemie, Mathematik und Philosophie studiert. Er zeigte sich als überdurchschnittlich begabter, mit Auszeichnungen bedachter Student, der neben seinem Studium an der Universität den Posten eines Bibliothekars bekleidete. 1933 erhielt er vom rumänischen Staat ein Stipendium, das es ihm ermöglichte, seine Studien in Wien fortzusetzen. Dazwischen ging er nach Rumänien zurück, um seinen Militärdienst abzuleisten. Er habe den Dienstgrad eines Korporals erworben. Während seiner Studienjahre in Wien lernte er seine spätere Frau kennen; die miterlebten antisemitischen Ausschreitungen an der Wiener Universität erfüllten ihn früh mit Angst um das Schicksal seiner Frau. 1937 sei er mit einem Stipendium nach Paris gegangen und habe dort geheiratet, wobei den rumänischen Behörden der besagte Fehler unterlaufen sei. Aus der Pariser Zeit schildert er einen bemerkenswert hohen Lebensstandard in gesellschaftlicher und geistiger Beziehung. Zur erstrebten Habilitation und Professur kam es indessen nicht mehr. Der Krieg brach aus, und A. floh mit seiner Frau – die Ehe blieb kinderlos – und österreichischen Freunden ins unbesetzte Frankreich, als 1940 der Einmarsch der deutschen Truppen in Paris bevorstand. Er wollte seine Studien an einer südfranzösischen Universität fortsetzen. Nun bekam er aber Schwierigkeiten wegen der jüdischen Abstammung seiner Frau und seines eigenen Passes. Es kam zu mehrfachen Hausdurchsuchungen durch die französische Polizei. Dies veranlaßte das Ehepaar, ein illegales Leben in wechselnden Verstecken bei großem materiellem Mangel zu führen. Von diesem 1942, also in seinem 39./40. Lebensjahr einsetzenden Leben berichtet er: Für Tage und Wochen sei die Ehefrau die einzige Kontaktperson gewesen. Andere Menschen hätten sie weder gesehen noch gesprochen. Sie seien in dieser Zeit zur völligen Untätigkeit und Isolierung verurteilt gewesen. Dabei seien bei ihm erstmalig Angstzustände aufgetreten. Er habe panische Angst vor Hausdurchsuchungen gehabt. Sein Schlaf sei gestört gewesen, er habe Magenbeschwerden gehabt. In dieser für sie gefährlichsten Zeit sei er erstmals auffällig geworden. Seine Frau habe eine Wesensänderung bei ihm bemerkt. Es sei ihr aufgefallen, daß seine mathematischen Studien und Erkenntnisse in Unsinn mündeten. Er selbst habe sie als allergrößte Entdeckungen und Erkenntnisse angesehen. Er habe sich soweit verstiegen, daß er seinen mathematischen Symbolen übersinnliche Bedeutung beigemessen habe, habe Triangeln gesehen, die als Verbindungen zwischen städtebaulichen Zentren Bedeutung gehabt hätten. Die Stadtzentren, die er immer vor Augen gesehen habe, habe er mit mathematischen Formeln in Zusammenhang gebracht. Er habe auch Stimmen gehört, die sagten: „Unter dem Dach sitzt er". Dabei sei er äußerst ängstlich gewesen, habe sich verfolgt gefühlt, habe überall Zeichen einer gegen ihn gerichteten Aktion bemerkt. Seine Frau habe einen ungarischen Arzt und Psychiater zugezogen, der ihn aber nicht wirkungsvoll behandeln konnte. Die Angstzustände seien mit dem Näherrücken der Deutschen an den südfranzösischen Universitätsort stärker geworden. Die akuten psychotischen Erscheinungen scheinen abgeklungen oder zurückgegangen zu sein. Es blieben Schlafstörungen mit Angstträumen, Konzentrationsstörungen, Gedächtnisschwäche, eine Senkung des gesamten Lebensgefühls. Dabei hätten sich damals auch erstmals degenerative Erscheinungen an der Wirbelsäule und an den großen Gelenken bemerkbar gemacht. Immerhin konnte das Ehepaar das Leben im Versteck bis zur Befreiung 1944 fortsetzen. Nach Kriegsende seien seine Verfolgungsängste zwar etwas besser geworden, er habe aber noch jahrelang vor jedem Ausgang Papierschnitzel in die Haustür gesteckt, um zu kontrollieren, ob eine Hausdurchsuchung während seiner Abwesenheit durchgeführt worden sei. Nach Kriegsende ging das Ehepaar nach Paris zurück. A. erhielt eine außerplanmäßige Stelle als Bibliothekar, litt dabei unter Konzentrationsstörungen und hatte auch Schwierigkeiten mit den Vorgesetzten. Er litt ausgesprochen unter der unselbständigen Tätigkeit, konnte sich aber nicht wieder zu geistiger Arbeit aufraffen, fühlte sich mißtrauisch, deprimiert und sozial isoliert, auch weiterhin von Angstzuständen geplagt. 1963, also im Alter von 52 Jahren, kam es zu einer erneuten psychotischen Exazerbation und Hospitalisierung. Die Symptome waren katatoner Art: Aggressivität gegen seine Frau, unsinnige Handlungen, Selbstbeschmutzung mit Urin und Kot. Eingeleitet wurden derartige Katatonismen durch Selbstmordgedanken und Versündigungsideen. Nach der Hospitalisierung war die psychotische Symptomatik allerdings schon innerhalb weniger Tage behoben. Es blieb ein Residualzustand, in dem sich Herr A. hier in der Klinik präsentierte – charakterisiert durch Mangel an jeglicher Entscheidungsfähigkeit und Initiative, gedrückte Stimmungslage, mangelnde geistige Konzentration mit gelegentlichem Fadenverlieren, phobischen Ängsten, Verlust der früheren Selbstsicherheit. A. fühle sich minderwertig und überflüssig, habe wenig Interesse am Leben, stand zeitweise unter dem psychischen Zwang, Nachrichten im Radio anzuhören, um eine etwaige Gefährdung seiner Person rechtzeitig zu erfahren. Testpsychologisch Anhaltspunkte für eine schizoide Persönlichkeit mit psychasthenischen Zügen. Mangel an Stabilität, Differenziertheit und Ausgewogenheit. Es kann nach dem Untersuchungsergebnis und nach der Vorgeschichte kein Zweifel sein, daß hier ein erheblicher schizophrener Defektzustand bei einem ursprünglich hervorragend begabten, auch emotionell stabilen und ausgeglichen gewesenen Mann vorhanden ist, der nurmehr eine beschränkte unselbständige Berufsausübung gestattet. Das abrupte Einsetzen der Psychose mit einem situationsgemäßen, durch die reale Konstellation der damaligen Lebensumstände konditionierten Angstzustand erscheint hinreichend deutlich.

Frau W.F. (Fall Nr. 155). Ein weiteres Untersuchungsgutachten spricht sich für das Vorliegen einer bipolaren Zyklothymie aus. Es handelt sich um die 1908 geborene Frau W.F., deren Ehemann ebenfalls gesehen wurde. Frau F. wurde in Ungarn als Tochter eines Angestellten der jüdischen Kultusgemeinde geboren. Aufgrund Aktenlage und eigenen Angaben keine familiäre Belastung mit Geistes- oder Gemütsleiden, harmonische Verhältnisse in der Familie. Der Mann betrieb ein Lebensmittelgeschäft. Er gibt an, seine Frau sei immer gesund und arbeitsfähig gewesen, in keiner Weise auffällig. Beginn der NS-Verfolgung im April 1944 nach Einmarsch der deutschen Truppen in Ungarn. Von da an mußte in der Familie der Judenstern getragen werden. 3 Brüder kamen durch Verfolgungsmaßnahmen ums Leben, Frau F. selbst wurde im Juni 1944 in ein

Zwangsarbeitslager in der Nähe von Wien deportiert. Sie hatte ihre beiden kleinen Söhne bei sich, der Ehemann wurde von der Familie getrennt und in ein anderes Zwangsarbeitslager gebracht. Kurz vor Kriegsende sollten sie mit anderen Insassen des Lagers in das Konzentrationslager Theresienstadt abtransportiert werden, befanden sich bereits in einem abgeschlossenen Viehwaggon, als ein Angriff amerikanischer Bomber erfolgte. Durch diesen Angriff kamen viele der eingeschlossenen Häftlinge ums Leben. Sie selbst kam wie durch ein Wunder unverletzt davon und wurde in das Zwangsarbeitslager zurückgebracht. Sie kehrte zu Fuß in ihren Heimatort in Ungarn zurück, wo die Familie wieder zusammentraf. Bei ihrer Rückkehr befand sie sich in einem sehr schlechten Allgemeinzustand, hochgradig abgemagert und entkräftet. Obwohl sie sich nach ihrer Rückkehr hätte freuen können, gibt der Ehemann an, sei sie schwermütig gewesen, habe nicht mehr leben wollen, habe immer wieder beteuert, man könne ihr nicht helfen, ihr Leben habe keinen Sinn mehr, habe immer wieder Selbstmordgedanken geäußert. Nach hausärztlicher Bekundung und auch nach den Angaben der Eheleute dauerte dieser Zustand etwa ein Jahr, um sich dann vorübergehend zu bessern. Für die folgenden Jahre werden vom Ehemann durchaus glaubhaft und anschaulich phasenhafte Verstimmungen geschildert, die als „schlechte Zeiten" und „gute Zeiten" bezeichnet werden. Die schlechten Zeiten seien durch allgemeine Interesselosigkeit, Apathie, Inappetenz und Schlafstörungen gekennzeichnet; Frau F. liege im Bett, starre vor sich hin. In guten Zeiten, in machmal schlagartigem Wechsel von einem Tag zum anderen, zeige sie ein Wiederaufleben aller Interessen, Wiedererlangung der Arbeitsfähigkeit, zeitweilig gesteigert bis zur Arbeitswut, sie spreche dann sehr viel, sei leicht reizbar, brauche wenig Schlaf und esse sehr viel. Die Dauer solcher guten und schlechten Zeiten variiere zwischen wenigen Tagen und mehreren Monaten. Während der letzten Jahre habe sich das Befinden der Frau zunehmend stabilisiert, sie habe hun häufiger und länger Zeiten, in denen sie sich völlig unauffällig verhalte. Nur in schlechten Zeiten nehme sie Medikamente ein, vor allem Schlafmittel. Sie lebt seit 1960 in Österreich, betätigt sich nurmehr als Hausfrau, nur gelegentlich macht sie für Familienangehörige Schneiderarbeiten. Der hiesige Befund ist im wesentlichen unauffällig, Erinnerungen an die Verfolgungszeit wecken eine gewisse, aber nicht sehr starke affektive Resonanz, das stimmungsmäßige Verhalten ist ausgeglichen, ängstliche Züge treten nicht hervor. Die Befunderhebungen bei früheren Begutachtungen spiegeln ihre wechselnde Stimmungslage wider. Einmal wirkt sie dabei ängstlich und selbstunsicher, dann wieder erstaunlich selbstsicher. Für eine erlebnisreaktive Dauerveränderung fehlen alle Anhaltspunkte. Die Diagnose einer bipolaren Zyklothymie konnte erst hier gestellt werden, ergab sich aber mit weitgehender Sicherheit aus den charakteristischen Angaben der Patientin selbst und ihres intelligenten Ehemannes. Der zeitliche Anschluß an das Schreckerlebnis bei der Bombardierung des Transportzuges erschien gesichert einmal durch eine Angabe der Patientin bei einer früheren Begutachtung, wonach sie unmittelbar nach jenem Erlebnis Angstzustände, Schlafstörungen und Drehschwindel bekam, und außerdem dadurch, daß sie sogleich bei ihrer Rückkehr in die Heimat in etwa einmonatigem Abstand schon tief depressiv und suizidal wirkte. So kann diese Krankengeschichte einer bipolaren Zyklothymie wohl ohne Bedenken unter dem Titel „akute Angstgenese" rubriziert werden. Der hiesige Gutachter hat übrigens eine Mitbedingtheit der Psychose durch die Verfolgung nur für die erste Phase anerkannt. Die nachfolgenden depressiven und manischen Krankheitsphasen hätten als verfolgungsunabhängig zu gelten. Darin wird man dem Gutachter beipflichten müssen, um so mehr als keine erlebnisreaktive Dauerveränderung als Basis der zirkulären Verstimmungszustände festgestellt werden konnte.

Frau L.G. (Fall Nr. 96). Die folgende Krankengeschichte betrifft eine Patientin, die vom Gutachter als Zyklothymie diagnostiziert wurde, bei der wir aber die Einordnung unter den schizoaffektiven Psychosen vorziehen würden. Die 1921 als polnische Jüdin geborene Frau L.G. wuchs in einer polnischen Mittelstadt auf. Die Familie befand sich in wirtschaftlich gesicherten Verhältnissen. Der Vater betrieb eine Getreide- und Kunstdüngergroßhandlung. In der Familie sollen Nerven-, Geistes- und Gemütskrankheiten niemals aufgetreten sein. Nach ihrem eigenen Bericht und dem einer überlebenden Schwester, auch nach einer ganzen Reihe von Zeugenaussagen, war sie vor dem Krieg ein gesundes, kräftiges Mädchen, ohne psychiatrisch relevante Besonderheiten. Sie besuchte die Volksschule ihres Heimatortes und absolvierte anschließend eine Mittelschule. Dann war sie im Betrieb des Vaters kaufmännisch tätig. Als 1939 die deutschen Truppen in Polen einrückten, war sie knapp 18 Jahre alt. Sie mußte nun den Judenstern tragen, zeitweise Zwangsarbeit leisten, wobei sie geschlagen worden sei, war in ihrer Bewegungsfreiheit beschränkt, konnte aber vorläufig in der Familiengemeinschaft verbleiben. Im März 1942 hatte sie ein äußerst schwerwiegendes Schreck- und Angsterlebnis: Sie mußte mitansehen, wir ihr Vater mit anderen Juden auf dem Marktplatz zusammengetrieben und der Vater erschossen wurde. Ihre überlebende Schwester gab an, daß sie bis zu diesem Tag vollkommen gesund gewesen sei. An diesem Tag habe sie einen Nervenzusammenbruch erlitten und Wahnvorstellungen gehabt. Es sei ihr, der Schwester, noch gelungen, sie nach Hause ins Zimmer zu bringen. Dort habe sie sich verkrochen, und man habe sie nicht wieder herausbringen können. Sie habe jeden Menschen, sogar ihre eigene Schwester, für ein Mitglied der Gestapo gehalten und habe die Nahrungsaufnahme verweigert. Sie sei vollkommen apathisch gewesen. Die Patientin selbst hat später dem amerikanischen Fach- und Vertrauensgutachter berichtet, sie habe damals im März 1942 eine entsetzliche Aufregung gehabt, eben die Erschießung ihres Vaters vor ihren Augen. Sie sei danach völlig verzweifeld und verändert gewesen, habe nicht nach Haus gehen wollen und kaum gegessen. Sie sei ängstlich und mißtrauisch gewesen und habe sogar ihre Verwandten für Gestapospitzel gehalten. Dieser erste psychotische Zustand hat nach ihren eigenen Angaben und denen der Schwester ungefähr 14 Tage bis 3 Wochen gedauert. Sie habe sich danach wieder beruhigt, aber sei doch ständig recht ängstlich, nervös und gedrückt gewesen, auch noch nach der Befreiung. Auch Kopfschmerzen, Schlafstörungen und nächtliches Alpdrücken hätten fortbestanden. Sie kam nach der Ermordung ihres Vaters zusammen mit ihrer Schwester in ein Zwangsarbeitslager, aus dem den beiden Mädchen sehr bald die Flucht gelang. Nachdem sie wieder aufgegriffen waren, gelangten sie in ein anderes Zwangsarbeitslager, aus dem sie mit ihrer Schwester im Oktober 1942 fliehen konnte. Sie lebte dann mit dieser zusammen illegal bei einem Bauern auf dem Dorf, bis es ihnen gelang, arische Papiere zu erhalten und sich in einen Transport polnischer Arbeiter nach Deutschland einzuschmuggeln. Dort lebte sie unter falschem polnischem Namen in einer süddeutschen Großstadt bis zur Befreiung im April 1945. Sie arbeitete als Küchenhilfe, war auch polizeilich gemeldet, stand aber ständig unter der Angst, als Jüdin erkannt zu werden. Aus dieser permanenten Angst heraus entwickelte sich bei ihr, wiederum nach dem Bericht der Schwester und eigenen gleichlautenden Angaben, eine erneute Krankheitsepisode, in der sie so apathisch, deprimiert und verängstigt war, daß sie nicht aus dem Bett aufstehen wollte. Sie habe geglaubt, in jedem Menschen einen SS-Mann oder Spitzel zu sehen; sich einem Arzt zu offenbaren, hätten die Schwestern aber nicht gewagt. Der wohl gleichfalls als Psychose zu wertende Zustand sei wiederum in etwa 3 Wochen abgeklungen. Nach der Befreiung befand sie sich einige Zeit in einem DP-Lager, wanderte dann 1946 in die Vereinigten Staaten aus. Dort arbeitete sie als Gelegenheitsarbeiterin in einer Fabrik bis zu einer erneuten Erkrankung 1947. Diesmal wurde sie psychiatrisch hospitalisiert, erhielt eine Elektroschockbehandlung. Nachträglich kann sie sich an Einzelheiten nicht mehr erinnern. Jedenfalls habe die Behandlung Erfolg gehabt, und sie habe sich nach der Entlassung viel besser gefühlt. Sie meint, daß sie 1947 kränker gewesen sei als je zuvor. Im April 1950 erkrankte sie erneut an einer ängstlich gefärbten Depression, wurde wiederum in eine psychiatrische Heilanstalt aufgenommen und nach 15 Elektroschocks wesentlich gebessert entlassen. Sie scheint sich in der Zeit danach besonders gut gefühlt zu haben, ging eine Ehe ein und litt nur noch an gelegentlichen depressiven Schwankungen. Eine ausgesprochene Psychose trat dann wieder im September 1957 auf und führte erneut zur stationären Aufnahme. Diesmal standen generalisierte mißtrauische und paranoide Erscheinungen im Vordergrund. Sie befürchtete, umgebracht oder vergiftet zu werden, zweifelte an der Treue ihres Ehemannes, verkannte diesen zeitweise, er sei gar nicht ihr Mann. Anläßlich dieser psychotischen Episode wurde sie durch einen kompetenten amerikanischen Fachgutachter untersucht und begutachtet. Sie wirkte nach Abklingen der ängstlich-paranoiden Erscheinungen klar und geordnet, dabei ziemlich gesprächig und abschweifend, interessierte sich für die Prognose ihres Leidens, gab an, sich nervös zu fühlen, gelegentlich verstimmt und deprimiert zu sein und immer wieder an ihre verstorbenen Eltern denken zu müssen. Im ganzen befand sie sich in einer ausgeglichenen gemütlichen Verfassung, war vielleicht sogar etwas hypomanisch. Der amerikanische Gutachter diagnostizierte eine manisch-depressive Erkrankung mit periodischen ängstlich-depressiven Psychosen und sprach den durch die Verfolgungsmaßnahmen hervorgerufenen seelischen Erschütterungen die Wirkung einer Teilursache bei einer im übrigen endogenen Erkrankung zu. Weitere Phasen oder Episoden wurden bis 1961 nicht bekannt. Unser hiesiger Gutachter schloß sich der Ansicht des amerikanischen Fachgutachters an, betonte die mehrjährigen freien Intervalle und die Provokation der psychotischen Phasen 1942 und 1944, meinte aber nur bei den ersten beiden Phasen eine ursächliche Beziehung zur Verfolgung annehmen zu können, während später das Leiden einem eigengesetzlichen Verlauf gefolgt sei. Die akute Angstgenese ist auch hier evident. Bei einer strikten Trennung von erlebnisreaktiven und psychotischen Zuständen, wie sie der deutschen klassischen Psychiatrie eigentümlich war und zum Teil noch ist (vgl. Huber u. Groß 1977), könnte man in der Zuordnung der ersten beiden Episoden schwanken, sie evtl. auch als angstbestimmte, abnorme Erlebnisreaktionen ansehen und erst ab 1947 mit dem Auftreten eines generalisierten, thematisch nicht mehr an die Verfolgung gebundenen Wahns, von einer endogenen, eben schizoaffektiven Psychose sprechen. Doch scheint uns diese Auffassung eher gekünstelt und wenig überzeugend zu sein. Schon die ersten beiden Episoden gingen mit massiven Realitätsverkennungen (hielt die eigene Schwester für einen Gestapospitzel) und einem nahezu stupurösen Verhalten einher, überschritten also rein symptomatologisch doch beträchtlich die Grenze des Reaktiven in Richtung auf einen psychotischen Zustand, den skandinavische Autoren wahrscheinlich als reaktive Psychose bezeichnet hätten. Wir neigen dazu, schon in den ersten beiden Psychosen angstgenetisch provozierte Phasen eines endogenen Verlaufstypus zu sehen. Folgt man der erstgenannten Auffassung, wonach nach zwei pseudopsychotischen erlebnisreaktiven Episoden unter realer schwerster Bedrohung und adäquaten Angstaffekten sich ein im eigentlichen Sinn endogen-psychotischer Verlauf angeschlossen hätte, so würden wir auch darin keinen Zufall erblicken, sondern das Moment der psychotischen Autonomisierung einer ursprünglich erlebnisreaktiven Affektstörung vermuten, wie wir es in einem der folgenden Abschnitte darstellen und kasuistisch belegen werden (vgl. S. 100).

Unter die von uns als akut angstgenetisch provozierten endomorphen Psychosen haben wir auch einen nicht rassisch verfolgten Patienten eingeordnet, der in gravierender, vital schwer belastender Haftsituation nach Art einer akuten Haftpsychose erkrankte. Bei diesem Patienten (Fall Nr. 54) handelt es sich um einen politisch Verfolgten, der 1934 wegen Verteilens kommunistischer Flugblätter festgenommen und in verschärfte Einzelhaft gebracht wurde, wo ein schwerer psychomotorischer Erregungszustand in Erscheinung trat und unmittelbar in eine typisch katatone Defektpsychose überging, die bereits 1944 in Anstaltsbehandlung mit dem Tod endete. Nachweislich spielten Angstmomente und wahnhafte Befürchtungen in der initialen Erlebnisdynamik eine Rolle.

2. Progredienter Autismus

Unter dieser Bezeichnung fassen wir durchweg als schizophren bezeichnete Psychosen zusammen, deren Vorfeld durch eine zunehmende äußere und innere Isolierung gekennzeichnet ist. Wir sprachen ursprünglich von progredienter Isolierung, ziehen heute den Ausdruck „progredienter Autismus" vor, weil psychopathologisch gesehen autistisches Verhalten und Erleben den ganzen Verlauf bis in die manifeste Psychose hinein prägt. Das Phänomen des Autismus wurde von Eugen Bleuler 1911 beschrieben, als ein „Vorwiegen des Binnenlebens mit aktiver Abwendung von der Außenwelt". Zu diesem vielbenutzten Terminus der Psychopathologie hat Avenarius 1973 klärende Ausführungen beigetragen, an die wir uns im folgenden halten werden. Nach Avenarius eignet dem Autismusbegriff eine doppelte Richtung oder Polarisierung, je nachdem, ob die übermäßige Zuwendung zum Binnenleben oder die Verhaltens- und Kontaktstörung mit situationswidrigen Handlungen in den Blick kommt. Von Autismus kann man nicht nur bei infantilen und schizophrenen Formen, sondern auch bei schizoiden Erscheinungen sprechen: „Der Begriff ist polarisiert zwischen der Kontaktstörung einerseits und rein eigenweltlichen Vorstellungen, die keinen genügenden Verweisungszusammenhang zur allen gemeinsamen Welt haben, andererseits".

In unseren Fällen ist autistisches Verhalten und Erleben *primär* keine krankhafte, neurotische oder psychotische Störung des zwischenmenschlichen Kontaktes und der Möglichkeit, sich handelnd und leidend, aber im Prinzip frei der gemeinsamen Welt zuzuwenden, sondern etwas Aufgezwungenes, eine zugefügte, sich raffinierter Methoden bedienende Isolierung aus der menschlichen Gemeinschaft, wie sie unter nationalsozialistischer Herrschaft besonders den rassenmäßig definierten Pseudogegnern zugedacht war. Dabei geht es zunächst um die Diskriminierung, Verächtlichmachung und Entwürdigung solcher Menschen, ihre Demarkierung innerhalb des Volkskörpers, dann um immer massiver und umfassender werdende Maßnahmen, Zerreißung gewachsener sozialer Beziehungen, Freiheitsbeschränkung, Freiheitsberaubung bis zu den absolut gemeinschaftswidrigen Maßnahmen der Konzentrationslagerhaft und der physischen Beseitigung naher und nächster Bezugspersonen. Diese erste Phase progredienter Isolierung, die aufgezwungene *Aussonderung* im Hinblick auf alle persönlichen und soziokulturellen Bezüge, ist ein Massenschicksal für die im Machtbereich des Nationalsozialismus lebende jüdische Bevölkerung gewesen, insofern ein anonymes Schicksal, das über alle individuellen Besonderheiten hinweggeht. In den hier registrierten Fällen mit psychotischem Ausgang folgt nun als manchmal deutlich abgrenzbare Phase eine von individuellen Bereitschaften, Verletzlichkeiten und Angewiesenheiten sicher nicht unabhängige, aber nicht oder noch nicht psychotische Reaktion, nämlich die einer mehr oder minder passiv oder aktiv geformten *Absonderung*, ein Sich-selbst-Absondern, ein Sich-Zurückziehen aus verbliebenen Möglichkeiten mitmenschlichen Kontakts, die ja da, wo Menschen beieinander sind, selbst im Konzentrationslager, nie ganz verhindert werden können. Diesem Sich-selbst-Absondern folgt als dritte Phase ein nunmehr ohne deutliche Zäsur verlaufendes Hineingleiten in den eigentlichen psychotischen Autismus. Dieser kann erscheinungsarm das Bild mitmenschlicher Beziehungslosigkeit, mangelnder affektiver Resonanz, mangelnder Teilnahme an der gemeinsamen Welt bieten oder auch Katatonismen als mitweltlich unangepaßte motorische Phänomene oder eine paranoid-halluzinatorische Eigenwelt hervorbringen. Derartige Verläufe bei Verfolgten hat bereits Eitinger (1964) beschrieben und den Faktor der Isolierung und des progressiven Kontaktverlustes betont (S. 140 ff.). Ein solches Schicksal bedrohte besonders Kinder und Adoleszente, die ungereift dem Diktat der Aussonderung überantwortet wurden. Unsere Zusammenstellung (Tabelle 23), die im ganzen 14 Fälle aufweist, bezieht sich auf 12 Personen mit einem Verfolgungsbeginn unter 20 Jahren, davon 6 unter 10 Jahren; nur in 2 Fällen, die besonders zu erwähnen sind, begann die Verfolgung erst mit 26 bzw. 46 Jahren. Auch die Manifestationszeiten der Psychosen, soweit solche bei schleichendem Verlauf überhaupt feststellbar sind, liegen verhältnismäßig früh, in der Mehrzahl unter 30 Jahren. Bezüglich der Geschlechtsverteilung ist beim Überwiegen weiblicher Verfolgter keine auffällige Abweichung vom gesamten Gutachtenmaterial festzustellen: 9 Frauen zu 5 Männern.

Was die Kasuistik angeht, so können wir auf 4 bereits publizierte Fälle hinweisen, die Nr. 24, 50 und 83 in *Wähnen und Wahn* (v. Baeyer 1979, S. 192, 193), jeweils unter Pseudonymen; Nr. 33 in v. Baeyer et al. (1964, S. 315).

Hier soll weitere Kasuistik folgen.

Tabelle 23. Progredienter Autismus

Chiffre Fall Nr. Geschlecht	Geburts- jahr	Alter bei Beginn der Verfolgung	Alter bei Manifestation der Psychose	Diagnose
K.R., 41, w.	1937	3	19	Schizophrenie, simplex
W.A., 83, m.	1931	5	19	Paranoid-hebephrene Schizophrenie
B.H., 10, m.	1933	5	16	Koenästhetische Schizophrenie
M.R., 53, m.	1924	9	20	Katatone Schizophrenie
L.N., 47, w.	1930	9	18	Hebephren-katatone Schizophrenie
E.J., 24, w.	1928	10	22	Paranoid-halluzinatorische Schizophrenie
E.E., 25, w.	1921	12	28	Schizophrenie, simplex, zeitweise paranoid
P.G., 58, w.	1921	12	25	Paranoide Schizophrenie
K.M., 39, m.	1926	13	18	Schizophrenie, simplex
H.E., 33, w.	1924	16	20	Pfropfhebephrenie
M.I., 50, w.	1921	16	29	Katatone Schizophrenie
O.H., 56, w.	1892	46	47	Spätschizophrenie
M.M., 51, w.	1924	16	20	Paranoide Schizophrenie
O.M., 57, m.	1907	26	37	Paranoid-halluzinatorische Schizophrenie
Gesamt: 14 m.: 5 w.: 9		0–20: 6 11–20: 6 über 20: 2 Durchschnitt: 14 Jahre	16–20: 8 21–30: 4 über 30: 2 Durchschnitt: 24 Jahre	Gesamt: Alle schizophren diagnostiziert

Herr O.M. (Fall Nr. 57). Wir beginnen mit einem Fall, bei dem das relativ späte Verfolgungsalter bemerkenswert ist. Der 1907 geborene praktische Arzt Dr. O.M. ist Deutscher, arbeitet bis 1933 an einem großstädtischen Krankenhaus. Eine Belastung mit Nerven- und Geisteskrankheiten soll nicht vorliegen. Er wird prämorbid als sensitive, feinfühlige und differenzierte Persönlichkeit charakterisiert. Seine aus Rassengründen erfolgte Entfernung aus dem Krankenhaus hat ihn tief betroffen. Nach Angaben seines Bruders habe er damals erstmals unter nervösen Depressionen gelitten, habe sich wochenlang nicht mehr unter Menschen gewagt und über Lebensüberdruß geklagt. Nach seiner Entlassung aus dem Krankenhausdienst fuhr er ziemlich unvermittelt und unangekündigt ins Ausland, wo er Verwandte hatte, die ihn in seinem Quartier aufsuchten. Auch dort äußerte er Lebensüberdruß und schien seelisch zusammengebrochen. Die Versuche, ihn zur Rückkehr in die Heimat zu bewegen, hatten neue Ausbrüche von Verzweiflung im Gefolge, wobei sich der Patient bereits vorstellte, daß die Gestapo hinter ihm her sei. Man vermittelte ihm einen Erholungsaufenthalt in einem ausländischen Sanatorium, wo er gleichzeitig als Arzt tätig sein sollte. Doch scheiterte das an seinem nervösen Zustand, und er kehrte schließlich völlig verstört, wie es heißt, in seinen Heimatort zurück. Anschließend scheint er sich doch etwas gefaßt zu haben, jedenfalls war er in der Lage, die nächsten zwei Jahre bis 1936 in einer süddeutschen Mittelstadt eine allgemeinärztliche Praxis zu versehen. Als auch dort Ausschreitungen gegen jüdische Ärzte bekannt wurden, wich er in seinen ländlichen Heimatort aus, betätigte sich dort in der Wohnung seiner Eltern als praktischer Arzt, bis die Auswanderung nach den USA möglich wurde. Auch dort gelang es ihm, eine Praxis zu gründen. Er litt jedoch ständig unter dem Bewußtsein, daß sein Vater und zwei Schwestern deportiert wurden. Die letzteren kehrten nicht mehr zurück, der Vater überstand die Konzentrationslagerzeit und konnte ebenfalls nach Amerika auswandern. Über die Kriegsjahre liegen wenig Nachrichten über Dr. M. vor. Seine Praxis scheint nicht sehr erfolgreich gewesen zu sein. Als er nach dem Krieg vom Tod der beiden Schwestern erfuhr, zog er sich allmählich immer mehr von der Außenwelt zurück und wurde 1948 völlig berufsunfähig. 1952 kam er in die Behandlung eines namhaften deutschsprachigen Psychiaters, der eine paranoide Schizophrenie mit hypochondrischen und neurasthenischen Zügen beschrieb. Rückblickend stellte der Psychiater aus der Anamnese fest, daß der Patient sich immer mehr zurückgezogen habe, unter den Eindruck von Gehörshalluzinationen geriet, sich von allen Menschen wegen seines angeblichen unsittlichen Lebenswandels verspottet und als Kommunist und als Homosexueller angesprochen wähnte. In die Zwischenzeit, d.h. die Jahre nach Aufgabe des Berufs 1948 bis zur letzterwähnten Begutachtung 1952 fällt auch ein 9monatiger Aufenthalt in einem psychiatrischen Landeskrankenhaus, wo eine Elektrokrampfbehandlung vorgenommen wurde. Die Berichte des behandelnden Nervenarztes wie auch des eigenen Bruders stimmen darin überein, daß der Patient in einen völlig autistischen, isoliert lebenden Zustand verfiel und sich gegen jede mitmenschliche Beziehung wehrte. Diese ganze Entwicklung ist durch fachkundige amerikanische Ärzte gut beobachtet und eindeutig charakterisiert worden. Man könnte sie in gewisser Hinsicht auch der später zu besprechenden „gleitenden Wahntransposition" zuordnen, wenn man von dem ursprünglichen, mit der Verfolgung erlebnisreaktiv zusammenhängenden Motiv des ängstlichen, sich immer mehr generalisierenden Mißtrauens ausgeht. Überzeugender erscheint uns jedoch die Zuordnung zur Verlaufsweise des aus erlebnisreaktiven Anfängen zu psychotischer Dissoziierung fortschreitenden, progredienten Autismus zu sein; die dafür typische Sequenz ist gewahrt: der Patient reagiert auf die aufgezwungene Aussonderung aus der beruflichen und politisch-kulturellen Lebensgemeinschaft mit einer den Phänomenen nach sicher noch nicht psychotischen, sondern erlebnisreaktiven, aber ungewöhnlich starken Tendenz zum Aus-dem-Felde-Gehen, das bis zur überstürzten Flucht und noch nicht unbedingt nötigen Praxisaufgabe und dann zur Auswanderung führt. Dieses Verhalten entspricht der zweiten Sequenz des Sichabsonderns, einer Tendenz, die in diesem Fall sicher zugleich auch stark persönlichkeitsbestimmt ist und nach geglückter Auswanderung und Erlangung äußerer Sicherheit irgendwann in die dritte Sequenz einer ausgesprochen autistisch geprägten schizophrenen Psychose mündet. Der Autismus hat in diesem Fall über den bloßen Kontaktabbruch hinaus eine inhaltliche, thematisch zunächst noch ganz auf die Verfolgung bezogene, durch Stimmenhören konkretisierte Art und Weise, ist also mit dem Aufbau einer persekutorischen Eigenwelt verbunden, die später verfolgungsfremde Themen aufnimmt. Trotz sorgfältiger Beobachtung und Dokumentierung läßt sich der Übergang in die paranoid-katatone Psychose nicht als deutliche Zäsur kennzeichnen, sondern nur ungefähr auf das Jahr vor Kriegsende festlegen. Der Gutachter hat sicher mit Recht eine Verfolgungsbedingtheit im Sinne der wesentlichen Mitverursachung für den gesamten Leidensverlauf angenommen. Das relativ hohe Lebensalter korrespondiert wahrscheinlich mit der wahnhaften Prädilektion.

Frl. O.H. (Fall Nr. 56). Auch bei einer mit 47 Jahren emigrierten Frau entwickelte sich im Asylland aus zunehmender Vereinsamung und Isolierung heraus ein wahnhaft-halluzinatorisches, autistisch-abgekapseltes, spätschizophrenes Bild mit chronisch-defizienter Verlaufsweise. Bei dieser früher durchaus geselligen Patientin hatte sich aus einer ausgesprochenen, abrupt eingetretenen Entwurzelungssituation eine zunehmende Isolierung und Vereinsamung im Asylland entwickelt, die in eine betont autistische Wahnpsychose überleitete: Frl. O.H., geboren 1892, aus einer gebildeten jüdischen Mittelstandsfamilie stammend, hat eine höhere Schulbildung genossen, beherrschte drei Fremdsprachen, galt als normale, gut ausgeglichene, liebenswürdige, intelligente Persönlichkeit mit vielen Freunden. Sie war 30 Jahre als Stenographin und Übersetzerin in einer pharmazeutischen Großfirma tätig, hatte nicht geheiratet. Zum 30.9.1938 mußte sie aus Gründen der Rassenverfolgung aus ihrer Firma ausscheiden. Sie erhielt ein ausgezeichnetes Zeugnis. Im Februar 1939 wird ihr ärztlich, wohl zum Zwecke der Visumerteilung, geistige und körperliche Gesundheit attestiert. Nach Plünderung ihrer Wohnung emigriert sie unter Zurücklassung ihrer Habe am 5. April 1939 nach England, um eine Stelle als Hausangestellte anzunehmen. Bereits am 26. April 1939 teilt ihr Arbeitgeber dem deutsch-jüdischen Hilfskommittee mit, daß Frl. H „halb wahnsinnig" sei, sich einbilde, schwanger zu sein, und Todesängste habe. Man hatte bemerkt, daß sie nach ihrer Ankunft in England zunehmend einsam, heimwehkrank und deprimiert wirkte – trotz Beherrschung der Landessprache. Im November 1939 wurde amtlich bei ihr eine Geisteskrankheit festgestellt und im Dezember die Einweisung in eine psychiatrische Anstalt veranlaßt. Dort bietet sie ein überwiegend autistisches, wiederholt auch unruhig-melancholisches Bild, ist zeitweise auch gewalttätig, murmelt unverständlich, hört Stimmen, wähnt sich vergiftet. Es entwickelt sich ein bis 1958 dokumentierter, schwerer psychischer Defekt. Thematisch handelt es sich um Stimmen ihrer deutschen jüdischen Freunde, über die sie sich ausdrücklich Sorgen macht und auf deren Verfolgung sie ihre eigene Krankheit zurückführt.

Daß hier das Schicksal einer abrupten psychosozialen Entwurzelung bei einer in konstanter beruflicher Betätigung und in zahlreichen mitmenschlichen Kontakten geborgenen, ins Involutionsalter (47 J.) gekommenen Persönlichkeit subjektiv qualvoll erlebt wurde und ohne Zäsur oder Latenzzeit in einen zunächst ängstlich-melancholischen, dann stumpf defekten Wahn hineinführte, ist der zwingende Eindruck, der sich aus dieser Krankengeschichte ergibt.

Zur zweiten, vorpsychotischen Sequenz: Wie im zuerst geschilderten Fall dominieren in den meisten der hier als progredienter Autismus rubrizierten Verläufen eindeutige, anschaulich dokumentierte, schwere bis schwerste Kommunikationsstörungen, die der Umwelt aufgefallen sind und entsprechend geschildert wurden. Nur in den Fällen Nr. 41 und 47 vermissen wir eine genügend ausführliche Dokumentation, welche die autistische bzw. präautistische Abwendung von der mitmenschlichen Welt deutlich machen könnte, obwohl eine derartige Abwendung nach der Gesamtlage durchaus nicht unwahrscheinlich, ja eher zu vermuten ist. In diesen beiden Fällen wird für die jahrelange vorpsychotische Periode, in der sich die Patienten längst in äußerer Sicherheit befanden, von nichtpsychiatrischer Seite auf Angstgefühle und andere Neurotizismen wie Zittern, Kopfschmerzen, Schlaflosigkeit hingewiesen. In beiden Fällen waren schwerste Beeinträchtigungen der Daseinssicherheit und emotionalen Geborgenheit der ganzen familiären Ordnung in der Kindheit vorausgegangen.

Frau K.R. (Fall Nr. 41). Es handelt sich um eine 1937 in der Emigration der Eltern geborene - Patientin, die vom 3./4. bis zum 7./8. Lebensjahr schwerste Flucht- und Versterksituationen zu durchleben hatte, mit 6 und 7 Jahren von der Mutter getrennt in einem Waisenhaus untergebracht war und sich noch deutlich an die schrecklichen Ängste in der Dunkelkammer erinnert, in die sie bei drohenden Razzien gebracht wurde. Mit 7, 8 Jahren in die Familie zurückgekehrt, werden ihr, wie gesagt, von nichtpsychiatrischer Seite Ängste und psychosomatische Störungen attestiert. Doch scheint zunächst eine relativ gute soziale Wiedereingliederung gelungen zu sein mit Schulbesuch, kaufmännischer Ausbildung, halbjährigem Aufenthalt in England zum Sprachstudium und vorübergehender Berufstätigkeit als Sekretärin, während der sich zunehmende Insuffizienzen, „Angstgefühle vor den Menschen" und depressiv-apathische Züge manifestieren. Von französischer universitätspsychiatrischer Seite zunächst als „neurotische Depression" klassifiziert, sprach die ganze weitere Entwicklung für eine schleichende, symptomarme Schizophrenie mit einem autistischen Defektzustand. 1965, mit 28 Jahren, stellte die französische Fachklinik fest, daß die Patientin seit Jahren absolut untätig bei ihrer Mutter oder bei Freunden oder in psychiatrischen Hospitälern lebe, bei ursprünglicher Intelligenz jegliche Aktivität, jegliches Interesse vermissen lasse, leicht maniriert wirke, nur auf sich selbst bedacht sei und alles und jedes auf sich beziehe. Auch im Rorschach-Test ergeben sich Schizophreniezeichen. Die französischen und unsere Heidelberger Gutachter nahmen für die Psychose dieser Patientin eine mitursächliche Verfolgungsbedingtheit an und gingen davon aus, daß kein wirklich freies Intervall vorlag. Insofern können die in der Zwischenzeit ärztlich notierte Tendenz zu Angstgefühlen und die von der Patientin selbst zu Protokoll gegebenen „Angstgefühle vor den Leuten" auch im Sinne persistierender Kontaktstörungen mit einiger Wahrscheinlichkeit interpretiert werden.

Frau L.N. (Fall Nr. 47). Es handelt sich ebenfalls um eine schon in der Kindheit verfolgte, 1930 geborene Patientin, die 1941 mit 11 Jahren ins Getto kam, zwar mit ihren Eltern zusammen, aber durch Schläge auf den Kopf mißhandelt, typhuskrank, danach schwerhörig. Nach der Befreiung lebte sie in einem auf österreichischem Staatsgebiet gelegenen DP-Lager, von wo aus sie 1948 im Alter von 18 Jahren wegen zunehmend autistischer Verhaltensweisen – sie meide jede Gesellschaft, spreche nicht mehr oder murmele nur leise und weinend vor sich hin – in psychiatrische Anstaltsbehandlung kam. Nach Übersiedlung in die USA 1950 ergab sich die Notwendigkeit einer psychiatrischen Dauerunterbringung wegen Hebephrenie; für die vorpsychotische Zeit nach der Aufnahme in das DP-Lager (1946–1948) wird ein Zustandsbild mit psychischer Labilität, Depressivität, Angst, Zittern und psychosomatischen Störungen bescheinigt, das wahrscheinlich ebenfalls schon auf eine Persönlichkeitsveränderung mit typischen Rückzugstendenzen hinwies. Der deutlichen verhaltensmäßigen Manifestation der an sich symptomarmen Psychose soll eine erotische Enttäuschung durch einen anderen Insassen des DP-Lagers vorangegangen sein. Der hiesige Gutachter verweist auf die Extrembelastung im Kindesalter und die Kommunikationsbehinderung durch verfolgungsbedingte beidseitige Schwerhörigkeit. Er spricht sich dafür aus, das gesamte Leiden als durch die Verfolgungsbelastungen wesentlich mitverursacht zu beurteilen. Auch hier besteht keine Sicherheit, aber doch ein höherer Grad von Wahrscheinlichkeit für die Annahme, daß im Sinne der zweiten Sequenz schon vor den eindeutig psychotischen Manifestationen eine erhebliche Kontaktstörung bestand, schon allein aufgrund der vorhandenen typhös verursachten Schwerhörigkeit. Außerdem persistieren auch hier Angsterscheinungen bei wiedererlangter äußerer Daseinssicherheit.

Wir bringen nun noch drei weitere Beispiele für die progredient-autistische Verlaufsweise schizophrener Psychosen, die zwar nur aktenmäßig bekannt wurden, aber ausführlich und zuverlässig dokumentiert erscheinen.

Herr B.H. (Fall Nr. 10). B.H. ist Halbjude, seine Mutter Jüdin, der nichtjüdische Vater besaß in Norddeutschland ein Schuhgeschäft. H. wurde 1933 kurz vor der „Machtergreifung" geboren und geriet zusammen mit seinen beiden Brüdern in eine Zeit, in der seine Eltern wegen der jüdischen Abstammung der Mutter drangsaliert und geschäftlich boykottiert wurden. Im Dezember 1938 wanderte die Familie nach Holland aus, nach Kriegsausbruch wurde sie von der holländischen Fremdenpolizei interniert und in verschiedenen Lagern untergebracht. Im Mai 1940 zog die Familie mit holländischen Truppen nach Frankreich, hatte dort unter Kriegswirren zu leiden und kam im Juli 1940 wieder nach Holland zurück. Dort geriet die Familie in den Machtbereich der deutschen Okkupanten, wurde kurze Zeit in einem Zuchthaus und anschließend bis Juli 1942 im Durchgangslager Westerbork festgehalten. Weil der Vater kein Jude war, wurden sie dort entlassen und lebten bis Herbst 1944 mit Unterstützung der evangelischen Kirche in Amsterdam. Da die erneute Verhaftung auch von sog. Mischlingen drohte, wurden B.H. und seine beiden Brüder durch die holländische Widerstandsbewegung getrennt von den Eltern auf dem Lande untergebracht. Die Familie kehrte dann im November 1945 nach Deutschland zurück. H. hatte bis dahin 12mal den Aufenthaltsort gewechselt und nur zeitweise eine holländische Schule besucht. Er selbst berichtet in seinem Entschädigungsantrag über den Aufenthalt im Lager Westerbork. In diesem Lager war er 2 Jahre lang, zwischen seinem 6. und 8. Lebensjahr, und wurde dort von Emigranten in deutscher Sprache unterrichtet. Er habe sehr unter Hunger und der Nervosität der Erwachsenen gelitten, habe seit 1940 Schmerzen gehabt, konnte nicht mehr schlafen, nachdem sein liebster Lehrer sich erhängt hatte. Die Mutter berichtet ausführlich über das Verhalten des damals 8jährigen Patienten im Lager Westerbork. Abends weinten die Kinder immer vor Hunger und konnten lange nicht einschlafen. Wenn die anderen Kinder schliefen. flüsterte der Patient immer noch weiter vor sich hin, ging manchmal wie ein Traumwandler an den Spind, phantasierte von einem Honigbrot. Tagsüber, auf dem Stück Heideland, auf dem die Kinder spielen durften, sonderte er sich ab, sobald jemand zuschaute. Er hatte wohl schon von Anfang an, schon vor der Verfolgung, gewisse Schwierigkeiten, gleichaltrige Freunde zu finden, spielte lieber mit jüngeren Kindern, war den Erwachsenen gegenüber ein sehr gefälliges, gar nicht ichbezogenes Kind. Erst später habe er angefangen, sich abzukapseln und für sich zu spinnen. Den jüngeren Kindern habe er mit großer Phantasie gerne Geschichten erzählt und ihnen Kasperletheater vorgespielt. Bis eine schizophrene Psychose bei ihm eindeutig manifest wurde, dauerte es noch geraume Zeit, bis etwa 1949 in seinem 16. Altersjahr. Vorher hatter er nach der Rückkehr nach Deutschland beim Besuch der Berufsschule und in einer Elektrikerlehre bereits gröbere, aber noch nicht psychotisch wirkende Auffälligkeiten gezeigt, z.B. Mißtrauen gegen einen Gesellen, der angeblich einen bösen Blick hatte, Versagen bei zensierten Klassenarbeiten, obwohl sonst Klassenbester, körperlich nicht erklärbare Gelenkschmerzen. Ab 1950, also von 17 Jahren an, war er nach Aufgabe seiner Lehrstelle wiederholt in stationärer psychiatrischer Behandlung. Eine beginnende Schizophrenie wurde damals erstmals erwogen, aber nicht gesichert, obwohl damals gelegentlich schon halluzinationsverdächtige Angaben gemacht und von dem Patienten über Gedankenabreißen geklagt wurde. Nach zweimonatiger stationärer Psychotherapie wird im Alter von 20 Jahren sein Verhalten als ausgesprochen autistisch, hochgradig empfindsam, auf der anderen Seite sehr ehrgeizig und voller Beeinträchtigungsideen und Minderwertigkeitsgefühle beschrieben, doch trotz zahlreicher hypochondrischer Beschwerden und ausgesprochener Kontaktschwäche eine schwere Reaktion diagnostiziert. Auch eine Pubertätskrise mit schizophrenen Zügen hatte man in jener Zeit bei einer jugendpsychiatrischen Begutachtung angenommen. Erst 1963, also in seinem 30. Altersjahr, konnte man rückblickend endgültig feststellen, daß sich bei dem Patienten im Lauf der Jahre eine schizophrene Psychose entwickelt hatte, die zur Exkulpierung wegen eines Sittlichkeitsdeliktes und zur Entmündigung wegen Geisteskrankheit führte. Es bestanden nunmehr eine deutliche formale und inhaltliche Denkstörung bis zur Zerfahrenheit, eine floskelhaft geschraubte Redeweise, generelles Mißtrauen, Vergiftungswahn, Klagen über optische, akustische und haptische Sinnestäuschungen. B.H. ist zur Zeit der Begutachtung (1972) seit Jahren mit einem schizophrenen Defektzustand interniert. Der Gutachter spricht sich für das Vorliegen einer durch die Verfolgung wesentlich mitverursachten Schizophrenie aus. In diesem Fall ist, wie in ähnlich gelagerten anderen, der Beginn der Psychose durch eindeutige Manifestation nachträglich kaum festzustellen. Aus sich absondernden, abgekapselten, ängstlich-mißtrauischen Verhaltensweisen heraus reichert sich das Bild zunehmend mit paranoid-halluzinatorischer Symptomatik an, wird in immer höherem Grade realitätsfern.

Herr K.M. (Fall Nr. 39). Auch K.M. ist halbjüdischer Abstammung, Sohn eines polnischen Offiziers und einer jüdischen Mutter. Die Eltern wurden geschieden, als M. 9 Jahre alt war. Er wuchs bei der Mutter auf, wurde aber im polnisch-katholischen Geist erzogen. Ein alter Freund der Familie und Kriegskamerad des Vaters im polnischen Befreiungskrieg 1918–1921 sagt aus, daß es sich bei dem Jungen um ein artiges, gut erzogenes, begabtes Kind gehandelt habe, das ein Gymnasium besuchte. Ein anderer Bekannter hebt hervor, daß M. ein Junge mit einem Drang nach Wissen und Unabhängigkeit gewesen sei. Die Mutter lebte mit einem anderen Mann zusammen, dessen Sohn sich gleichfalls in der Familie befand. Aus dieser möglicherweise konfliktträchtigen Situation scheinen sich aber keine besonderen Nachteile für die geistige und seelische Entwicklung des Patienten ergeben zu haben. 1968 schrieb M. an seinen Anwalt (deutsche Übersetzung des englischen Originals): „Ich bin der Sohn eines früheren Polizeibeamten und Oberstleutnants im Vorkriegs-Warschau, Polen. Mein Vater war römisch-katholisch und ich wurde in einer vorwiegend katholischen Umgebung erzogen. Deswegen war für mich, als die Hitlerleute mich und meine Mutter ins Getto schickten, der Schock größer als für einen Durchschnittsjuden, da ich mich in Polen nicht als Juden betrachtete. Ich erinnere mich daran, daß ich, als ich 14 Jahre alt war, in das Getto gesperrt wurde, Stunden und Tage mit Jammern und Verwirrung verbrachte, die durch die Erklärung meiner Mutter, daß sie Jüdin sei, nicht beendet wurden. Ich konnte mich nicht mit dem Gefühl versöhnen, daß der Sohn des Obersten M. in ein jüdisches Getto versetzt werden konnte! Ich hatte das Gefühl, daß die Welt um mich herum einstürzt und seitdem kann ich der Angst vor meinen Mitmenschen nicht entgehen. Frustration und Angst haben mein Mißtrauen und meine Abneigung gegenüber meiner Umgebung verursacht. Ich war überzeugt, daß alle Leute meine Feinde sind und ich habe sie entsprechend behandelt." Doch konnte M. im Getto noch die Reifeprüfung ablegen. Im Februar 1943 wurde er zusammen mit seiner Mutter in das Vernichtungslager Majdanek transportiert, wo die Mutter ums Leben kam, er selbst aber unter den bekannten grauenhaften Bedingungen, körperlichen Mißhandlungen ausgesetzt, überlebte. Noch im gleichen Jahr wurde ihm durch familiäre Verbindungen über die Schweiz ein südamerikanischer Paß verschafft, mit dem er im August/September nach vorübergehendem Gefängnisaufenthalt in ein in Frankreich gelegenes Lager transferiert wurde. Dort wurde er im September 1944 befreit. Er kam nun in Frankreich und Nordafrika mit seinem Vater wieder in Verbindung, wanderte 1953 nach Südamerika aus, wo sich eine Tante von ihm befand, und übersiedelte 1957 in die Vereinigten Staaten. Den Freunden und Bekannten der Familie, die ihn nach dem Krieg in Frankreich wiedersahen, erschien er völlig verändert. Darüber liegt eine Reihe anschaulicher und konkreter Zeugenaussagen vor: Er erschien konzentrationsschwach, emotional unstabil, teils ängstlich, teils von megalomanen Vorstellungen und Ansprüchen beherrscht – wollte polnischer Gesandter werden, brachte in verschiedenen Ministerien geradezu unverständliche Forderungen vor, war mißtrauisch und schloß sich von seiner Umgebung ab. Versuche, beruflich Fuß zu fassen, scheiterten, so bei der amerikanischen Postbehörde in Paris und in einem Industrieunternehmen in

Nordafrika. Er lebte plan- und ziellos, hat auch in Paris und später in Südamerika planlos herumstudiert, ohne zu einem Abschluß zu kommen. Er lebte jahrelang von einer Erbschaft, ohne eigene sonstige Erwerbsquellen. Psychiatrische Fachärzte diagnostizierten zunächst bei ihm eine schwere Psychoneurose. In den Vereinigten Staaten kam man nach längerer, auch stationärer Beobachtung zur Auffassung, daß es sich bei ihm um einen chronischen erscheinungsarmen schizophrenen Prozeß handle. Plastisch beschrieben wurde sein Verhalten von einer amerikanischen Fachärztin aufgrund seiner Teilnahme an einem tagesklinischen Programm: Sie hebt seine passive und zugleich aggressive Persönlichkeit hervor, spricht von einem paranoiden und soziopathischen Bild, vom Fehlen eines warmen und bestimmten Gefühls für irgendjemand, mit zahlreichen unbegründeten paranoischen Ängsten. Es fände sich zwar keine eigentliche Denkstörung, aber doch eine Beeinträchtigung seiner Urteilskraft und „die Unfähigkeit, in geeigneter Weise mit interpersonellen Situationen fertig zu werden'', was wohl als eine Umschreibung des als Autismus bekannten Syndroms gelten kann. Doch war M. fähig, die oben wiedergegebene Selbstschilderung seiner Identitätsproblematik zu geben. Zur Zeit der Begutachtung (1973/74) scheint M. sich wieder in ambulanter psychiatrischer Behandlung zu befinden, total arbeitsunfähig, schwer persönlichkeitsverändert. Der ihn zuletzt behandelnde Psychiater hebt wiederum paranoide Symptome hervor. In diesem Fall ist die gewaltsame, jähe Aussonderung aus der nationalen und kulturellen Gemeinschaft äußerst kraß und dem Patienten besonders schmerzlich, bis zur totalen Verzweiflung bewußt. Er überlebt das Vernichtungslager, den Tod der Mutter, einen Transport, auf dem er sich unter Leichenhaufen versteckt, findet nach der Befreiung zwar als äußere Voraussetzung des Weiterlebens Kontakt mit seinem Vater und Unterstützung durch Freunde und Bekannte, erscheint aber völlig verändert, sowohl kontaktgestört wie von teils mißtrauisch-wahnhaften, teils megalomanen Ideen und Ansprüchen erfüllt, also autistisch in der von Avenarius dargestellten Polarisierung. Dabei vermag er noch einige Jahre, wenn auch ziemlich planlos, an der Universität zu studieren und Zwischenexamen zu machen, sondert sich aber immer mehr von seiner Umgebung ab und zeigt schließlich ohne genau feststellbare Zäsur eine, wie es scheint, überwiegend durch formale Denkstörungen charakterisierte erscheinungsarme schizophrene Psychose. Von erblichen Voraussetzungen einer solchen psychotischen Entwicklung ist in diesem sonst sehr ausführlich und fachkundig dokumentierten Fall nicht die Rede. Die Eigenwelt, die sich der Kranke aufgebaut hat, ist ganz überwiegend eine solche des generellen Mißtrauens, einer ubiquitär gegen ihn gerichteten Feindschaft mit dazu kontrastierenden, vielleicht kompensierenden, maßlos überhöhten, völlig unkritisch vorgebrachten Ansprüchen an die mitmenschliche Umwelt.

Herr M.R. (Fall Nr. 53). Im folgenden Fall liegen im Krankenblatt einer psychiatrischen Anstalt im deutschsprachigen Ausland ausnahmsweise einmal Angaben über psychiatrisch relevante Erkrankungen in der Aszendenz vor: Suizid eines Urgroßvaters, in der väterlichen Verwandtschaft Fälle von Depressionen, in der mütterlichen Fälle von Schizophrenie. Genaueres wurde darüber nicht bekannt, die betreffenden Angaben werden auch später in Zweifel gezogen. Der 1924 geborene M.R. ist Sohn eines jüdischen Landarztes in einer süddeutschen Kleinstadt. Die Eltern kamen in Auschwitz ums Leben. Der Vater war ein bekannter und beliebter Arzt. Die Familie hatte ab 1934, als unser Patient 10 Jahre alt war, unter antisemitischer Verfemung zu leiden. M. selbst besuchte in seinem Heimatort 4 Jahre die Volksschule, dann ein Realgymnasium, vorübergehend eine jüdische Privatschule. Wegen der sich steigernden Judenverfolgung kam er 1936, also mit 12 Jahren, zu seinen in einem Grenzort lebenden Eltern, besuchte dort eine im deutschsprachigen Ausland gelegene Schule und wohnte von 13 Jahren an in dem ausländischen Grenzort bei einer Lehrersfamilie, besuchte dann noch 3 Jahre lang von dort aus eine Mittelschule. Ein verschlossenes Wesen und Angstträume fielen bei ihm schon im 10. Lebensjahr auf, als der antisemitische Druck auf die Eltern einsetzte, scheint sich aber dann nach Übersiedlung ins Ausland, also mit 12 Jahren, gebessert zu haben, so daß er dort anfänglich als liebenswürdiges, gutgelauntes, mit anderen Kindern spielendes Kind galt, nur etwas zu brav und gelegentlich, wenn ein Brief von zu Hause eintraf, nachdenklich, still. Stärkere Auffälligkeiten traten erst zutage, als er nach Absolvierung der Mittelschule (mit 16 Jahren) die freundliche Lehrersfamilie verlassen mußte und nicht mehr zu seinen Eltern zurückkehren konnte. Er wurde in eine Gärtnerlehre vermittelt, wo er sich linkisch benahm und für landwirtschaftliche Arbeiten nicht zu gebrauchen war. Als Hilfsarbeiter ging es besser, aber die ausländische Behörde ließ ihn in ein Arbeitslager für Emigranten bringen, von wo aus ein erneuter Versuch, die Gärtnerlehre fortzusetzen, scheiterte. Der Patient war nunmehr 18 Jahre alt und kam in ambulante Betreuung einer psychiatrischen Anstalt. Dort klagte er hauptsächlich über starke Gehemmtheit und Scheu, gab an, schon als Schüler Kontaktschwierigkeiten gehabt und diese nie verloren zu haben. Er bemerkte an sich auch eine seit langem bestehende Interesselosigkeit und mangelnde Ausdauer, habe öfters bemerken müssen, daß sein Denken plötzlich aufhöre und eine allgemeine Leere auftrete, ein zunehmendes Gefühl, als ob alles tot sei. Er stand unter dem Eindruck einer hereinbrechenden Katastrophe und war sich über das Schicksal seiner Eltern ganz im Ungewissen. Diese waren in der Tat inzwischen deportiert worden und befanden sich außerhalb jeder Kontaktmöglichkeiten. Der junge 18jährige Patient bot außerdem phobische und anankastische Erscheinungen (Schmutzphobie, Unfähigkeit, mit Gartenerde oder Dünger in Berührung zu kommen), auch Suizidideen. Sein anfänglich für neurotisch gehaltener Zustand verschlimmerte sich, bis er 1944 im Alter von 20 Jahren in stationäre psychiatrische Behandlung kam. Bei deutlicher Zerfahrenheit mit eigenbezüglichen Wahnideen wurde nun eine schizophrene Psychose diagnostiziert. Katatone Zustände mit komplettem Mutismus und Nahrungsverweigerung werden beschrieben, Zustände, die sich nach Krampfbehandlung vorübergehend besserten, aber dann auch Sinnestäuschungen auf verschiedenen Sinnesgebieten und raptusartige Aggressionen. Der weitere Verlauf/ist dann durch eine chronisch-defektuöse, katatoniforme Psychose gekennzeichnet, die zur Einrichtung einer Vormundschaft und zur Daerhospitalisierung mindestens bis zum Zeitpunkt der Begutachtung (1969) führte und unter den üblichen physikalischen und chemischen Behandlungsverfahren nicht über eine gewisse anstaltsinterne Resozialisierung hinauskam. Das Besondere an diesem Fall ist, daß der immerhin begründeten Vermutung einer hereditären Belastung mit endogenen Psychosen und übrigens auch mit abnormen Charakteren ein vergleichsweise milder Verfolgungstatbestand gegenübersteht und sich somit eine schwere Defektpsychose – man kann hier geradezu von einer in wenigen Jahren sich entwickelnden schizophrenen Katastrophe sprechen – nach anscheinend endogener Art und Weise manifestierte. Doch darf die Schwere des Verfolgungsschicksals in seiner Wirkung auf eine offensichtlich differenzierte, sensible kindliche und jugendliche Persönlichkeit nicht unterschätzt werden. Ein geistig-kulturell hochstehendes und, wie gesagt wird, auch in sich harmonisch geartetes Familienmilieu wird durch die politischen Ereignisse und den ausbrechenden Rassenwahn von einem Tag auf den anderen in Frage gestellt und dann durch Gewaltmaßnahmen zerstört. Das Kind, der spätere Patient, erlebt das durchaus bewußt mit, reagiert mit Rückzug in Verschlossenheit und mit Angstträumen, scheidet zu seinem Schutz aus dem Familienverband aus, kann auch bei freundlichen und wohlgesinnten Pflegeeltern Regungen von Heimweh nicht unterdrücken und verliert mit Kriegsausbruch, d.h. im Alter von 15 Jahren, jede Verbindung zur Ursprungsfamilie. Der Tatbestand der aufgezwungenen Aussonderung aus der gewachsenen, ursprünglichen Gemeinschaft ist gegeben. Von dieser Zeit an ergeben sich stärkere Kontaktschwierigkeiten, Gehemmtheit, Menschenscheu, ängstliche Verschlossenheit, dies besonders in einem ausländischen Arbeitslager für Emigranten. Ab dem 17./18. Lebensjahr zeigen sich zunächst für neurotisch gehaltene, schwerere psychische Störungen im Sinne von Zwangsimpulsen, Angstzuständen, Suizidgedanken und dann schleichend, ohne erkennbare Zäsur, gegenüber vorpsychotischen, erlebnisreaktiv erscheinenden Verhaltensanomalien, ein relativ rasch zu einem Defektzustand führende katatoniforme Psychose. Wie schon vorher in den vorpsychotischen Verhaltensanomalien steht bis zuletzt der autistische Rückzug im Vordergrund, die Abkapselung in eigenweltliches, z.T. halluzinatorischen Erlebnisweisen. Die für diese Fallgruppe charakteristische pathogenetische Sequenz ist offensichtlich gegeben. Sowohl die ausländischen Anstaltsärzte, die R. seit Jahrzehnten behandeln, wie auch unsere hiesigen Gutachter nehmen mit Recht einen ursächlichen bzw. teilursächlichen Zusammenhang zwischen Verfolgung und Psychose an.

3. Gleitende Wahntransponierung

Unter dieser Bezeichnung haben wir mehrfach Übergänge erlebnisreaktiver Verarbeitung von Verfolgungsereignissen zu schizophren-psychotischen Verfassungen beschrieben, die durch dominierenden Wahn charakterisiert sind, also paranoide Formen der Schizophrenie. (Beispiele dazu s. v. Baeyer 1979, S. 166 ff., 179 ff.)[8]

Es handelt sich wiederum um eine typische Sequenz, einen Ablauf von Phasen ohne deutliche Zäsuren, ohne zeitlich genau fixierbare Übergänge. Die erste Phase ist gekennzeichnet durch eine von Angst, Schrecken, tiefer Verunsicherung bestimmte Verfolgungssituation, die in den meisten Fällen eine überindividuelle Sinnentnahme totaler Existenzbedrohung erzwingt, hie und da allerdings schon während der Verfolgung ein gewisses Mißverhältnis zwischen Verfolgungsschwere und ängstlicher Reaktion erkennen läßt und damit für das Hereinspielen einer sensitiven, besonders verletzlichen Persönlichkeit spricht. In einer zweiten Phase, die meist nach der Befreiung oder nach geglückter Emigration an einen sicheren Zufluchtsort deutliche Konturen annimmt, perpetuiert der Verfolgte seine Ängste, und zwar nicht nur, wie fast in allen Fällen gravierender Verfolgungserlebnisse, in Gestalt von Angstträumen und assoziativ-symbolischen Anknüpfungen an harmlose, an die Verfolgung erinnernde Wahrnehmungen, sondern auch schon in wahnänlicher Weise durch die realitätsfremde Meinung, auch weiterhin in sicherer Umgebung verfolgt, diskriminiert, verächtlich angesehen zu werden. Diese noch katathym zu nennende, aber schon paranoid-abnorm gezeichnete Verarbeitung einer ursprünglich real gewesenen schwersten Existenzbedrohung, bei der das Verfolgungsthema durchgehalten wird, leitet über in eine dritte Phase manifesten unzweideutigen Psychotischseins: der von Weitbrecht so benannte „Zerfall in Stillosigkeit" tritt ein, verfolgungsfremde Themen herrschen vor, Halluzinatorisches bricht ein, Katatones, ein affektiver Defekt macht sich geltend. Wir zeigen das an einigen noch nicht publizierten Fällen.

Zuvor noch ein Wort zur Altersverteilung (s. Tabelle 24): Sie liegt, wie nach allgemeinpsychiatrischen Erfahrungen nicht anders zu erwarten, bei den Wahnerkrankungen deutlich und wesentlich höher als bei den Fällen von progredientem Autismus. Nur 2 Patienten sind bei den Wahnerkrankungen zu Beginn der Verfolgung 11 bzw. 15 Jahre alt. Die 11 anderen Fälle sind zu diesem Zeitpunkt älter als 20 Jahre, also im Beginn des Erwachsenenalters, und zum überwiegenden Teil über 25 Jahre alt, also nach abgeschlossener Reife. Dagegen überwogen in den Fällen von progredientem Autismus die bei Beginn der Verfolgung bis zu 16jährigen mit 12:1 Fällen bei weitem. Wie zu erwarten, liegt bei den Wahntransponierungen auch das Manifestationsalter relativ hoch (mit durchschnittlich 38 Jahren), soweit sich hier überhaupt ein fester Zeitpunkt angeben läßt – meist anhand der Generalisierung des Wahns und/oder der Hospitalisierung.

Diagnostisch werden paranoid-halluzinatorische Wahnpsychosen des schizophrenen Formenkresies registriert, einschließlich einer schizophrenieartigen Emotionspsychose, die im folgenden näher zu schildern ist.

---

8 Auch Weitbrecht fand bei Verfolgten „das lückenlose Ineinandergreifen von Verfolgung und psychotischer Paranoia" (1964, S. 525)

Tabelle 24. Wahntransponierung

Chiffre Fall Nr. Geschlecht	Geburts-jahr	Alter bei Beginn der Verfolgung	Alter bei Manifestation der Psychose	Diagnose
B.A., 3, m.	1930	11	20	Paranoide Schizophrenie
U.L., 76, w.	1926	13	25	Paranoide Schizophrenie
E.D., 86, m.	1925	20	23	Paranoid-halluzinatorische Schizophrenie
I.L., 92, m.	1920	20	49	Paranoide Schizophrenie
G.D., 91, m.	1919	21	25	Schizophrenieähnliche Emotionspsychose (Labhardt)
I.J., 37, w.	1919	25	28	Paranoide Schizophrenie
M.L., 49, w.	1913	29	32	Paranoide Schizophrenie
H.Ch., 36, w.	1912	29	55	Paranoide Schizophrenie
C.R., 14, w.	1903	30	36	Paranoide Schizophrenie
L.J., 46, m.	1902	31	39	Paranoide Schizophrenie
F.M., 90, w.	1898	35	48	Paranoide Schizophrenie
H.M., 34, m.	1902	36	58	Paranoide Schizophrenie
H.J., 35, m.	1891	43	54	Halluzinatorische Spätschizophrenie
Gesamt: 13 m.: 7 w.: 6		Durchschnitt: 27 Jahre	Durchschnitt: 45 Jahre	Schizophrenie: 12 Schizophrenieähnliche Emotionspsychose: 1

Herr G.D. (Fall Nr. 91). In diesem selbst untersuchten und außerdem gut dokumentierten Fall handelt es sich um den seiner Abstammung nach halbjüdischen Sproß einer deutschen Akademikerfamilie G.D., geboren 1919. Ein Bruder dieses Patienten ist an Schizophrenie erkrankt, litt an einer hydrozephalen frühkindlichen Hirnschädigung, war in verschiedenen psychiatrischen Kliniken und Anstalten und nahm sich schließlich das Leben. Auch eine Schwester des Vaters soll sich in schwermütiger Verfassung das Leben genommen haben. Über das Verhältnis des Patienten zu seinen Eltern und deren Verhalten existieren widersprüchliche, von uns nicht restlos aufklärbare Angaben. Das Verhältnis zum Vater wird als gespannt bezeichnet. Der Patient selbst gibt an, eine schöne Kindheit verlebt zu haben. Auf jeden Fall zeigt sich seine überragende Intelligenz schon in der Kindheit. Er war ein recht ehrgeiziger, ausgezeichneter Schüler, schildert sich selbst als friedliches, unaggressives, gutmütiges Kind, immer gesellig, einem konfessionellen Jugendkreis angehörig. Von seiner teilweise jüdischen Abstammung erfuhr er, christlich getauft und erzogen, erst zu Beginn der nationalsozialistischen Herrschaft mit 13, 14 Jahren. Der Vater wurde 1937 aus Rassegründen mit gekürzter Pension aus dem Staatsdienst entlassen. Der Patient selbst gelangte ohne wesentliche äußere Schwierigkeiten zum Abitur, hatte auch beim Reichsarbeitsdienst keine Schwierigkeiten. Er studierte ein naturwissenschaftliches Fach, wurde von seinen damaligen Lehrern sehr geschätzt und gefördert, promovierte frühzeitig mit höchster Auszeichnung. Als 1939 in seinem 20. Lebensjahr der Krieg ausbrach, widersetzte er sich dem Wunsch seines Vaters, sich freiwillig zu melden, wurde 1940 eingezogen, nach wenigen Ausbildungswochen aber wegen seiner Mischlingseigenschaft entlassen. Auch die Ablegung des Staatsexamens in seinem Fach wurde ihm jetzt verwehrt, ebenso die Heirat mit seiner späteren Frau, zu der es erst 1945 nach Kriegsende kam. Während des Krieges vermittelten ihm seine akademischen Lehrer eine Stelle im verbündeten Ausland, wo er vor antisemitischen Nachstellungen und Anfeindungen geschützt war. Dank seiner Sprachbegabung lernte er rasch die Landessprache und die Sprache eines benachbarten neutralen Landes und arbeitete mit Erfolg. Er erkrankte an Amöbenruhr und Malaria, wurde deshalb mehrmals in einem deutschen tropenmedizinischen Institut behandelt, zuletzt von Juni bis August 1944. Dann konnte er wegen der Kriegsverhältnisse nicht mehr in seine geschützte Stellung zurückkehren und geriet innerhalb des Reichsgebietes in eine beruflich und politisch unsichere Position. Die Gestapo wurde auf ihn aufmerksam, verhinderte die von ihm angestrebte

Anstellung bei einer Luftbildstelle. In den letzten Kriegsmonaten reiste er, z.T. in Begleitung seiner damaligen Braut, innerhalb des Reichsgebietes viel hin und her, hatte mehrfach auffällige Begegnungen und Erlebnisse, die er auch heute noch auf eine Überwachung und Bespitzelung durch die Gestapo zurückführt. Er vermutete in mehreren Personen Spione, meinte, daß alle Menschen ein besonderes Interesse für ihn hätten, bezog Bemerkungen auf sich und schlief schlecht. Wie weit hier eine reale, geheimdienstliche Überwachung eine Rolle spielte, ist natürlich nachträglich nicht mehr zu klären, wird jedoch auch heute noch vom Patienten selbst mit Sicherheit behauptet. Er fühlte sich jedenfalls durch die reale Tatsache verunsichert und geängstigt, daß in dieser Zeit viele jüdische Menschen von der Gestapo abtransportiert wurden. Seine Angst und Unruhe steigerten sich schließlich so weit, daß seine Verlobte ihn nicht mehr allein lassen konnte und er sich in ärztliche Behandlung begeben mußte. Er ging nun von sich aus und ohne besondere körperliche Beschwerden wieder in das tropenmedizinische Institut, in dem man ihn wegen seiner Infektionen behandelt hatte. Dies geschah im November 1944, also im Alter von 25 Jahren. Nach dortigem Bericht erschien er aufgeregt und verwirrt, von der Idee besessen, daß ihm irgendwelche Feinde Mittel gegeben hätten, die ihn psychisch völlig veränderten und ihn schließlich zu Tode richten würden. Dabei hatte er merkwürdige, national überspannte Ideen, daß er sich für Deutschland opfern wollte, sprach von der Ermordung des amerikanischen Präsidenten. In psychiatrische Hospitalisierung überführt, erklärte er selbst, daß ihm im tropenmedizinischen Institut in der Tat manches seltsam und bedrohlich vorgekommen sei, distanzierte sich aber von den dort geäußerten psychotischen Inhalten, sprach zugleich von kosmischen und religiösen Erlebnissen, einer Art zweiter Wiedergeburt. Man stellte eine gewisse Sprunghaftigkeit des Denkens und eine leichte Zerfahrenheit fest. Er wurde einer Insulinkomabehandlung unterzogen und im Februar 1945 gut wiederhergestellt mit vollständiger Krankheitseinsicht aus dem psychiatrischen Institut entlassen. Nach seiner Entlassung aus psychiatrischer Behandlung reiste er in den letzten Kriegswochen und -monaten wieder viel herum, meint aber, keine besonderen Beeinträchtigungserlebnisse gehabt zu haben. Nach Kriegsende führte er beruflich ein wechselhaftes Leben, erreichte nicht das von ihm angestrebte Ziel einer akademischen Karriere, zerstritt sich mit den Fachvertretern und erkrankte noch mehrmals an manieartigen Erregungszuständen mit teils megalomanen, teils persekutorischen Inhalten. Seine Psychosen führten noch mehrmals zu stationärer Behandlung, klangen jedoch stets in relativ kurzer Zeit unter Elektrokrampf-, Insulinkoma- und später medikamentöser Behandlung rasch und vollständig ab. In den Zwischenzeiten war es dem Patienten möglich, gut bezahlte Stellungen im Ausland anzunehmen. Invervallär fielen ambivalente, labile Gemütshaltungen auf, jedoch kein intellektueller Defekt, auch keine Verminderung der Kontaktfähigkeit und der emotionalen Ansprechbarkeit. Seit Herr D. sich etwa 7 Jahre vor unserer Begutachtung (1974) beruflich und familiär stabilisieren konnte, sind weitere psychotische Phasen ausgeblieben. Auffallend war für uns, daß ihm aus seiner jüdisch-nichtjüdischen Mischlingseigenschaft ein bleibendes Identitätsproblem erwachsen war, mit dem er bis dato nicht ganz fertig geworden ist. Er fühlt sich, wie er uns angab, immer noch ein wenig gespalten, hin- und hergerissen, nicht einheitlich in sich selbst, nicht ganz zu einer reifen Identität gelangt, ohne das rational begründen zu können und unter bewußter Anerkennung des Umstandes, daß seinen eigenen Kindern die teilweise jüdische Abstammung vollkommen gleichgültig, deren Überbewertung absolut unverständlich ist. Mit seiner jetzigen pädagogischen Berufstätigkeit ist er jedoch völlig ausgesöhnt, er bezeichnet sich selbst als Pädagogen mit Leib und Seele, hat guten Kontakt zur Jugend, besitzt einen weiten Interessenhorizont, vermag sich im Gespräch zu äußern. Nur gelegentlich bricht bei ihm ein gewisses Ressentiment gegen bestimmte reale oder vermeintliche Widersacher durch, die seine Lebenspläne durchkreuzt hätten.

Eine phasische Psychose war bei dem Patienten unzweideutig gegeben. Sie kann nach Staehlin (1946/47), zitiert nach Labhardt (1963) und Labhardt (1963) als „schizophrenieähnliche Emotionspsychose" bezeichnet werden, da sie die meisten Charakteristiken dieser Psychosen erfüllt bis auf das Fehlen einer hereditären Belastung mit Schizophrenie (vgl. dazu Strømgren 1972, S. 146). Klar ist wohl auch, daß die erste Phase in gleitender Wahntransponierung erreicht wurde. Der Patient geriet als sog. jüdischer Mischling mit 25 Jahren in eine objektiv unsichere, angsterregende, bedrohliche, wenn auch im einzelnen undurchsichtige Lage, auf die er als sensitiver Mensch mit Unruhe, Getriebenheit, Hin- und Herreisen, zunächst durchaus verständlichen Befürchtungen und Vermutungen reagierte, die bruchlos in ein wahnpsychotisches Stadium hinüberleiteten, das nun auch sehr rasch stilfremde Elemente aufnahm, nämlich nationale Opferideen und kosmisch-religiöse Erlebnisse. Im Vergleich zu anderen Fällen gleitender Wahntransponierung spielte sich das alles relativ rasch, zusammengedrängt ab. Die verschiedenen Stadien werden innerhalb von Wochen durchlaufen. Es entsteht auch keine bleibende, chronische Wahnpsychose, sondern nur eine Bereitschaft zu emotional betonten, affektiv hochgeladenen Phasen, die auf psychosozial konfliktreichem Boden erwachsen und die ursprünglich eigenartige Mischung von angsterfülltem Wähnen und expansiven, megalomanen Durchbrüchen in verstärkter Form repetieren. Ob die in der Adoleszenz bzw. späteren Pubertät bewußt gewordene Identitätsproblematik als solche ein pathogenetisches Gewicht beanspruchen kann – auch Lempp (1979) hat kürzlich vom kinder- und jugendpsychiatrischen Standpunkt auf diese Möglichkeit hingewiesen – muß offen bleiben. Gutachtlich haben wir eine wesentliche Mitverursachung der Verfolgungsmaßnahmen nur für die erste Phase anerkannt, für die weiteren Phasen jedoch als Möglichkeit im Sinne einer „Aufpflügung des Vorfeldes" durch Verfolgungserlebnisse (Weitbrecht) unentschieden gelassen.

Herr I.L. (Fall Nr. 92). Sicher läßt das folgende Untersuchungsgutachten die typischen Kennzeichen einer gleitenden Wahntransponierung bis hin zur Entstehung einer generalisierten, zum schizophrenen Formenkreis zu rechnenden Wahnpsychose noch deutlicher hervortreten: Der Patient I.L. ist 1920 geboren und stammt aus dem rumänischen Judentum. Er ging aus einer kinderreichen, in religiöser Tradition lebenden Handwerkerfamilie hervor. Über erbliche Belastung ist nichts bekannt. Ein Vorgutachter kam aufgrund der Triebdiagnostik nach Szondi zur Auffassung, daß bei dem Patienten eine frühkindliche Beziehungsstörung durch extreme Fixierung an einen Elternteil vorliege. In der Tat hat der Patient auch uns bestätigt, daß er der Lieblingssohn seiner Mutter gewesen sei und die Geschwister eifersüchtig waren, während der Vater sich nicht viel um seine zahlreichen Kinder kümmern konnte. Er hat das Schneiderhandwerk erlernt und ausgeübt. Ab Sommer 1940 begann die rassich motivierte Verfolgung der Juden seiner Stadt, sie wurden zu Zwangsarbeiten eingesetzt, konnten aber noch zu Hause wohnen. 1941 gelbe Armbinde mit dem Judenstern. Schwerere Grade nahm die Verfolgung ab März 1943 an, als er in ein Zwangsarbeitslager deportiert wurde und unter den schlechtesten Lebensbedingungen schwere Arbeit in einem Steinbruch verrichten mußte. Auch nach kriegsbedingter Auflösung dieses Lagers mußte Herr L. weiterhin Zwangsarbeit leisten bis zum Einmarsch der Roten Armee in Rumänien im August 1944. Der Patient bleibt bis 1947 in Rumänien, emigiert dann nach Frankreich. Ärztliche Berichte gehen bis 1944 zurück – persistierende ängstlich-nervöse Erscheinungen, depressive Zustände, Obsessionen, Schlaflosigkeit, ähnlich im Beginn des Aufenthalts in Frankreich, wo es in der Folgezeit auch zu psychiatrischen Untersuchungen und Hospitalisierungen kam. Herr L. selbst, der seit 1955 mit einer Französin katholischen Glaubens verheiratet ist, hat uns die Entwicklung seiner psychischen Störungen ausführlich geschildert. Er habe sich zunächst normal entwickelt, Freunde gehabt, Sport getrieben, nicht isoliert gelebt, in Bukarest bei zwei Tanten gewohnt, dort die Schneiderlehre ohne Schwierigkeiten absolviert, bei seinem Handwerksmeister die deutsche Sprache erlernt. Die Zwangsarbeit sei sehr schwer, die Behandlung schlecht gewesen. Die Wachmannschaft hätte die Leute mit Gummiknüppeln angetrieben. Ermordet worden sei niemand, doch seien Zwangsarbeiter durch Sprengungen umgekommen. Danach sei er zu seinen Verwandten in Bukarest zurückgekehrt. Schon in Bukarest vor der Deportierung ins Lager habe er, als er die gelbe Binde tragen mußte, den Eindruck gehabt, daß die Leute ihn ansehen, daß man in ihn hineinsehen wollte. Das habe sich nach dem Krieg fortgesetzt. Wörtlich: „Direkt nach dem Krieg hatte ich immer das Gefühl, die gelbe Binde noch zu tragen. Ich hatte den Eindruck, daß die Leute mich ansehen, auch über mich sprechen. Es waren dann Monate, wo ich das nicht hatte, dann kam es wieder." Seit er im Lager war, habe er immer das Gefühl, es sei etwas Schlechtes dahinter gegen ihn. Im Lager sei dauernd etwas Neues gegen die Juden gekommen. Seit dieser Zeit habe er Angst. Jetzt wisse er, daß ihm die Leute nichts tun, aber er habe trotzdem Angst. In Paris hat Herr L. immer in seinem Beruf als Schneider gearbeitet, er galt als qualifizierter Fachmann. Doch gab es nach seiner Verheiratung Anfang 1956 mit der nichtjüdischen Ehefrau zunehmend Schwierigkeiten. Er warf ihren Familienangehörigen Antisemitismus vor, ohne das näher begründen zu können. Beim Eichmann-Prozeß hat er die Ehefrau nach deren Angaben sogar mit „Frau Eichmann" identifiziert und sie als Henkerin bezeichnet, an den Staatsanwalt geschrieben, man wolle ihn mit Glasscherben, die sie in den Kaffee getan habe, umbringen. Doch soll ein mißtrauisches Verhalten bei ihm schon vor der Verehelichung im Beruf beobachtet worden sein. Er habe geglaubt, die Katholiken unter seinen Kollegen im Geschäft wollten nicht mit ihm sprechen und würden absichtlich schlecht arbeiten, um ihn in schlechten Ruf zu bringen. Mißtrauisch und aggressiv sei er sogar bei Besuchen bei seinen Geschwistern in Israel gewesen. Darauf direkt befragt, gibt der Patient an, es sei richtig, daß er einige Male die Vorstellung gehabt habe, es seien Antisemiten um ihn herum. Eine rechte Begründung kann er für solche Vermutungen nicht geben, abgesehen von der Behauptung, er habe immer den Eindruck, feindlich angesehen zu werden. Er habe auch immer die Vorstellung, man könnte ihn in Frankreich nochmals mitnehmen und wieder in ein Lager stecken, vor allem bei Demonstrationen, bei denen die Polizei gegen die Leute vorgehe. Zu seinem jetzigen Zustand befragt: Es gehe eine Zeit gut, eine Zeit nicht. Er sehe dann alles schwarz, meine, die Leute wollten ihm schlecht. Er leide an Müdigkeit, schlechtem Schlaf, träume vom Konzentrationslager, vom Steinetragen. Die Frau müsse ihn oft aufwecken. Trotz Müdigkeit arbeitet er regelmäßig, wird nach Stücklohn bezahlt, fehlt jedoch an manchen Nachmittagen. Auffallend ist bei ihm eine allgemeine Indifferenz und Gleichgültigkeit auch gegen offenbar ernstzunehmende Drohungen seiner Frau und Tochter, die in verlassen wollen. Sein Gesamtverhalten ist durch Antriebslosigkeit, auch in motorischer Beziehung, gekennzeichnet, ein mäßig ausgeprägter Defektzustand mit fixierten paranoiden Einstellungen durchaus wahrscheinlich. Nervenärztliche Behandlungen sind seit 1963 dokumentiert, zunächst unter der Diagnose Psychasthenie, Hyperemotivität, Angstgefühle, Schlafstörungen. 1965 die Diagnose Angstneurose, 1967 die Angabe, daß der Gebrauch von Haloperidol ambulant verordnet wurde. Hinweise auf eine Wahnerkrankung finden sich erst ab 1969, als der Patient auf Veranlassung seiner Ehefrau in eine psychiatrische Anstalt eingeliefert wird, wo man ihn als ängstlichen Paranoiker bezeichnet, der seine Frau und Familie beschuldige, seinen Untergang zu wollen, Drohbriefe an die Schwiegereltern richte, weil er der Meinung ist, daß diese ihn seiner Güter berauben wollen. Nach der Entlassung aus der Klinik erhält er weiterhin heimlich ins Essen gemischtes Haloperidol, worauf stärkere Wahnkrisen in der Folgezeit ausbleiben. Bemerkenswert ist, daß der Patient bei einer früheren Begutachtung in Deutschland 1974 seine wahnhaften Beeinträchtigungsideen dissimulierend verheimlichte, nur zugab, nervös zu sein und seine Frau geschlagen zu haben und sich in einem ständigen Angstzustand zu befinden, wobei ihm der Anblick eines Polizisten die grundlose Angst vermehre. Er müsse immer an die Kriegszeit denken. Das Gutachten spricht von einer anlagemäßig stimmungslabilen explosiven Persönlichkeit mit Beziehungsideen bzw. paranoiden Einsprengseln. Diese Erscheinungen seien offensichtlich erst nach der Eheschließung manifest geworden und hätten mit der Verfolgung nichts zu tun. Wir glauben hingegen aufgrund der eigenen Untersuchung, eine chronische, sich periodisch verschlimmernde Wahnpsychose festgestellt zu haben, die sich in der Tat im Sinne der gleitenden Wahntransponierung aus der realen Bedrohung durch die Rassenverfolgung über eine perpetuierte ängstlich-mißtrauische Fehlhaltung allmählich ohne klar erkennbare Zäsur im Asylland zu einer generalisierten Wahnpsychose entwickelt hat, die mit ihrer zweifellosen Defektuosität wohl doch eher dem schizophrenen Formenkreis als der klassischen Paranoia zuzuordnen ist. Eigenbeziehung: Jeder gesunde, psychisch ausgeglichene Mensch, der gezwungen ist, sich in der Öffentlichkeit mit einer gelben Armbinde und dem Davidstern zu zeigen, muß sich angeblickt fühlen. Der Patient fühlt sich angeblickt, als ob er die Binde noch tragen müßte, nachdem das längst nicht mehr der Fall ist. Das bedeutet eine auch in anderen Fällen häufig anzutreffende Perpetuierung des ängstlich-mißtrauischen Verfolgungserlebens, offenbar noch ohne psychotische Entgleisung. Dann im Asylland: Der Patient glaubt, aus dem Verhalten nichtjüdischer Mitarbeiter schließen zu können, daß diese als Katholiken gegen ihn eingestellt seien – schon sich generalisierender Wahn oder noch katathyme Erlebnisverarbeitung des Verfolgten? Dann die Massierung des Mißtrauens, die Häufung ängstlicher Eigenbeziehungen, gerichtet nunmehr auf die eigene Familie mit der Befürchtung, umgebracht zu werden – eine offensichtlich generalisierte Wahnpsychose, mit deren Entwicklung eine dynamische Reduktion, eine Herabsetzung des energetischen Potentials ganz offensichtlich einhergeht und die Zuordnung zum schizophrenen Formenkreis nahelegt.

Herr H.M. (Fall Nr. 34). Nach Aktenlage beurteilt wurde der 1902 in Polen geborene jüdische Herr H.M. Die Anamnese ist hinsichtlich hereditärer, infantiler und prämorbider Auffälligkeiten leer, es soll sich bei ihm um eine bis zur Verfolgungszeit aufgeschlossene, sportliche, gesellige und leistungsfähige Persönlichkeit gehandelt haben. Von Beruf Kürschner, betrieb er in Wien mit einem Bruder zusammen eine mittelgroße Pelzfirma. Er geriet 1938 nach dem sog. Anschluß Österreichs in den Wirbel antisemitischer Verfolgungsmaßnahmen – Boykott des Geschäftes, an den Schaufenstern entwürdigende Anschläge, Einsetzung eines Kommissars, schließlich Liquidation und Schließung des Geschäftes. Schon vorher Haussuchungen, die H.M. verängstigten, Verhaftung des Bruders auf offener Straße. Sistierung und Beschimpfung von Herrn H.M selbst, der erst nach Vorweisen seines polnischen Passes wieder freigelassen wurde. Er reiste nun in panischer Angst unter Zurücklassung der aus Ehefrau und drei Kindern bestehenden Familie zu einem in Rom als Arzt tätigen Bruder, schrieb von dort deprimierte Briefe nach Hause, in denen eine weiter bestehende Verfolgungsangst zum Ausdruck kam. Mit ängstlicher Unruhe reiste er weiter nach Polen zu Mitgliedern seiner Ursprungsfamilie, er soll dort Zeichen eines Nervenzusammenbruchs geboten haben. Dezember 1938 nach England, wo ebenfalls Verwandte von ihm lebten. Diesen Verwandten erschien er bei seiner Ankunft abgemagert, stark verschlossen, unwillig zu sprechen. Gelegentlich unmotivierte Zornausbrüche, er glaubte, daß auch in England Nazis anwesend seien und ihn belauschen würden. In England gelang es ihm, Einreisegenehmigungen für seine in Deutschland verbliebenen Angehörigen zu bekommen. Er sah sie samt dem im Konzentrationslager inhaftiert gewesenen Bruder im Frühjahr 1939 wieder. Im Krieg verschlimmerte sich seine mißtrauisch-abweisende, ängstliche, unkooperative Haltung. Er traute sich nicht mehr aus der Wohnung, ohne das Licht in der Wohnung anzuzünden, stand stundenlang hinter Fenstervorhängen oder einer Tür versteckt. Es war schwer, ihn in Kontakt mit Ärzten zu bringen. Bei Aufforderung zur Konsultation soll er sinnlos Mobiliar zerschlagen haben. Untersuchungen konnten häufig nur unter Vorwänden arrangiert werden. 1942 wurde vom Hausarzt ein Psychiater beigezogen, der eine Serie von 6 oder 7 ambulanten Elektrokrampfbehandlungen durchführte. Nunmehr wirkte neben dem allgemeinen Mißtrauen auch sein sonstiges Denken unzusammenhängend. Er isolierte sich immer mehr, ging zwar noch in den Betrieb, in dem er gearbeitet hatte, verhielt sich dort aber rein beobachtend, indem er im Hintergrund des Geschäfts Platz nahm und durch einen Schlitz in der vor die Augen gehaltenen Zeitung die ein- und ausgehenden Personen überwachte. Zur psychiatrischen Hospitalisierung kam es aber erst 1960 nach polizeilicher Intervention. Nach der Hospitalisierung verfiel er zunächst in eine 14tägige stuporöse Verfassung. Als sich diese löste, war seine erste Frage, ob das Pflegepersonal zur Gestapo gehöre. Er bleibt bis zur Begutachtung 1963 hospitalisiert. Nach dem Bericht des psychiatrischen Hospitals persistiert die Verfolgungsthematik, er sieht sich imaginären Angreifern gegenüber, kann aber regelmäßig seinen Wochenendurlaub zu Hause verbringen. Dabei sitzt er im Dunkeln, spricht wenig, zeigt keinerlei Interessen, bringt Stunden im Badezimmer zu und beschäftigt sich mit seiner Frisur. 1963 fällt bei einer vertrauensärztlichen Begutachtung der fortgeschrittene Gedankenzerfall auf. Auch sei es sehr wahrscheinlich, daß er an Gehörshalluzinationen leide. Ängstliche Beziehungsideen beherrschen das Bild. Die Diagnose seiner defektuösen paranoiden Schizophrenie ist völlig eindeutig. Doch zeigte sich anhand der reichlich vorhandenen ärztlichen, auch fachärztlichen Befundschilderungen und zuverlässigen anamnestischen Angaben, daß im Rückblick ganz unmöglich der Manifestationsbeginn der Psychose präzise bestimmt und ihr Hervorgehen aus einer erlebnisreaktiv bedingten ängstlich gefärbten Verarbeitung zeitlich gefaßt werden konnten. Der Übergang in die Psychose scheint sich in etwa in der Zeit der Emigration nach England, wenn nicht schon früher während des Aufenthaltes in Rom, vollzogen zu haben. Jedenfalls werden die angstbetonten Verhaltensweisen in England immer abstruser. Das gegenüber der Umwelt gezeigte Mißtrauen bis zur Groteske wird immer inadäquater, bis schließlich der sich einstellende Denk- und Sprachzerfall die Diagnose endgültig klärt. Dominierend bleibt von Anfang an eine heftige Angst, die bei Beginn der Verfolgung nicht unmotiviert erscheint, aber zu panisch unbesonnenen Handlungen führt, den wenig sinnvollen Auslandsreisen. Bis zuletzt steht persistierende Angst im Hintergrund des wahnhaften, verwirrten Bildes, auch zu Hause bei Wochenendbeurlaubungen aus der Klinik, bei denen er sich in seinem Heim nicht aus dem Dunkeln hervortraut. Näheres über den Zusammenhang von Angst und Wahn vgl. bei v. Baeyer (1979, S. 177–185).

Frau F.M. (Fall Nr. 90). Von der im folgenden zu schildernden Patientin S.M. wissen wir, obwohl nur aktenmäßig bekannt, einige Einzelheiten über die frühere Vorgeschichte. Sie war bei Beginn der Verfolgung 1933 in Deutschland 35 Jahre alt, Gattin eines Rechtsanwalts. Stammt selbst aus gehobenem sozialem Milieu, hat eine ungestörte Kindheitsentwicklung hinter sich, soll aber nie sehr kontaktfreudig, sonder immer etwas scheu und sensitiv gewesen sein, erinnert sich an Dunkelängste in der Kindheit. Von den Eltern wurde ihr selten erlaubt, mit anderen Kindern zu spielen. Der Vater galt als tyrannisch-streng, die Mutter überprotektiv, die Patientin Einzelkind. Sie strebte vom Elternhaus weg, um der allzu großen Bevormundung zu entgehen, begann ein Universitätsstudium, das sie abbrach, als sie ihren späteren Ehemann kennenlernte. Nach der Verheiratung soll sie zu einer gewissen Eifersucht geneigt haben. Die Ehe soll im großen und ganzen harmonisch verlaufen sein; es kam zu keiner Schwangerschaft. Als 1933 die Boykottmaßnahmen gegen die jüdische Bevölkerung einsetzten, litt sie sehr darunter. Drohanrufe und Drohbriefe gelangten nicht nur in die Anwaltskanzlei ihres Mannes, sondern auch in die Privatwohnung. Sie wagte eine Zeitlang nicht mehr, in der eigenen Wohnung zu schlafen, sondern suchte Unterkunft bei Freunden. Nach der Schilderung des Ehemannes entwickelten sich bei ihr ernstliche depressive Zustände und steigende Angst. 1936 gelang es dem Ehepaar, nach Italien auszuwandern, wo sich der Zustand der Frau aber nur vorübergehend besserte. Auch ab März 1939, als die Auswanderung in die Vereinigten Staaten möglich wurde, verlor Frau M. ihre Angstzustände nicht. Im Krieg fürchtete sie, Hitler könnte die Oberhand gewinnen und das Nazisystem auch in die USA bringen. Sie lebte in ständiger Angst vor Verhaftung und Deportation, nicht einmal der Kriegsausgang konnte sie beruhigen. Was anfänglich als „Angstphantasien" gedeutet wurde, entpuppte sich etwa ab 1946 als generalisierter Verfolgungswahn, der Hospitalisierung in einer psychiatrischen Privatklinik notwendig machte. Es war auffallend und über normale Befürchtungen hinausgehend, daß sie sich auch in den USA in steigender Angst vor Verhaftung und Verbringung in ein KZ befand, in harmlosen und freundlich eingestellten Nachbarn offene oder verkappte Nazis sah. Jeder vernünftige Zuspruch prallte damals an ihr ab. Ihr Mißtrauen erstreckte sich auch auf die behandelnden Ärzte der Privatklinik, in der sie 1946 untergebracht wurde. Die dortige Elektroschockbehandlung, Insulin- und Psychotherapie erbrachten keinen nachhaltigen Erfolg. Eine weitere Aufnahme wurde 1952 notwendig, diesmal ist von Stimmenhören die Rede. Auch eine Art physikalischer Beeinträchtigungswahn kam hinzu. Sie wähnte, durch eine in ihrer Wohnung aufgestellte Maschine beobachtet und körperlich zerstört zu werden. In die Thematik ihres Wahns bezog sie schließlich auch ihre Ehemann ein, der im Komplott gegen sie stünde. Es kam zu wellenweisen Besserungen und Verschlechterungen ihres psychischen Zustandes, allerdings wohl nie zu einer kompletten Remission. Es blieb ständig eine ängstlich-depressive, argwöhnische Fehlhaltung, auch wenn die halluzinatorischen Erscheinungen teilweise auf Therapie hin zurücktraten. Unser Gutachter spricht angesichts der recht ausführlichen und eingehenden Berichte amerikanischer Psychiater und anschaulicher Schilderungen aus dem Verwandten- und Bekanntenkreis von einer sensitiv-paranoiden und zugleich ängstlich-depressiven Einstellung, die über lange Jahre nicht die Züge einer Psychose annahm, dann aber im Einwanderungsland und in äußerer Sicherheit die Züge einer Psychose mit generalisierten Wahninhalten, in der das Verfolgungsthema allerdings dominierend blieb, annahm. Die prämorbiden, auch vor der Verfolgung schon deutlich gewesenen ängstlich-scheuen, sensitiven Züge der Persönlichkeit und die Einengungen der Jugendentwicklung durch ein disparates Familienklima sind hier deutlicher als in anderen Fällen, was wohl an der genaueren und sorgfältigeren Berichterstattung liegt. Übrigens werden auch einige abnorme Momente bei Personen der Aszendenz erwähnt, aber ohne ersichtliche Beziehungen zur Schizoidie oder Schizophrenie.

Die beiden jüngsten Patienten dieser Gruppe (Fälle Nr. 3 und 76), die noch in kindlichem bzw. präpubertärem Alter verfolgt wurden, bieten übrigens *auch* deutliche Züge eines progredienten Autismus – ein Hinweis auf die alterstypische Profilierung auch bei den endogenen oder endoformen Psychosen der Verfolgten.

Herr B.A. (Fall Nr. 3). Dies ist der jüngste Patient dieser Gruppe, der Fall wurde bereits publiziert (v. Baeyer et al. 1964, S. 316). Als einziger Fall der Gruppe machte er bereits im Kindesalter, nämlich vor dem 14. Lebensjahr, die entscheidenden pathogenen Belastungen durch. Als 11jähriges

Kind überlebte der Junge eine Massenexekution durch Zufall, bei der auch seine Eltern und Brüder erschossen wurden; er konnte nach einigen Tagen bewußtlos, aber unverletzt, unter den Leichen hervorgezogen werden. In der Folgezeit war er schwer wesensverändert, kontaktscheu, einsam, verstört, ständig nach den Eltern jammernd, hielt sich nach der Befreiung mehrere Jahre als „kranke Waise" in verschiedenen Waisenhäusern auf, bis er im August 1950 mit 19 Jahren nach Israel gelangte. Dort persistierten nach ärztlichen Zeugnissen Verfolgungsgedanken: Man wolle ihn umbringen, Deutsche kämen, ihn abzuholen. Im März 1951, also knapp 20 Jahre alt, mußte er mit einer akuten Psychose in das Regierungsspital für Geisteskranke eingeliefert werden, befand sich in starker ängstlicher Erregung, fürchtete weiterhin seine Ermordung durch Vergiftung und begann trotz Behandlung mit Insulinkoma und Kardiazolkrämpfen, akustisch zu halluzinieren. Die Diagnose einer paranoid-halluzinatorischen Schizophrenie wurde gestellt, sie ergibt sich eindeutig aus den Unterlagen. Die Psychose führte zu Defektzustand und Dauerunterbringung in einem Arbeitsdorf für geistig Gestörte. Der Gutachter hält es trotz mangelnder ärztlicher Angaben über die Zeit zwischen der Exekution und der Übersiedlung nach Israel für sicher, daß die Erlebnisthematik dieses Zeitraums bis in die spätere Psychose hinein durchgehalten wurde. Es ist die Erlebnisthematik der Verfolgung und der Angst, der Todeserwartung, die später durch das Hinzukommen einer Verbalhalluzinose einen typisch schizophrenen Symptomcharakter annimmt, abgesehen vom weiteren defektuösen Verlauf. Insofern kann von einer gleitenden Wahntransposition gesprochen werden, für die eine deutliche Zäsur zwischen präpsychotischem Zustand und Psychose nicht auffindbar ist und offenbar uach nicht gegeben war. Der Fall trägt aber auch unverkennbare Züge eines progredienten Autismus. Die Aufzeichnungen heben hervor, daß der Junge schon nach seiner Auffindung im Leichenhaufen und in den Waisenhäusern an schweren Kontaktstörungen litt und auch später in Israel sich absonderte, nachts aufstand und häufig für Tage verschwand, dann aber doch auf Therapie mit einer gewissen Resozialisierung als Defektgeheilter ansprach.

4. Autonomisierung erlebnisreaktiver Depressionen

Dem typologisch faßbaren Verlaufsmuster unter obigem Titel legen wir neuere Arbeiten von Weitbrecht (1964) und Janzarik (1974) zugrunde. Unsere Fälle scheinen uns passende Beispiele für die von den genannten Autoren vertretenen Auffassungen zu liefern. Es handelt sich um den sowohl psychopathologisch-psychodynamisch wie auch entschädigungsrechtlich relevanten Übergang von depressiven, erlebnisreaktiven Störungen in endogen genannte, meist der Zyklothymie zuzuordnende Syndrome. Dabei beschränkt sich unsere Typologie nicht allein auf stilreine Zyklothymien, seien sie mono- oder bipolar, sondern bezieht auch einzelne phasenhaft verlaufende schizoaffektive Psychosen ein.

Weitbrecht beschäftigt sich in seinem Aufsatz *Aus dem Vorfeld endogener Psychosen. (Klinische Beobachtungen zur Frage der „Auslösung")* mit der „psychogenen Provokation von zyklothymen Psychosen", und zwar, wie es auch hier geschieht, meist anhand von Krankengeschichten Verfolgter. Er stellt fest: „Soweit wir die Lage überblicken, scheinen sich im Vorfeld solcher endogen-zyklotyhmen, deren Auslösung wir nicht bezweifeln, *eindeutig mehr langewährende Entwurzelungs- und Annihilierungssituationen als akute Angst- und Katastrophenschädigungen* (Hervorhebung von Weitbrecht) zu finden." Bei den erstgenannten scheint der Weg in die Psychose häufig über eine sich vitalisierende Erlebnisreaktion, eine tiefe Dysthymie oder einen chronischen Persönlichkeitswandel zu führen. „Oft ist der Zeitpunkt schwierig auszumachen, von wann an man von einer ausgelösten Zyklothymie sprechen kann. Mitunter zeigt jedoch auch eine rasche Umakzentuierung der Symptome an, daß über die

Vitalisierung, die Verleiblichung hinaus nunmehr die endogene Psychose angelaufen ist" (S. 524). Besonders deutlich werde dies, wenn phasische Abläufe erscheinen. Solche Phasen seien aber nicht zu verwechseln mit Schwankungen der Befindlichkeit in chronifizierten depressiven Reaktionen, die sich als Schwankungen des endothymen Grundes nach Kurt Schneider oder auch situativ ergeben. Besonderes Schwergewicht besitzen nach Weitbrecht die seltenen biphasischen zyklothymen Verläufe. Der Autor geht auch näher auf die Rezidive erlebnisreaktiv provozierter zyklothymer Phasen ein. Die Frage kann erhebliche entschädigungsrechtliche Bedeutung gewinnen: Wird die Provokation einer ersten, meist depressiven zyklothymen Phase durch unmittelbar vorausgehende Verfolgungsbelastung im Sinne der wesentlichen Mitverursachung anerkannt, sind dann weitere Phasen noch verfolgungsbedingt und entschädigungspflichtig? Weitbrecht formuliert das psychiatrische Problem folgendermaßen: „Setzt eine schwere psychoreaktive Noxe eine einmalige zyklothyme Phase in Gang oder entbindet und ermöglicht sie ein überaus komplexes Geschehen, nämlich die phasenhaft weiterverlaufende zyklothyme Psychose des betreffenden Menschen, die sonst nicht in Erscheinung getreten wäre?" (S. 527). Er ist geneigt, unter bestimmten Voraussetzungen die letztgenannte Möglichkeit anzunehmen: „Bei den Fällen von schwerer chronischer depressiver Erlebnisreaktion und Persönlichkeitsumwandlung, auf deren Basis wiederholt phasische Einbrüche von endogenem Charakter erfolgen und wobei nach Abklingen der Episode die ursprüngliche schwere 'baisse' in alter Weise weiter fortbesteht, dürfte das Vorfeld für spätere Phasen nach wie vor aufgepflügt bleiben" (S. 528). Damit wäre dann der pathogenetische Einfluß der Verfolgungserlebnisse auf weitere Phasen bzw. für die ganze zyklothyme Krankheit bejaht. Auch der Umschlag in eine Manie würde die Behauptung nicht gestatten, der Verlauf wäre unter allen Umständen auch ohne psychoreaktive Initialzündung schicksalmäßig zustande gekommen. Nur wenn ein jahrelanges wirklich freies Intervall zwischen Verfolgung und Phasen oder wenn eine weitere Phase durch anderweitige, nicht verfolgungsbedingte Traumatisierung mobilisiert werde, sei man mit aller Vorsicht berechtigt, auf das schicksalmäßig Endogene abzuheben, jedoch sei man auch in solchen Fällen nicht sicher, etwas zu übersehen, was man in Analogie zur Neurosenpsychologie als „Vorsensibilisierung" bezeichnen könne.

Den theoretischen Rahmen für derartige Auffassungen, welche die Abgrenzung zwischen erlebnisreaktiven und endogenen Störungen des Affektlebens relativieren und jene von Weitbrecht geforderte Elastizität beim Umgang mit dem Endogenen bestätigen, gibt Janzarik in seiner Arbeit *Probleme der strukturell-dynamischen Kohärenz in der Zyklothymieforschung* (1974). Aus der Perspektive der strukturell-dynamischen Kohärenz, schreibt er, seien die Grenzen der psychotischen Dekompensation gerade bei den häufigen, situativ verschränkten monopolaren Depressionen schwer zu bestimmen. Daß sich eine Verstimmung trotz Auflösung der ihr vorausgehenden pathogenen Konstellation nicht wieder zurückholen lasse, „daß sie autonom geworden ist und dem Eigensinn eines (quasi) biologischen Ablaufes folgt, ist das einzige Kriterium, das von allen Versuchen bleibt, die Grenze zur depressiven *Psychose* zu ziehen". Sei diese Grenze überschritten, so ließen sich die bis dahin erschienenen depressiven Phänomene nicht retrospektiv als „endogen" von phänomenal gleichartigen Beobachtungen unterscheiden, die einem nicht bis zur Autonomie der Entgleisung vorangeschrittenen Verlaufszusammenhang zugehören. In einer breiten Zone des Übergangs sei die Differenzierung zwischen psychotischer und nichtpsychotischer Depression nicht möglich. Janzarik sagt neuerdings (1981): „Zwischen Reaktion und Psychose besteht ein grundsätzlicher, doch kein durchgehender Unterschied!" Präziser und kürzer kann man wohl das Ergebnis neuerer biographischer Psychosestudien, auch der vorliegenden, nicht zusammenfassen. Die charakteristischen psychotischen Syndrome haben Vorbereitungsfelder, Überschneidungen und auch Remissionsstadien psychopathologisch gemeinsam mit erlebnisreaktivem und psychopathischem Anderssein, sind aber im Kern von diesen unterschieden, d.h. deskriptiv unterscheidbar. „Autonom" wird von Janzarik die aus ihren strukturellen Bindungen gelöste Dynamik genannt, was nicht ohne weiteres eine Entgleisung biologischer Funktionen voraussetze. In diesem rein psychopathologischen Sinn verwenden auch wir die Bezeichnung „Autonomisierung" und ziehen bei wiederkehrenden Phasen, seien es depressive oder manische Vestimmungen, in Betracht, was Janzarik zur Frage der Rezidive sagt: Jede Phase setze an sich schon eine Bahnung, eine Schwellenerniedrigung für künftige Verstimmungen voraus. „Um so größer ist die Rezidivbereitschaft, je enger die Entgleisung mit situativen Bedingungen auf dem Hintergrund einer strukturellen Inklination verschränkt war" (1974, S. 634). „Wenn bei situativ verschränkten Zyklothymien erste Phasen vielfach noch auf konkrete Situationen von faktischer Bedeutsamkeit bezogen sind, können sich bei den Rezidiven entsprechend den in früheren Phasen geprägten Bereitschaften die pathogenen Situationen so sehr in den imaginativen Raum zurückgezogen haben, daß die daneben greifbaren und jetzt besonders zahlreichen ‚Anlässe' als solche bedeutungslos und beliebig austauschbar werden" (1974, S. 635). Die von Janzarik hervorgehobene Tendenz zum Rückzug in den imaginativen Bereich ist eine Feststellung, die präzise die innere Lage von Menschen betrifft, die mit den schauderhaften Widerfahrnissen ihrer Vergangenheit, mit den permanenten Ängsten, den Verlusten, der ganzen Annihilierung ihres Menschseins nicht fertig werden und dadurch immer neuen Entgleisungen ihrer emotionalen Dynamik ausgesetzt sind, deren Hintergrund eine veränderte Struktur im Sinne veränderter, bleibender Gerichtetheiten ist. Die Vergangenheit schiebt sich unaufhaltsam vor, die erlittenen Schrecken werden in Gestalt von Angstträumen immer wieder, auch noch nach Jahrzehnten, repetiert, sei es offen oder in symbolischer Verkleidung; aber auch das Wachbewußtsein hat eine bleibende Verletzlichkeit davongetragen. Es reagiert in geradezu typischer Weise auf assoziative Anknüpfungen an alles, was auch nur von ferne an die Daseinsbedrohung, an die Verfolgungszeit, erinnern kann. Ebenso tief in die Erinnerung eingeprägt bleiben die Verluste nahestehender Menschen, vor allem der primären Bezugspersonen. Die Trauerarbeit kann endgültig nicht geleistet werden; die aus dem Gefühl der Überlebensschuld hervorgehenden Selbstvorwürfe bleiben für eine nicht absehbare Zeit der bohrende Stachel. Daß aus derartigen veränderten, mnestisch-imaginativen Dispositionen erneut depressiogene Einflüsse hervorgehen können, entbehrt nicht motivationspsychologischer Einsichtigkeit. Sicher trägt zu der auffallend langen, nicht enden wollenden, ungewöhnlich intensiven Perpetuierung der Verfolgungssituation die allgemeine politische und soziokulturelle Lage der Überlebenden bei, deren Bewußtsein, keinem unabwendbaren Schicksal unterlegen zu sein, sondern einem durch und durch zugefügten, menschlich-unmenschlich zugefügten Unglück, das wahre Versöhnung so schwer, wenn nicht unmöglich macht – diese Dinge sind aus der Psychiatrie der Verfolgten so bekannt geworden, haben die Nagelprobe des „Klischees" längst bestanden und sich im Prinzip bei den meisten als elementares Leiden erwiesen, so daß wir uns hier eine nähere und detaillierte Schilderung ersparen dürfen.

Die erhobenen psychiatrischen Daten sind aus Tabelle 25 ersichtlich. Die Altersverteilung bei Verfolgungsbeginn schwankt in weiten Grenzen zwischen 6 und 62 Jahren und läßt keine durchgehende Regelhaftigkeit erkennen. Das gleiche gilt für das Manifestationsalter. Der Vertretung von Jahrgängen über 40 entspricht die Mehrzahl der gestellten Diagnosen (11 Zyklothymien, einschließlich Involutionsmelancholie). Die Geschlechtsverteilun ist auffällig durch das erhebliche Überwiegen von Frauen (9:5).

Tabelle 25. Autonomisierung

Chiffre Fall Nr. Geschlecht	Geburts-jahr	Alter bei Verfolgungs-beginn	Alter bei Manifestation der Psychose	Diagnose
F.A., 120, w.	1935	6	14	Monopolare Zyklothymie (depressiv)
B.E., 107, w.	1925	13	34	Bipolare Zyklothymie
E.R., 113, w.	1923	16	48 (ev. schon 44)	Bipolare Zyklothymie
R.N., 144, w.	1926	18	21	Monopolare Zyklothymie (depressiv)
R.D., 112, w.	1919	21	34	Monopolare Zyklothymie (depressiv)
F.E., 89, w.	1927	21	22	Schizoaffektive Psychose
F.S., 118, w.	1909	24	38	Monopolare Zyklothymie (depressiv)
J.J., 149, w.	1907	26	32	Monopolare Zyklothymie (depressiv)
Sc.S., 98, m.	1912	27	45	Schizoaffektive Psychose
G.M., 126, m.	1909	27	44	Monopolare Zyklothymie (depressiv)
B.S., 102, m.	1910	31	35	Bipolare Zyklothymie
H.M., 128, m.	1896	37	49	Monopolare Zyklothymie (depressiv)
L.R., 93, w.	1897	44	50	Schizoaffektive Psychose
H.K., 132, m.	1878	62	67	Involutive Melancholie
Gesamt: 14 m. 5 w. 9		Durchschnitt: 27 Jahre	Durchschnitt: 38 Jahre	Schizophrenie: ∅ Schizoaffektive Psychose: 3 Zyklothymie: 10 monopolar: 7 bipolar: 3 Involutive Melancholie: 1

Einer besonderen Erläuterung bedarf es, daß in die Gruppe der Autonomisierung ursprünglich erlebnisbedingter Depressionen auch 3 Fälle schizoaffektiver Psychosen einbezogen wurden. Wir haben diese Einbeziehung vorgenommen, wo sich aus depressiv-ängstlicher Reaktivität unter Fortdauer der reaktiven Fehlhaltung phasische, gut remittierende Psychosen mit einerseits starker Affektbetonung, andererseits halluzinatorischen, katatonen und wahnhaften Elementen manifestierten.

In Tabelle 25 sind die Latenzzeiten angegeben, die sich in den meisten Fällen mehr oder minder deutlich abzeichnen und z.T. sehr lang sind, bis zu 26 Jahren! Daß unter den 11 Zyklothymien immerhin 3 bipolare Erkrankungen registriert werden konnten, mag als ein statistisch kaum verwertbarer Hinweis darauf gelten, daß auch die sonst für überwiegend anlagemäßig bedingt geltenden bipolaren Verläufe in mitursächlicher Beziehung zu schwerer und schwerster Traumatisierung vermutet werden können, zumal alle 4 hier in Betracht kommenden Fälle intervallär erlebnisreaktive, auf die Verfolgung zurückgehende Fehlhaltungen aufweisen.

Die bipolar-zyklothymen Fällen seien zunächst kurz dargestellt.

Herr B.S. (Fall Nr. 102). Der in Polen 1910 geborene Patient, hier persönlich untersucht, hat eine unauffällige Vorgeschichte. Die Familie ist schon zwischen den beiden Weltkriegen in Belgien eingewandert und lebte in auskömmlichen wirtschaftlichen Verhältnissen. Die Verfolgung beginnt für S. 1941 im Alter von 31 Jahren, zwingt zu jahrelangem Leben in der Illegalität und in primitiven Verstecken. Die Ehefrau findet in der Verfolgung den Tod. Als sie 1944, also wenige Monate vor der Befreiung, verhaftet wurde, reagierte der Patient in verständlicher Weise mit schwerer Betroffenheit und Selbstvorwürfen, er habe ihr Schicksal durch eigene Unvorsichtigkeit mitverschuldet. Dann, als er nach dem Krieg – es war wohl nicht später als 1945 – Gewißheit von ihrem Tod erhält und ihren Personalausweis in die Hand bekommt, antwortet er unmittelbar mit einem maniformen Erregungszustand, macht unkontrollierte Einkäufe, beschafft sich Luxusartikel, äußert unbedachte, an Größenwahn erinnernde Pläne, bestellt Waren und Gegenstände jenseits seiner finanziellen Möglichkeiten und ohne Nutzen. Dabei bricht er zwischendurch in Tränen aus und redet ständig von seiner Frau. Er wird für einige Monate in einer gut renommierten belgischen Privatklinik interniert, wo man die Diagnose eines manisch-melancholischen Mischbildes stellt. Die Psychose remittiert, der Patient heiratet im Jahr der Krankenhausentlassung wieder, nimmt die schon früher von ihm geübte Herstellung von Lederwaren in einem kleinen Betrieb wieder auf. Doch wird übereinstimmend in den Akten und auch von ihm selbst bekundet, daß er seine frühere Frische und Unbekümmertheit nie mehr erreicht hat, immer unter dem Tod seiner ersten Frau leidet, verletzlich, ängstlich, affektlabil bleibt. Zu einer psychotischen Phase kam es erst wieder 1956, also 10 Jahre nach der ersten Phase. Diesmal kam es zu einer Hospitalisierung wegen eines melancholischen Zustandes. Auch in den folgenden Jahren und Jahrzehnten erkrankte der Patient mehrfach, mit teils depressiven, aber auch wieder manischen Psychosen, nach denen er jeweils relativ gute Remissionen hatte, abgesehen von der erwähnten, thematisch auf die Verfolgung bezogenen asthenisch-depressiven Dauerveränderung. 1969 wird ein Zustand mit heftigstem Angstgefühl beschrieben. Intervallär ist die Rede von affektiven Gleichgewichtsstörungen psychasthenischen Charakters und neurovegetativen Störungen. Auch hier präsentiert sich der nunmehr 66 Jahre alt gewordene Patient in einer mäßig ausgeprägten, subdepressiven Gemütsverfassung, bietet aber zugleich in Gestalt einer gewissen Schwerfälligkeit und Verlangsamung erste Anzeichen eines psychoorganischen Syndroms. Er selbst sagt, daß er gegenwärtig bei gutem Humor sei, seine Stimmung aber rasch wechseln könne. Den Verlust seiner ersten Frau habe er nie überwunden. In diesem Fall war auch über die prämorbide Struktur des Patienten aus eigenen Angaben und ärztlichen Berichten etwas zu erfahren: Seine peinliche Genauigkeit bei heiterem Temperament wird hervorgehoben – passend zu dem von Tellenbach (1976) geschilderten Typus melancholicus. Auffallend ist, daß die Latenzzeit fehlt, während in anderen vergleichbaren Fällen Jahre und Jahrzehnte der Latenzzeit vorliegen. Hier schlägt der als erlebnisreaktiv zu interpretierende Zustand von Trauer mit Selbstvorwürfen jäh und unvermittelt in ein maniformes Verhalten mit Logorrhö um, dazwischen weiterhin Ausbrüche von Verzweiflung. Die psychotische Autonomisierung scheint mit dieser gemischt manisch-depressiven Phase in einem plötzlichen Umschlag ihren Anfang genommen zu haben.

Frau B.E. (Fall Nr. 107). Bei den 2 anderen Fällen von bipolarer Zyklothymie dauerte es jedenfalls sehr viel länger, bis sich eindeutige manisch-depressive Phasen herausschälten, so bei einer 1925 geborenen Frau, die ebenfalls persönlich untersucht werden konnte. Frau E. wurde als Einzelkind in Deutschland geboren, war 13 Jahre alt, als ihr Vater im Rahmen der Novemberaktion 1938 verhaftet und ins Konzentrationslager gebracht wurde. Er wurde mit der Auflage entlassen, Deutschland zu verlassen. 1938/39 wanderten Vater, Mutter und die Patientin nach Frankreich aus, wo der Vater 1940 wieder verhaftet, in den Osten deportiert und sie und ihre Mutter bis zum Kriegsende einem unsteten, angstgetriebenen Flüchtlingsdasein überantwortet wurden. Im Februar 1945 wurde sie vom deutschen Sicherheitsdienst verhaftet und ins Gefängnis geworfen. Im April 1945 sollte sie von italienischen Partisanen erschossen werden. Es gelang ihr, sich als Halbjüdin zu erkennen zu geben und schließlich in die Schweiz zu gelangen. Im Gefolge dieser Traumatisierungen in der Pubertät und Adoleszenz entwickelten sich bei ihr ängstlich-asthenische Beschwerden, aber erst 1959 ein erster zeitlich abgrenzbarer Verstimmungszustand, der möglicherweise noch eine körperliche Erkrankung als Mitanlaß hatte. Weitere Phasen mit jeweils vollständiger Remission traten in den folgenden Jahren in monate- bis jahrelangen Abständen auf, nunmehr außer depressiven Verstimmungen auch hypomane und maniforme Entgleisungen. 1971 befand sich die nunmehr 36jährige Patientin in einer schweizerischen Universitätsklinik in einem schweren melancholischen Zustand mit Schuldgefühlen, Selbstanklagen und Todeswünschen, in der Aufhellungsphase unternahm sie einen Suizidversuch. Für die einzelnen vorhergehenden Phasen ließen sich konflikthafte Anlaßsituationen, auch weitere körperliche Erkrankungen, wahrscheinlich machen, jedoch persistierte das Verfolgungsthema besonders in Gestalt von Selbstanklagen wegen des angeblich von ihr mitverursachten Todes des Vaters. In diesem Fall hat die Latenzzeit zwischen erlebnisreaktiv geprägten, in der Hauptsache ängstlich-asthenischen, nur gelegentlich auch depressiven Vorstadien bis zur Entwicklung einer unzweideutigen bipolaren Zyklothymie mindestens 14 Jahre, wenn nicht länger, betragen. Aus der Kindheit dieser als Einzelkind aufgewachsenen Patientin werden sensible, frühreife, stimmungslabile Züge berichtet.

Frau E.R. (Fall Nr. 113). Um ein Aktengutachten mit reichhaltiger Dokumentation handelt es sich bei der 1923 in Polen geborenen Frau R. Dieser Frau gelang es nach der deutschen Besetzung Polens und nach einer Zeit im Getto und im Versteck, unter falschem polnischem Namen als sog. Ostarbeiterin ins deutsche Reich zu gelangen und sich dort unentdeckt bis zum Kriegsende als Dienstmädchen zu halten. In dieser Zeit lebte sie in ständiger Angst, als Jüdin erkannt zu werden. Angst, Mißtrauen und Schweigsamkeit überdauerten die Verfolgungszeit. Eine Behandlung bei einer amerikanischen Psychologin wirkte günstig. Dieser Frau konnte sich das junge Mädchen anvertrauen und ihr gestehen, daß sie für Monate versucht hätte, sich einzubilden, daß ihre Eltern, die in Wirklichkeit durch die Verfolgung umgekommen waren, noch lebten. 1947 mit 24 Jahren Auswanderung in die USA, dort Heirat, weitere psychotherapeutische Behandlung. Sie habe weiterhin in ständiger Angst gelebt, sei häufig tief niedergeschlagen, könne die Gedanken an den Krieg und die Ermordung ihrer Eltern und Geschwister nicht loswerden, habe Furcht, ihre eigenen Kinder zu verlieren. Sie sei eine überängstliche und allzu fürsorgliche Mutter, habe ständig Schlafstörungen, Träume von Krieg und Vergewaltigung, Schuldgefühle, sage sich seit vielen Jahren, daß sie es nicht verdient habe zu überleben. Voller Haß und Mißtrauen gegen die Deutschen (nach dem 1967 angefertigten ausführlichen Gutachten einer bekannten amerikanischen Klinik). Aber erst vom Ende der 60er, Anfang der 70er Jahre an datieren bei der nunmehr ins Involutionsalter getretenen Patientin ärztliche Berichte, die eindeutig für einen regelmäßigen Wechsel von depressiven und gehobenen Stimmungslagen sprechen. Der Wechsel finde ungefähr 3mal pro Jahr statt. Auf 2monatige Zustände von Depression folgten solche von erhöhtem Lebensgefühl. Nach ihren eigenen Angaben könne sie, wenn sie deprimiert sei, nicht einmal den Haushalt versorgen, sich nicht konzentrieren, schlafe schlecht, sei antriebsarm und müsse sich zwingen, morgens überhaupt aufzustehen, sie sei geräuschempfindlich, interessiere sich für nichts. Das Leben sei sinnlos, "life stops", sie fühle sich wertlos. Wenn sie "high" sei, sich also besonders gut fühle, spreche sie dauernd, unterbreche andere Leute, schlafe wenig, beginne viele Projekte, die sie niemals beende. In den depressiven Zeiten hat sie gelegentlich Stimmen gehört, wenn sie "high" sei, habe sie keine Halluzinationen, sondern ein Gefühl der Omnipotenz, sie sehe dann keinerlei Probleme oder Schwierigkeiten, denke, sie könne alles meistern, bringe es aber in Wirklichkeit zu nichts. Hier beträgt die Latenzzeit bis zur Manifestation einer eindeutig phasischen Psychose über 20 Jahre nach dem Ende der Verfolgung, wobei vorher aber schon recht erhelbiche emotionale und neurovegetative Störungen bei intensiver psychiatrischer und psychotherapeutischer Betreuung sicher sind.

Frau R.N. (Fall Nr. 144). Als Beispiel für eine autonom gewordene monopolar-depressive Zyklothymie steht folgender persönlich untersuchte Fall. Bei der 1926 in Rumänien geborenen Frau N. pfropfen sich Jahre nach der Befreiung im Asylland, wo die Familie sich sozial gut anpaßt, auf eine asthenisch-ängstliche, auch durch sensitive Verletzlichkeit und Erregtheit gekennzeichnete Dauerhaltung in zunehmendem Maße mindestens wochenlange Perioden von Depression auf, die mit Hemmung und mehrfachen lebensgefährlichen Selbstmordversuchen einhergehen, Hospitalisierungen und Elektroschockbehandlungen notwendig machen. Wann die stark erlebnisreaktiv geprägten Verstimmungen seit der Verfolgung in die zuletzt deutlich geschilderten phasenhaften, tief melancholischen Abläufe übergehen, läßt sich aus den Vorgutachten nicht mehr genau feststellen. Offensichtlich besteht bei manchen Vorgutachtern die Tendenz, die Diagnose einer zyklothymen Erkrankung zu vermeiden, obwohl die Symptomschilderungen und auch die hier erhobenen eigenen Angaben der Patientin für diese Diagnose sprechen, besonders die von der Patientin selbst angegebene und auch hier beobachtete Tagesschwankung und der für sie erstaunliche Wechsel von ihrer habituellen ängstlichen Erregtheit in hochgradige Apathie und Entschlußlosigkeit. In solchen Zeiten schlafe sie eher zuviel als zu wenig, könne sich morgens nicht aufraffen, das Bett zu verlassen. Die Thematik bleibt durchgehend verfolgungsbestimmt. Die Patientin hat ein zeitlich gedrängtes, aber außerordentlich hartes Verfolgungsschicksal durchgemacht. Nachdem sie von ihrem 14./15. Lebensjahr an in ihrer Heimat gegen die Juden gerichtete Diskriminierungen erlebt hatte, kam sie mit 18/19 Jahren über ein Getto in die Konzentrationslager Auschwitz und Bergen-Belsen, wo sie Fürchterliches erlebt hat, auch den Verlust ihrer Eltern und mehrerer Geschwister. 1947 wanderte sie mit ihrer Familie nach Frankreich aus. Der seit 1946 mit der Frau bekannte Ehemann bestätigt die unregelmäßige Periodizität von Depressionen, die 1967 oder 1968 aus einem ganz normalen Leben heraus angefangen hätten. In den Zwischenzeiten sei sie zwar erregt, spreche viel, habe auch immer wieder Angst, sich z.B. in Paris zu verirren, wenn sie eine Adresse nicht gleich finde, sei aber sonst eine sehr gute Mutter, die auch mit ihren Kindern lachen könne und gewöhnlich außerhalb der depressiven Zustände imstande sei, ihren Haushalt zu machen. Ganz gesund sei sie freilich nie, brauche immer Mittel und lebe nie ohne Sorgen. Eine zeitliche Bindung der periodischen Depressionen an die Menopause, die seit 1973 besteht, ist nicht zu eruieren. Doch mag sich mit der Menopause eine Vertiefung und Verschlimmerung der schon vorher vorhandenen Depressionszustände verbunden haben. Die Familien- und eigene Vorgeschichte wird als völlig unauffällig und normal bezeichnet. Zur Zeit ihrer hiesigen Untersuchung befindet sie sich offensichtlich im Intervall. Sie macht einen ängstlich-zurückhaltenden, fast überbescheidenen Eindruck. Erst allmählich tritt, besonders am Nachmittag, eine Erleichterung der sprachlichen Verständigung auf mit gelegentlichem Lächeln des sonst sorgenvoll verspannten Gesichts. Die Stimmung ist nach ihren eigenen Bekundungen resigniert. Sie äußert irrationale Schuldgefühle, weil sie Jüdin sei, fürchtet auch, überall als Jüdin erkannt und verachtet zu werden, so ohne jede Veranlassung durch den Pförtner der Klinik, der sich ihrer freundlich annahm.

Frau F.A. (Fall Nr. 120). Kinderpsychiatrisches Interesse verdient der folgende Fall einer zyklothymen, monopolaren Depression bei einer verfolgten rumänischen Jüdin, die – geboren 1925 und angeblich aus erblich unbelasteter Familie stammend – im Alter von 6 Jahren mit ihren Eltern in ein Zwangsarbeitslager kam, in dem sie 3–4 Jahre unter den härtesten Lebensbedingungen verbrachte. In dieser Zeit entwickelte die dann 8jährige unter dem Eindruck lebensgefährlicher Erfrierungen ihrer Mutter psychogene Körperstörungen (passagerer Sprachverlust, Beinlähmung). Nach der Befreiung 1944 wirkte das 9jährige Kind seelisch verändert, unruhig, unstet, zerfahren, weinerlich, ängstlich. Es war von Kopfschmerzen und Alpträumen mit Schreckensbildern geplagt. Die Familie wanderte kurz nach dem Krieg nach Südamerika (Kolumbien) aus. Kolumbianische Ärzte stellten bei der Patientin vom 33. Lebensjahr an depressive Episoden fest. Sie selbst machte Angaben, daß sie schon mit 10 Jahren noch in Rumänien traurig und appetitlos gewesen sei, und zwar im Zusammenhang mit gutgemeinten Äußerungen sowjetrussischer Soldaten, sie hätte täglich Stalin für das empfangene Brot zu danken. Mit 12 Jahren fielen bei ihr grundloses Weinen und die Abkehr von anderen Kindern auf. Doch werden erst vom 15. Lebensjahr an deutlich abgegrenzte, jeweils kurzdauernde depressive Phasen beschrieben. Psychotherapeutische Behandlung, bei der intervallär eine neurotisch gefärbte Reifungsverzögerung mit verunsicherten, emotional labilen Zügen und psychosomatische Verdauungsstörungen bemerkbar werden. Die Patientin hat im Asylland geheiratet und Kinder geboren. Bei den früh einsetzenden episodischen Depressionen war an eine infantile Vorform der Zyklothymie zu denken (vgl. v. Baeyer

1969). Doch spricht der Verlauf der affektiven Störungen in Kindheit und Jugend eher für eine erlebnisbedingte Matrix, aus der sich im Sinne der Autonomisierung erst vom Pubertätsalter an eindeutige zyklothym-depressive Phasen herausheben.

Monopolar-manische Erkrankungen haben wir unter den autonomisierten Fällen nicht gefunden, doch dürfte ein bereits publizierter Fall (v. Baeyer et al. 1964, S. 336 f.) mit überwiegend manischen bzw. hypomanischen Phasen bemerkenswert sein. Diese Patientin hatte grauenhafte Erlebnisse im KZ, erlebte z.B., wie eine gleichaltrige Freundin von den Wachhunden der Mannschaft zerfleischt wurde und ihre eigene Mutter an einem Euthanasie-Experiment starb, Als 16/17jährige reagierte sie zunächst noch in der Haft nach Beobachtung ihrer Schwester mit einem Zustand ängstlicher Verstimmung und Hemmung, der wohl der ganzen Sachlage nach als erlebnisreaktiv bedingt beurteilt werden muß. Einige Monate nach der Befreiung schlug der Zustand ins Manische um mit Ideenflucht, Rede- und Bewegungsdrang, erotomanen Zügen, ein Zustand, der nach 3 Wochen ohne besondere Therapie abklang. In ihrem weiteren Leben wiederholten sich manische Phasen, es kamen aber auch gelegentlich depressive Phasen vor. Intervallär ängstlicher Persönlichkeitswandel mit allgemeiner Schreckhaftigkeit und starkem infantilem Anlehnungsbedürfnis. Wir haben das manische Moment psychodynamisch mit einem kompensatorischen Durchbruch unterdrückter Lebensbereiche in Zusammenhang gebracht.

Nun folgen Berichte über schizoaffektive Psychosen, die wir ebenfalls als autonomisierte Folgeerscheinungen zunächst erlebnisreaktiver, chronisch-depressiver Zustände auffaßten.

Frau F.E. (Fall Nr. 89). Bei einer ungarischen Jüdin, Frau F.E., geboren 1927, kam es während schwerster Lagererlebnisse und Verlust von Mutter und Bruder noch in der Haft zu einem sog. Nervenschock mit Weinkrämpfen, schlaflosen Nächten, dauernder Angst, Leiden unter ihrer völligen Isolierung; dann nach der Befreiung im DP-Lager anhaltende Weinanfälle, Erregbarkeit, Schlaflosigkeit und Kopfschmerzen, suizidale Tendenzen – ein Zustand, der auch nach der Übersiedlung nach Israel 1949 fortdauerte und zur Hospitalisierung führte. Dabei wird ihre Verfassung in Israel bereits mit einem kataton-stuporösen Zustand verglichen, aber noch die Diagnose Depression gestellt. Sie hatte vor der Anstaltsaufnahme noch als Krankenschwester gearbeitet und konnte auch nach Behandlung (Insulin und 12 Elektroschocks) geheilt entlassen werden und ihren Beruf wieder aufnehmen. In den folgenden Jahren soll sie sich gut gefühlt haben und in gehobener Stimmung gewesen sein. Dann 1953 nach einer Liebesenttäuschung psychotisches Rezidiv, das diesmal schizophreniforme Züge zeigte mit Stimmenhören, stuporösem Verhalten. Wieder herrschten Verfolgungsthemen vor: die Stimmen sagten ihr, sie solle im Krematorium verbrannt werden. Auch ein Suizidversuch war vor der erneuten Hospitalaufnahme unternommen worden. Die Psychose remittierte unter Insulinbehandlung, aber offenbar nicht komplett. Die Patientin soll auch weiterhin unter Kopfschmerzen, Schlafstörungen, Nervosität, Unruhe und Mangel an Lebensfreude gelitten haben. Einmal wird auch eine gewisse affektive Abflachung vermerkt. Von den israelischen Psychiatern war bereits das im Jahre 1949 gezeigte depressive Syndrom als „endogene Depression" klassifiziert worden, an der endoformen Symptomatik 1953 konnte kein Zweifel sein, auch nicht an dem phasenhaft gewordenen Ablauf mit scharfer zeitlicher Abgrenzung der psychotischen Symptome. Die ursprüngliche, typisch erlebnisreaktive, der Situation angemessene und die aktuelle Situation verständlicherweise überdauernde depressive Verstimmung hatte sich in einen phasenhaften, vielleicht auch schubförmigen Verlauf geändert. Insofern konnte auch hier von einer Autonomisierung gesprochen werden, auch wenn die spätere Symptomatik schizophreniform wurde und so aus dem rein depressiven Formenkreis herausfiel.

Frau L.R. (Fall Nr. 93). Im Fall der 1897 geborenen polnischen Jüdin L.R. wissen wir, daß eine Tochter an einer monopolaren, depressiven Zyklothymie erkrankt war. Die Patientin selbst hat extrem schwere Lagererlebnisse bis zur Befreiung im April 1945 durchgemacht, stand einmal 10 Tage lang unter Todesurteil. Sie verlor Mann und Sohn in der Verfolgung, entging schließlich selbst nur mit knapper Not der Tötung in der Gaskammer. Erste Depressionen schlossen sich an den Tod des Ehemannes und an den des Sohnes an, der von der SS zu Tode geprügelt worden sei.

Im DP-Lager nach dem Krieg außer schwerer Erschöpfung und Hungerödemen persistierende Angst und Schlaflosigkeit. 1947 konnte sie einen eigenen Haushalt außerhalb des Lagers führen, litt aber unter der objektiv unbegründeten Angst, sterben zu müssen, und wurde dann 1948 so erheblich durch schwere Angst, trauriges, apathisches, interesseloses Wesen und Vitalstörungen auffällig, daß sie in einer deutschen psychiatrischen Privatklinik aufgenommen werden mußte. Im Vordergrund standen hypochondrische Ängste, aber auch ausgeprägte depressive Symptome. Krampfbehandlung führte zu vorübergehender Besserung. Bei der Wiederaufnahme 1950/51 stand eine paranoisch gefärbte Angst im Vordergrund, thematisch nicht mehr auf die Verfolgung, sondern auf eine Hausangestellte bezogen. Nach erneuter Krampfbehandlung schloß sich eine lang hingezogene vitale Depression an. Die Privatklinik wollte sich diagnostisch nicht festlegen. 1954 Auswanderung in die USA, auch dort in psychiatrischer Behandlung. Dort chronische, in Schwankungen von psychotischem Ausmaß verlaufende Erkrankung, vorwiegend vital depressiv, zugleich aber auch mit sensitiv-paranoischen und ängstlichen Zügen. Der amerikanische Gutachter sprach von einer Randpsychose aus dem manisch-depressiven Formenkreis. Wahnhafte Momente hatten sich thematisch von der Verfolgung gelöst (Vergiftungswahn). Trotz Schwankungen der Krankheitsintensität und zeitweisen günstigen Wirkungen von Krampfbehandlungen muß es sich in den USA um einen überwiegend chronischen Zustand gehandelt haben, der eine klare Abgrenzung von Phasen nicht mehr zuließ. Trotzdem kann gesagt werden, daß auch in diesem Fall die psychotische Dynamik in ihrer vorherrschenden Angstkomponente nach erlebnisreaktiv zu interpretierenden Anfängen mehr und mehr eine autonome Gestalt – in psychopathologischer Hinsicht – angenommen hatte. Nach der Terminologie von Janzarik würde man von einer Kombination dynamischer Reduktion mit dynamischer Unstetigkeit sprechen.

Herr S.C. (Fall Nr. 98). Der dritte Fall einer schizoaffektiven Psychose im Rahmen dynamischer Autonomisierung betrifft einen 1912 in Polen geborenen Juden, der zwischen 1939 und 1945 schwersten seelischen und körperlichen Belastungen in Zwangsarbeits- und Konzentrationslagern ausgesetzt war, mit ansehen mußte, wie sein Vater zu Tode mißhandelt wurde, und auch selbst häufig mißhandelt wurde. Nach dem Krieg blieb S.C. bis November 1949 in einer deutschen Großstadt und wanderte dann in die USA aus. Vor der Auswanderung werden bei dem Patienten, der nicht arbeiten konnte und auf Kosten eines Bruders lebte, von psychiatrischer Seite Angstzustände und Depressionen beschrieben, die ausdrücklich als Reaktion auf die Erlebnisse in den Konzentrationslagern zurückgeführt werden, also offenbar noch nicht den Eindruck einer Psychose erweckten. Nach der Auswanderung sah ihn der gleiche deutsche Psychiater wieder und stellte eine Verstärkung der Depressionen fest. Mehrmaliger Versuch, durch Einnahme einer Überdosis von Schlafmitteln seinem Leben ein Ende zu setzen. Der Psychiater riet den Angehörigen zur Anstaltsaufnahme. Die erste Hospitalisierung erfolgte aber erst 1952 in ein nichtpsychiatrisches Krankenhaus mit neuropsychiatrischer Konsultation. Man stellte psychogene Körperbeschwerden, Schlaflosigkeit, Nervosität und Angstzustände fest, empfahl eine Psychotherapie. Bis 1957 kam es dann zu psychiatrischen Hospitalisierungen und zur Feststellung von schizophrenieartigen Symptombildungen. Nunmehr standen depressiv gefärbte Wahngedanken im Vordergrund, die z.T. über das Verfolgungsthema hinausgingen: Befürchtungen, man werde ihm die Wohnung wegnehmen und wolle ihn töten, Befürchtungen, für homosexuell gehalten zu werden, Stimmenhören und optische Vergegenwärtigungen von im Krieg getöteten Familienangehörigen, die der Kranke lebend um sich herumstehen sah. Von da an kam es wiederholt zu psychotischen Exazerbationen, zu mehreren Selbstmordversuchen, wiederholten Anstaltsaufnahmen bei intervallärer Berufstätigkeit, aber keiner kompletten Remission. Intervallär blieb es bei einer ängstlich-depressiven Fehlhaltung mit paranoiden Zügen. Die Angst scheint auch hier die Dominante des emotionalen Lebens geblieben zu sein, um aus erlebnisreaktiv geprägten Stadien während und nach der Verfolgung ohne bestimmt auszumachende Zäsur allmählich in die autonome dynamische Unstetigkeit nach Janzarik hinüberzuführen.

5. Weitere Hinweise auf erlebnisreaktive Übergänge ins Psychotische

Über 33 Probanden mit *verschiedenartigen,* erlebnisreaktiv interpretierten Übergängen in die Psychose orientiert die Tabelle 26. In den meisten dieser relativ zahlreichen Fälle haben die Gutachter eine erlebnisreaktiv-psychosozial geartete Mitursächlichkeit der Verfolgungssituation und Verfolgungsgeschichte für die Manifestation der endogenen Psychose angenommen, und zwar meist für den ganzen Verlauf der während oder nach der Verfolgung ausgebrochenen Erkrankung, mehrfach auch nur für eine oder mehrere Phasen bzw. Schübe. Zweimal wurde der Verfolgung die abgrenzbare Verschlimmerung eines vorbestehenden psychotischen Leidens zuerkannt. In diesem Fall wurde gutachtlich ein psychodynamischer Zusammenhang sowohl für die Schizophrenie als auch für eine vorher vorhandene neurotische Fehlhaltung abgelehnt. In einem anderen Fall hat man für die psychodynamische Konstruktion eines Zusammenhangs zwischen Verfolgung und Psychose den Begriff „Möglichkeit" in Anspruch genommen. Wir haben diese letzten beiden Fälle hier einbezogen unter dem Gesichtspunkt einer nachträglich anders vorzunehmenden Zusammenhangsbeurteilung im Sinne einer doch immerhin vorhandenen größeren Wahrscheinlichkeit der psychosozialen Mitverursachung der jeweiligen schizophrenen Psychose durch die erlittene Verfolgung (Fälle Nr. 10 und 16). Die hier zusammengefaßten 33 Fälle bieten jedoch allesamt keine so typischen und evidenten Zusammenhangskriterien, wie wir sie im vorigen Abschnitt behandelt haben.

Die Geschlechtsverteilung männlich/weiblich entspricht 10:23. Die Altersverteilung, gemessen an dem 1945 erreichten Lebensalter, erstreckt sich von 14 bis zu 68 Jahren. Dabei erreichen adoleszente Jahrgänge bis zu 21 Jahren mit 8 Fällen eine relativ hohe Anzahl. In diesem Zusammenhang ist zu bedenken, daß diese Probanden, die 1945 – sei es bei der Befreiung oder schon im Asylland – in der Adoleszenz standen, Verfolgungsvorgänge hinter sich haben, die, das Traumatisierungstadium I nach Keilson mitgerechnet, weit in die Kindheit zurückreichen. Das Manifestationsalter liegt durchschnittlich bei 34 Jahren.

Für die genannten 8 Probanden, die 1945 bis zu 21 Jahre alt waren und außerdem für einige weitere ältere hat die Verfolgung globale Eingriffe in die Daseinssicherheit und in die ungestörte Entwicklung der Persönlichkeit gesetzt, die als *Entwurzelung* bezeichnet werden können. Auch unsere Gutachter haben den Begriff der Entwurzelung häufig für die psychosoziale Charakterisierung der präpsychotischen Lebensspanne verwendet, teils wörtlich, teils dem Sinn nach, so wenn sie z.B. präpsychotisch von einem „Umbruch der gesamten Lebensordnung oder des gesamten Lebensstils" sprechen. Das ist im ganzen 11mal der Fall, davon aber nur 3mal im Hinblick auf die Verfolgung im Kindes- und Jugendalter. Wir meinen nachträglich, daß praktisch in jedem Fall rassischer Verfolgung – um eine solche handelt es sich ja hier fast ausschließlich – mit guten Gründen von Entwurzelung gesprochen werden könnte, auch wo unsere Gutachter das nicht ausdrücklich vermerkten. Die Gutachter haben Entwurzelungssituationen auch bei mehreren psychotisch gewordenen Personen im Erwachsenenalter und bei 3 Probanden in höherem Lebensalter vermerkt und in 3 Fällen mitursächlich auf den Ausbruch involutionspsychotischer Störungen bezogen. Es ist hier nicht der Ort, über den von Kraepelin in die Psychopathologie einbezogenen Begriff der Entwurzelung nähere Ausführungen zu machen. In unserem Buch

Tabelle 26. Weitere transitorische Verläufe

Chiffre Fall Nr. Geschlecht	Geburts-jahr	Alter bei Verfolgungs-beginn	Alter bei Manifestation der Psychose	Diagnose
L.A., 44, w.	1931	10	31	Schizophrenie (hebephren)
B.R., 8, w.	1930	13	15	Schizophrenie (wellenförmig)
U.E., 139, w.	1928	12	17	Zyklothymie (bipolar)
E.J., 21, m.	1928	6	12	Schizophrenie (defekt)
F.H., 27, w.	1926	13	19	Schizophrenie (kataton, defekt)
S.R., 67, w.	1926	12	25	Schizophrenie (kataton-paranoid)
W.Z., 82, w.	1925	19	38	Schizophrenie (halluzinatorische Schübe)
K.R., 40, w.	1925	14	20	Schizophrenie (paranoid-halluzinatorische Phasen ohne Defekt). Fragl. Enzephalitis
P.W., 20, m.	1924	9	20	Schizophrenie (paranoid, chronisch mit starkem Defekt)
R.H., 62, m.	1923	10	26	Schizophrenie (paranoid, ohne Defekt)
S.J., 71, m.	1923	16	20	Schizophrenie (paranoid, schubförmig, defekt)
S.S., 68, m.	1921	20	26	Schizophrenie (paranoid, schwerer Defekt)
J.A., 85, w.	1921	24	24	Schizophrenie (maniforme, paranoid-halluzinatorische Schübe mit leichtem Defekt)
Z.B., 194, w.	1916	23	37	Involutionsdepression
L.L., 45, w.	1913	26	41	Schizophrenie, paranoid, schubförmig mit Defekt
B.J., 163, w.	1911	30	54	Involutionsdepression
C.J., 15, w.	1911	22	45	Schizophrenie (paranoid-halluzinatorisch)
W.F., 79, m.	1911	33	36	Schizophrenie (paranoid, schubförmig, defekt)
S.Sa., 148, w.	1909	30	34	Zyklothymie (monopolar-depressiv)
G.H., 29, w.	1908	36	38	Schizophrenie (paranoid-halluzinatorisch, Defekt)
L.H., 48, w.	1907	33	33	Schizophrenie (paranoid-halluzinatorisch, Defekt)
P.M., 60, w.	1905 gest. 1967	36	40	Schizophrenie (paranoid-halluzinatorisch, Defekt)
L., 135, m.	1904	35	41	Zyklothymie (monopolar-depressiv)
U.F., 154, m.	1902	36	43	Zyklothymie (monopolar-depressiv)
Y.D., 32, w.	1902	39	38	Schizophrenie (depressiv-kataton, schubförmig)
B.F., 9, w.	1902	31	35	Schizophrenie (paranoid-depressiv, schubförmig, leichter Defekt)
S.A., 66, m.	1900	38	56	Schizophrenie (paranoid-zerfahren, Defekt)
L.J., 138, w.	1900	33	47	Zyklothymie, bipolar
W.D., 157, w.	1899	45	51	Spätschizophrenie (paranoid-halluzinatorisch)
S.H., 150, w.	1897	47	51	Zyklothymie, bipolar
Y.N., 121, w.	1884	49	51	Zyklothymie (bipolar)
B.R., 160, w.	1883 gest. 1951	50	56	Involutionspsychose (manisch-paranoid)
F.P., 176, w.	1875	58	63	Inovlutionspsychose (melancholisch-paranoid)
Gesamt: 33 m.: 10 w.: 23		Durchschnitt: 24 Jahre	Durchschnit 34 Jahre	Schizophrenie: 22 Zyklothymie: 7 monopolar: 3 bipolar: 4 Involutionspsychosen: 4 depressiv: 2 paranoid-gemischt: 2

Psychiatrie der Verfolgten haben wir entsprechende Zusammenstellungen gegeben (v. Baeyer et al. 1964, S. 50 ff., 66 ff.). Das Wort Entwurzelung würden wir heute als Schlüsselwort (v. Baeyer 1978) für eine existential- und sozial-anthropologisch orientierte Psychiatrie, aber auch für epidemiologische Forschungen, bezeichnen und damt jenen beziehungs- und bedeutungsreichen, wenn auch nur unscharf umgrenzbaren Begriffen zuordnen, die eine besondere Blickweise auf das Ganze gestörter und deformierter menschlicher Daseinsweisen eröffnen. Das Wort Entwurzelung erschließt speziell jene für den Einzelnen und für Gruppen und ganze Populationen bedeutsame Gesamtsituation, die als Desintegration der Familie, Verlust des bergenden sprachlichen und kulturellen Gehäuses und als versagter Entwicklungs- und Entfaltungsspielraum zumal für die werdende Persönlichkeit und die Folge katastrophenartiger Einzel- und Gesamtschicksale sind. Entwurzelungsvorgänge, in verschiedenen Lebensaltern je verschiedenartig akzentuiert, gelten heute als pathogene Mitursachen verschiedenartiger, meist schizophrener oder involutiver endogener Psychosen, wobei die empirischen epidemiologischen Befunde einer gesteigerten psychotischen Morbidität bei Auswanderern (Murphy u.a., zitiert nach v. Baeyer et al. 1964) freilich noch keine gesicherte Unterscheidung zwischen pathogenen Einflüssen der soziokulturellen Entwurzelung einerseits und selektiven Einflüssen vorbestehender psychischer Störungen auf eine gesteigerte Auswanderungsbereitschaft andererseits ermöglichen. Die Tatsache, daß bei unseren Verfolgten eine gesteigerte Auswanderungsbereitschaft im Sinne der Freiwilligkeit in den allermeisten Fällen ausgeschlossen werden muß und eine Auswanderung – sei es durch Gewaltmaßnahmen direkt erzwungen oder im Falle äußerster Not und Bedrängnis als einziger Ausweg – erfolgte, spricht in diesen Fällen doch eher für eine unmittelbare pathogene Bedeutung der erzwungenen Exilierung.

Hinter der Entwurzelung rangieren mit 7 Notierungen *Verlustsituationen.* Damit ist stets die mehr oder minder unmittelbare, unerwartete Konfrontation mit der Tatsache des verfolgungsbedingten Todes nächster Angehöriger gemeint, der Eltern, Ehegatten und Geschwister. Selbstvorwürfe im Sinne der Überlebensschuld sind zweimal vermerkt (Fälle Nr. 22, 23). Bei einer Probandin, der einzigen nicht rassisch Verfolgten dieser Gruppe, löste die Nachricht von der Hinrichtung ihres Vaters und des Onkels, die beide aktive Widerstandskämpfer gewesen waren, unmittelbar eine akute, zunächst maniforme, paranoid-halluzinatorische Psychose mit nachfolgendem leichtem defektuösem Persönlichkeitswandel aus. Bei den 7 Probanden, bei denen Verlustsituationen, überwiegend zusammen mit anderen schweren Belastungen, als Bindeglied zwischen Verfolgung und Psychose notiert sind, handelt es sich 4mal um schizophrene und 3mal um manisch-depressive Psychosen. Bemerkenswert ist, daß in 6 von diesen 7 Fällen ein enger zeitlicher Zusammenhang zwischen der Kenntnisnahme des schweren, menschlichen Verlustes und der Manifestation der Psychose besteht. Das gilt auch für Fall Nr. 27, bei dem die erste Phase einer monopolaren Zyklothymie zwar erst 2 Jahre nach dem Stichjahr 1945 manifest wurde, aber im gleichen Jahr, in dem die Probandin noch im Getto Schanghai von der Ermordung beider Eltern Kenntnis bekam. Verlustsituationen scheinen demnach in einem anderen, unmittelbareren psychodynamischen Zusammenhang mit der Auslösung von Psychosen zu stehen, als das bei andersartigen Dauerbelastungen wie Lageraufenthalten, Entwurzelung u.a. der Fall ist. Natürlich ist ähnlich wie bei den Entwurzelungssituationen auch bei dem Betroffensein von schweren menschlichen Verlusten anzunehmen, daß solche Verluste de facto sehr viel häufiger, nämlich fast in allen Fällen, vorgelegen haben, aber von den Gutachtern nur in einzelnen Fällen für eine pathogene, psychosenbezogene Wirkung in Anspruch genommen wurden.

In einzelnen, nämlich nur in 3 von 33 Fällen, haben die Gutachter die nach der Befreiung gegebene oder zumindest anzunehmende psychische *Entlastung* als pathogenes Moment betrachtet, analog zu Beobachtungen, die seinerzeit Schulte (1961) mitgeteilt hat. Zu den Entlastungsfällen zählt eine bipolare Zyklothymie (Fall Nr. 20) bei einer 1897 geborenen Frau, die 1944/45 im Getto und im KZ Auschwitz eine erste hypomanische Phase hatte, sich jedenfalls rückblickend in ihrem damaligen Lebensgefühl in schwerster äußerer Bedrängnis als „glücklichstes Wesen der Welt" und froher als vor der Verfolgung bezeichnete. Erst die zweite, nunmehr depressive Phase kurz nach der Befreiung wurde mit der Entlastungssituation in Zusammenhang gebracht.

Bei weiteren 9 Probanden haben die Gutachter auf erlebnisreaktive, neurotische bzw. pseudoneurotische oder prodromale Zwischenglieder zwischen Verfolgung und Manifestation der Psychose hingewiesen. Die angenommenen pseudoneurotischen Vorstadien einer später ausgebrochenen Schizophrenie (Probanden Nr. 1, 7, 12) wurden mit dem jeweiligen Verfolgungsschicksal im Sinne der wesentlichen Mitverursachung in Zusammenhang gebracht und damit auch bei langen Latenzzeiten (bis zu 18 Jahren) die manifeste schizophrene Psychose in die Mitursächlichkeit einbezogen. Die verschiedenen, meist ängstlich-depressiv gefärbten Fehlhaltungen im Vorfeld der hier in Frage kommenden, meist schizophrenen Psychosen wurden, ohne ausdrücklich als pseudoneurotisch oder prodromal bezeichnet zu werden, in psychodynamischem Zusammenhang mit der später ausgebrochenen Psychose gesehen. In einem ebenfalls hierher gehörigen Fall einer zur Chronifizierung neigenden, hypochondrisch-phobischen Involutionsdepression, einsetzend etwa 8 Jahre nach der Befreiung, wurde auf erhebliche vegetative Funktionsstörungen als vorpsychotisches Zwischenstadium hingewiesen, nachdem noch während oder kurz nach der Befreiung reaktiv-depressive Zustände bestanden hatten und es danach schien, als seien die Verfolgungserlebnisse einer thematischen Verdrängung unterlegen (Fall Nr. 14).

In einem anderen Fall (Nr. 26) geht aus der Begutachtung hervor, daß eine neurotische Fehlhaltung im Sinne der Selbstunsicherheit schon vor der Verfolgung bestanden haben mußte, sich aber durch die langjährigen Verfolgungserlebnisse verstärkt und vertieft haben dürfte, ehe 13 Jahre nach der Befreiung eine manifeste paranoide Schizophrenie im Exil auftrat.

Der Vollständigkeit halber ist noch zu erwähnen, daß bei einer 1909 geborenen Frau (Fall Nr. 19) noch während der Verfolgung in unmittelbarem zeitlichem Anschluß an eine äußerst riskante Flucht- und Illegalitätssituation eine monopolare Zyklothymie in Gang kam, für die nach erlebnisreaktiver Ausklinkung der ersten Phase ein weiterer, autonomer Verlauf angenommen wurde. Dieser Fall hätte wohl auch unter der Rubrik „akute Angstgenese" geführt werden können.

Abschließend läßt sich feststellen, daß bei den in diesem Abschnitt behandelten 33 Probanden die Kennzeichnung der als pathogenetisch-psychodynamisch in Zusammenhang mit der manifestierten Psychose betrachteten Zwischen- und Vorstadien ein nach Lebensalter, Manifestationszeiten, Diagnosen und den jeweiligen psychopathologischen Charakterisierungen des vorpsychotischen Stadiums relativ uneinheitliches Bild bieten, aus dem sich aber doch gewisse Schwerpunkte und Akzentuierungen hervorheben.

So sind in verhältnismäßig vielen Fällen Psychosen noch während der Verfolgung oder kurz danach oder in äußerlich gesicherten Exilsituationen entstanden; verhältnismäßig stark sind ferner Verfolgte vertreten, die im Kindes- und Jugendalter schwerste Belastungen erlitten haben. Bei den als auslösend betrachteten Situationen (im Sinne eines äußere und innere Gegebenheiten zusammenfassenden Situationsbegriffs) überwiegen bei weitem die Entwurzelungs- und Verlustsituationen – ohne erkennbare Bindung an bestimmte Psychoseformen. Eine Unterscheidung von präpsychotischen, sog. pseudoneurotischen Vorstadien, die bereits prodromal oder als „Vorposten-Syndrom" (Huber 1976, S. 166) nosologisch schon eindeutig der Psychose zugeordnet werden müssen, und Vorstadien in erlebnisreaktiv determiniertem Zusammenhang mit dem Komplex der Verfolgungsbelastungen wurde von einigen Gutachtern erwogen und angestrebt, aber, soviel wir sehen, nirgends mit überzeugendem Ergebnis durchgeführt. Entschädigungsrechtlich hätte eine solche Unterscheidung auch keine entscheidende Bedeutung, da in dem einen wie in dem anderen Fall eine wesentliche mitursächliche Wirkung des Verfolgungsgeschehens angenommen werden könnte und in jedem Fall das Postulat eines engen zeitlichen Zusammenhanges zwischen Verfolgung und Manifestation der Psychose seinen Sinn verliert.

II. Bemerkungen zur pathogenetischen Bedeutung des Identitätsproblems

Wir sind bei der Bearbeitung der entschädigungsrechtlichen Psychosegutachten hin und wieder auf Situationen der „inneren Lebensgeschichte" (Binswanger) gestoßen, die unter den von Erikson für die Psychopathologie fruchtbar gemachten Identitätsbegriff bzw. eine Störung der Identitätsentwicklung fallen. „Das bewußte Gefühl, eine persönliche Identität zu besitzen, beruht auf zwei gleichzeitigen Beobachtungen: der unmittelbaren Wahrnehmung der eigenen Gleichheit und Kontinuität in der Zeit und der damit verbundenen Wahrnehmung, daß auch andere diese Gleichheit und Kontinuität erkennen", schreibt Erikson 1946 (zitiert nach Erikson 1973). Das Identitätsbewußtsein in seiner psychosozialen Bedeutung entspreche einem Zuwachs an Persönlichkeitsreife am Ende der Adoleszenz, fußend auf der Fülle der Kindheitserfahrungen (vgl. dazu v. Baeyer 1978, S. 33–36). Lempp (1979, S. 110 ff., 135 ff.) sieht besonders die empfindlichen Entwicklungsphasen der Vorschul- und frühen Grundschulzeit durch Einbrüche in die Kontinuität der Identitätsentwicklung gefährdet. Er bezieht sich ausdrücklich auf Erfahrungen mit den Folgen von verfolgungsbedingten Extrembelastungen im Kindes- und Jugendalter – Situationen, in denen die Kinder und Jugendlichen häufig zur Aufgabe ihrer familiären, sozialen und religiösen Zugehörigkeit gezwungen waren. Einer der von ihm beschriebenen Fälle mündete in eine schizophrene Wahnpsychose, deren psychodynamische Verklammerung von Verfolgung und Psychose auf dem ungelösten Identitätskonflikt und damit auf einer fundamentalen Gestörtheit der Ich-Umwelt-Beziehung beruhte. Wir haben auf vergleichbare Fälle hingewiesen, in denen sich schizophrene bzw. schizophrenieartige

Syndrome aus der Wurzel schwerer Identitätskonflikte zu entwickeln schienen (S. 90 und 94). Wir möchten nun eine weitere Verfolgtenbiographie anfügen, die uns erst nach Abschluß der Materialsammlung für die vorliegende Untersuchung durch gut geführte psychiatrische Krankenblätter und persönliche Exploration bekannt wurde.

Frau N.N. Es handelt sich um eine jetzt 47jährige halbjüdische Dame, die als Tochter eines bekannten deutschen Juristen jüdischer Herkunft und einer nichtdeutschen, nichtjüdischen Mutter in frühen Kindheitsjahren in ein europäisches Asylland, das Heimatland der Mutter, kam und der man ihre jüdische Aszendenz verheimlicht hatte. Mit 10 Jahren geriet sie nach der deutschen Okkupation des Asyllandes unter den Zwang eines illegalen, untergetauchten Lebens bei verschiedenen, z.T. sozial und kulturell wesentlich andersartigen Familien, so in Gehöfte auf dem platten Land, in denen man einen ihr fremden Dialekt sprach. Auch mußte sie den Vatersnamen mit dem unverdächtigen Familiennamen der Mutter vertauschen und erleben, wie die Ehe der Eltern geschieden wurde und der Vater in ein anderes, nicht okkupiertes Asylland floh. Dazu kam, daß die Eltern vor der Flucht des Vaters eine von beiden Teilen unterschriebene Erklärung abgaben und notariell bestätigen ließen, daß sie, die Patientin, von einem anderen Mann abstamme. Während der Abwesenheit des Vaters hetzte die Mutter, angeblich zum Schutz des Kindes, die Tochter gegen die Juden auf, warnte sie vor Kontakten mit jüdischen Kindern, in einer Zeit, als jene noch nichts von ihrer eigenen jüdischen Abstammung ahnte. Erst als der Krieg zu Ende war und sie wieder mit ihren Eltern vereint lebte, erfuhr sie durch Zufall, durch ein belauschtes Telefongespräch, daß sich der Vater gegenüber der Fremdenpolizei als Jude zu erkenen gab. Die Eltern lebten inzwischen wieder zusammen und hatten die besagte Erklärung widerrufen. Von da an hätten sie, berichtet sie uns, Zweifel an ihrer Zugehörigkeit beherrscht und sie bis heute nicht verlassen, ob sie zur „arischen" Seite der Mutter oder „nichtarischen" des Vaters gehöre, wobei sie sich mit dem Vater sehr viel enger verbunden fühlte als mit der in den Krankenblättern als eigenartig taktlos, dominierend und egoistisch geschilderten Mutter, zu der die Patientin ein durchaus ambivalentes Verhältnis entwickelte. Daß die Mutter sie trotz Arischerklärung untertauchen ließ und bei fremden Leuten unterbrachte, wurde dem Kind mit den politischen Verhältnissen erklärt, wodurch die im Widerstand tätige Mutter besonderen Gefahren ausgesetzt gewesen sei. Das Verhältnis der Eltern zueinander mag durch einen beträchtlichen Altersunterschied – der Vater etwa 20 Jahre älter als die Mutter – von Anfang an problematisch gewesen sein; die Patientin meint heute, die Mutter habe den Vater nur aus Geldgründen geheiratet. Zu manifesten Zerwürfnissen kam es aber erst nach der Emigration, als der Vater mit einem Mal seinen hohen sozioökonomischen Status verlor, sich im Asylland mit subalternen Arbeiten begnügen mußte und dadurch das Mißvergnügen der verwöhnten Mutter hervorrief. Der gealterte Vater hat übrigens auch nach dem Krieg beruflich nicht mehr aufholen können, er erkrankte und starb 1952 an einem Krebsleiden. Die Lage des jungen Mädchens verschärfte sich nach dem Tod des Vaters durch ständige Konflikte mit der herrschsüchtigen Mutter, die jedoch nie zu einer endgültigen Trennung oder zum Abbruch der Beziehungen führten. Das Leben der beiden Frauen spielte sich nunmehr teils vereinigt, teils getrennt, teils im Asyl- und Heimatland der Mutter, teils in der Bundesrepublik ab. Die intellektuell ausgezeichnet begabte Patientin hat das Abitur gemacht und sich verschiedenen Studienfächern zugewandt, ohne zu einem endgültigen Abschluß zu gelangen. Unstet verlief auch ihr persönliches Leben mit unstabilen Partnerverhältnissen, zumeist mit sehr viel älteren Männern. Ihre Krankengeschichte beginnt mit der Versteckzeit im Alter von 10–12 Jahren. Sie litt unter Angstzuständen, Schlafstörungen und offenbar psychosomatisch bedingter Urtikaria. Nach dem Krieg wird von ärztlichen und nichtärztlichen Beobachtern ihre psychisch labile, verängstigte Verunsicherung, ihr menschenscheuer Zustand beschrieben und die Diagnose einer Angstneurose gestellt. Ihre eigenen jetzigen Angaben lassen sich mit dieser Charakterisierung vereinigen, zeitweise soll ein krisenhaft depressiver Zustand mit ständigem Weinen bestanden haben. Zu markanten psychotischen Erscheinungen kam es aber erst kurz vor dem Tode des Vaters, wobei von psychiatrischer Seite expansive Wahnvorstellungen, leibliche Beeinflussungserlebnisse und Gehörshalluzinationen registriert wurden. Der Zustand scheint rasch abgeklungen zu sein, führte jedenfalls noch nicht zur Hospitalisierung. Die Patientin war damals 19 Jahre alt, sie konnte ihre Universitätsstudien fortsetzen. Erst 1958, mit 25 Jahren, wurden wieder psychotische Veränderungen manifest und führten nun bis in die letzte Zeit hinein zu wiederholten Hospitalisierungen. Die ausführlichen Angaben in den Krankenblättern belegen eine schubförmige Schizophrenie mit paranoid-halluzinatorischer Symptomatik und wiederholten Zuständen gedanklicher Inkohärenz und sprachlicher Verschrobenheit. Thematisch standen nur bei den ersten Hospitalisierungen 1958 Inhalte entsprechend ihren jüdisch-nichtjüdischen Identitätszweifeln im Vordergrund: Argumente ihrer Mutter, vor allem bezüglich ihres Lebenswandels, daß sich ihre Rasse nicht verleugnen lasse, beschäftigten sie. Sie bezeichnete sich als die „ewige Jüdin". Dadurch sei ihr Leben geprägt und ihr Gefühl übermannt und sie an allem schuldig, auch am Schicksal des alten, einsamen jüdischen Vaters, von dem sie sich zwar, angetrieben von ihrer Mutter, als einem „alten Narren" abgesondert und den sie verachtet hatte, weil er Jude war, obwohl ein Teil seines Blutes in ihren Adern floß und dergleichen. Bei späteren Aufnahmen drangen megalomane, religiöse Inhalte vor; die Patientin bezeichnete sich als Brahma, als Gott, ließ mystische und spiritistische Tendenzen erkennen, gibt aber heute noch in einem geordneten, leicht antriebsgestörten, affektiv abgeflachten Zustand zu bedenken, daß sie immer noch am Problem der Paternität leide, an einem Problem – darf man hinzufügen – das bei ihr zu einem solchen der persönlichen Identität geworden und geblieben ist. So zeigt es sich bei dieser Patientin ganz deutlich, daß ihre Identitätsprobleme nicht rein verfolgungsbedingt, sondern vielschichtig determiniert sind. Ihr Status als Einzelkind von stark altersverschiedenen Eltern könnte mitbestimmend gewesen sein, gewiß aber die seltsame, psychopathische, vielleicht ihrerseits latent schizophrene Mutter mit ihren vielleicht gut gemeinten Versuchen, das Kind antisemitisch zu manipulieren, und ihrem Bestreben, Dominanz über die Herangewachsene und Erwachsene zu behalten, sie ihrem Vater und seinem Andenken zu entfremden. Doch kann andererseits nicht bestritten werden, daß die Verfolgungssituation der Familie, der Sturz des alternden Vaters von beruflichen und gesellschaftlichen Höhen in die Niederungen einer ärmlichen und unbedeutenden Emigrantenexistenz eine, wenn nicht *die* Grundvoraussetzung für die unglückliche Entwicklung des Eltern-Kind-Verhältnisses und für die Entstehung einer unlösbaren Identitätsproblematik in den entscheidenden Entwicklungsjahren gewesen ist.

Den komplizierten, überdeterminierten Aufbau charakterneurotischer Fehlprägungen über eine ungelöste, fortdauernd schwelende Identitätsproblematik hat Keilson (1978) an verschiedenen Fällen seines Werkes über die sequentielle Traumatisierung bei (verfolgten) Kindern, beispielsweise am Fall Arje (S. 128–131), dargetan. Altersunterschiede der schutzgewährenden Pflegeeltern, kulturelles Gefälle, Ehescheidung und andere nicht unmittelbar verfolgungsbedingte Besonderheiten der kindlichen Umgebung greifen in die Entwicklung der Ich-Identität verhängnisvoll ein.

Wenn man sich die Schicksale jüdischer Kinder und Jugendlicher im Machtbereich der Nationalsozialisten und auch in der Emigration vergegenwärtigt, so ist es eher erstaunlich, daß man selten klare Angaben über eine fehlgehende Identitätsentwicklung erhält, deren äußere Voraussetzungen sehr viel häufiger gegeben sind, als das etwa in unseren Psychosegutachten zum Ausdruck kommt. Derartige Komplikationen der inneren Lebensgeschichte können offenbar nur bei höheren Graden intellektueller und emotionaler Differenzierung artikuliert werden und auch dann nur, wenn die Kunst des Explorierens behutsam und aufgeschlossen ausgeübt wird. Bei der relativen Seltenheit einschlägiger Fälle, aber auch hinsichtlich der oft komplexen psychodynamischen Verhältnisse, mag es schwierig sein, die geforderte psychodynamische Verklammerung von Verfolgung und Psychose in derartigen Fällen mit einem genügenden Wahrscheinlichkeitsgrad zu supponieren. In manchen Fällen fällt aber doch die Bedeutung der ungelösten Identitätsproblematik als ein den stabilen Realitätsbezug störendes und damit psychosefördерndes Moment ins Auge.

E. Zur gutachtlichen Beurteilung der endomorphen Psychosen nach Verfolgung

In *Psychiatrie der Verfolgten* (v. Baeyer et al. 1964, S. 291–310) haben wir die rechtlichen Voraussetzungen zur Beurteilung der Psychosen ausführlich dargestellt. Wir konnten auf den die gutachtliche Beurteilung erleichternden Umstand hinweisen, daß das BEG (Bundesentschädigungsgesetz) und die höchstrichterliche Rechtsprechung durch die elastische Formulierung des Begriffs der „wesentlichen Mitverursachung" grundsätzlich die Anerkennung des Verfolgungszusammenhangs auch bei bestimmten Formen und Verläufen endogener bzw. endomorpher Psychosen ermöglichen. Auf die dortigen Ausführungen sei verwiesen. Ihre gesetzliche Grundlage ist § 4 der 2. Durchführungsverordnung zum BEG, der sich auf anlagebedingte Leiden bezieht. Ein Anlageleiden im weiteren Sinn des Wortes gilt als durch nationalsozialistische Gewaltmaßnahmen im Sinne der Entstehung verursacht, wenn es durch diese Gewaltmaßnahmen wesentlich mitverursacht worden ist. Über den Geltungsbereich der wesentlichen Mitverursachung liegen mehrere Urteile des Bundesgerichtshofs vor. Die Rechtsprechung verlangt nicht, daß die Verfolgung eine unersetzliche Manifestationsbedingung, eine conditio sine qua non für den Ausbruch einer Psychose sei oder einen überwiegenden Einfluß ausübe. Es genügt, wenn der Einfluß der Verfolgungsmaßnahmen für die Entstehung des Leidens von erheblicher Bedeutung oder nicht unbedeutend war. Nicht unbedeutend ist ein derartiger Einfluß auch dann, wenn er unter 50% liegt, aber wenigstens zu einem Viertel zur Entstehung des Leidens beigetragen hat (vgl. BGH-Urteil vom 6.12.1957, RzW 9, 196, 1958 und BGH-Urteil vom 30.5.1952, RzW 13, 425, 1962). In einem anderen diesbezüglichen Urteil des BGH wird nicht auf die Verursachung, sondern auf den anteilmäßigen Erwerbsminderungsgrad abgehoben, der mindestens zu 25% der Verfolgung zur Last zu legen sein muß (BGH-Urteil vom 15.10.1958, RzW 10, 91, 1959).

Der BGH hat sich außerdem über Anlageleiden geäußert, von denen feststeht, daß sie auch ohne Verfolgung schicksalhaft, wenn auch möglicherweise erst später und in geringerem Ausmaß, ausgebrochen wären. Diese Leiden umfassen medizinisch betrachtet sowohl Anlageleiden im weiteren Sinne wie auch die engere Gruppe der heredogenerativen Nervenleiden mit eindeutigem Erbgang, bei denen vom Gutachter die Entscheidung gefordert wird, ob es durch die Verfolgung früher oder stärker als dem natürlichen Verlauf entsprechend in Erscheinung getreten ist. Es besteht Übereinstimmung, daß die endogenen Psychosen zu den Anlageleiden im weiteren Sinne zählen. Für diese genügt der Nachweis der einfachen Wahrscheinlichkeit eines mitursächlichen Zusammenhangs von erheblicher Bedeutung mit der Verfolgung, d.h. mindestens zu einem Viertel. So gut wie nie ist in den hier verwerteten Gutachten behauptet worden, eine endomorphe Psychose sei monokausal aus den psychophysischen Belastungen der Verfolgung hervorgegangen – abgesehen von einigen wenigen Fällen, in denen offenbar eine sprachliche Nachlässigkeit zu unterstellen ist.

Doch gibt es auch andere Zusammenhänge, die eine Entschädigungspflicht begründen, aber sehr viel seltener angenommen werden, vor allem die richtunggebende oder die vorübergehende Verschlimmerung eines früheren Leidens. In jedem Fall muß das Leiden, also die endomorphe Psychose, schon vor der Verfolgung psychopathologisch manifest gewesen sein und einen bestimmten Krankheitswert besessen haben. Eine sog. richtunggebende Verschlimmerung, bei der es unter der Verfolgung zu einem belangvollen Wandel der Verlaufsrichtung kommt, stempelt den ganzen Verlauf des Leidens von der Verfolgung an rechtlich zu einem Verfolgungsleiden. Rechtlich verwickelter ist die Sachlage, wenn nur eine vorübergehende, nicht richtunggebende Verschlimmerung anzunehmen ist, die den Krankheitswert des Leidens nur auf Zeit erhöht. Rechtlich gesehen, aber psychiatrisch kaum je von der richtunggebenden Verschlimmerung klar abzugrenzen, ist die sog. abgrenzbare anhaltende Verschlimmerung, die bleibend einen höheren Krankheitsgrad hinterläßt, ohne die Verlaufsrichtung fortschreitend zu beeinflussen.

In einschlägigen Fällen, die praktisch selten vorkommen, wird vom Gutachter verlangt, den Grad der Verschlimmerung zahlenmäßig abzuschätzen. Er muß nach der Rechtsprechung mindestens 25% betragen, wenn er entschädigungsrechtlich ins Gewicht fallen soll. Entschädigt wird dann nur für die bleibende oder auch vorübergehende Erhöhung des Krankheitswertes, nicht für das ganze Leiden, wie es schon vor der Verfolgung bestanden hat. Wenn Gesetzgebung und Rechtsprechung vom psychiatrischen Gutachter erwarten, prozentuale Angaben über Krankheitsgrade oder häufiger über Anteile am Ursachenkomplex eines multikausal zu erklärenden Leidens zu machen, so ist das natürlich cum grano salis zu verstehen. Die pseudoexakte rechtliche Festlegung muß in die Sprache der pragmatischen Abschatzung übersetzt werden, so etwa bedeuten 25% dann einen Anteil, der als solcher aus dem Kausalgeflecht sich deutlich, aber nicht sehr stark, abhebt; 50% einen etwa gleichgewichtigen und 75% einen überwiegenden Anteil. Feinere quantitative Differenzierungen lassen sich psychiatrisch kaum je begründen. Für die gutachtliche Beurteilung von Psychosen muß schließlich nicht ganz selten auch auf die sog. KZ-Vermutung nach § 31 BEG Abs. 2 zurückgegriffen werden: „War der Verfolgte mindestens 1 Jahr in Konzentrationslagerhaft und ist er in seiner Erwerbsfähigkeit um 25 vom Hundert oder mehr gemindert, so wird für den Anspruch auf Rente zu seinen Gunsten vermutet, daß die verfolgungsbedingte Minderung der Erwerbsfähigkeit 25 vom Hundert beträgt." Diese Vermutung ist widerlegbar, wenn das Gegenteil der vermuteten Tatsache, also das Fehlen eines ursächlichen Zusammenhanges mit Sicherheit oder mit an Sicherheit grenzender Wahrscheinlichkeit festzustellen ist – vgl. dazu Kommentar Blessin u. Gießler (1969), S. 409. Mit einem derartigen Grad an Sicherheit einen ursächlichen Zusammenhang zwischen einer während oder nach der Verfolgung ausgebrochenen endomorphen Psychose auszuschließen, dürfte kaum je möglich sein, auch wenn die Krankheit erst längere Zeit nach Beendigung der Verfolgung in Erscheinung tritt und sog. Brückensymptome fehlen oder wenn, was ganz allgemein für die endomorphen Psychosen gilt, die Entstehungsursachen derartiger Erkrankungen von der ärztlichen Wissenschaft noch nicht geklärt sind.

Für die rechtliche Beurteilung des ursächlichen Zusammenhanges zwischen einer endomorphen Psychose und nationalsozialistischen Verfolgungsmaßnahmen sind die Bestimmungen des § 28 BGB über die allgemeinen Voraussetzungen des Anspruchs auf Entschädigung bei Schäden am Körper oder an der Gesundheit auch für Psychosen von grundsätzlicher Bedeutung. Danach genügt, daß der ursächliche Zusammenhang wahrscheinlich ist, d.h. daß nach der Rechtsprechung des BGH ebensoviel oder mehr für als gegen die Annahme spricht, daß ein ursächlicher Zusammenhang besteht; eine an Sicherheit grenzende oder überwiegende Wahrscheinlichkeit wird also nicht gefordert, andererseits ist aber auch die bloße Möglichkeit oder Denkbarkeit eines Zusammenhanges kein Anerkennungsgrund. Eine weitere Beweiserleichterung enthält § 28 Abs. 2 in Verbindung mit § 15 Abs. 2 BEG, insofern als für ursächlich nicht klärbare gsundheitliche Störungen die Vermutung eines ursächlichen Zusammenhanges zwischen Gesundheitsschädigung und Verfolgung auf den engen zeitlichen Zusammenhang gestützt werden kann und innerhalb von 8 Monaten nach der Freiheitsenziehung oder Deportation Geltung hat, wenn die Gesundheitsschädigung die Erwerbsfähigkeit um mindestens 25% vermindert hat.

Gesetzgebung und Rechtsprechung im Entschädigungsrecht geben in jedem Falle Raum für die Anerkennung einer plurikausalen Entstehung endomorpher Psychosen, soweit diese nicht mehr als reine Anlageleiden zu gelten haben, sondern im Hinblick auf Entstehung und Verlauf als maßgeblich, nicht etwa nur thematisch, und häufig, auch nicht nur ausnahmsweise beeinflußt durch Belastungsfaktoren, die in der Umgebung, in der sog. Peristase des Individuums, angesiedelt sind. Zweifellos kommt das Entschädigungsrecht damit einer verbreiteten wissenschaftlichen Tendenz entgegen, für die Entstehungs- und Verlaufsweise endogener Psychosen nicht mehr das monokausale Modell des somatischen Anlageleidens gelten zu lassen, sondern den Außenfaktoren in ihrer erlebnismäßigen Verarbeitung und psychodynamischen Auswirkung stärkeres Gewicht beizulegen. Dies trifft, wenn auch mit verschiedenen Akzentuierungen, auf die gesamte internationale Psychiatrie zu, nicht etwa nur auf einseitige psychoanalytische oder psychogenetische Richtungen, sondern auch auf die klinische Forschung, die den humangenetischen wie auch den biographisch-psychodynamischen Zusammenhängen nachgeht. Es ist hier in der Tat ein Wandel der früher herrschenden Lehrmeinung eingetreten, der inzwischen auch gerichtsnotorisch geworden ist, so in einem Urteil des Oberlandesgerichts Düsseldorf vom 17.1.1965 [OLG Düsseldorf vom 17.1.1965 – 14 U (Entsch.) 44/74, RzW 1975, 204]. Mit der Feststellung: „Über die Entstehung der Schizophrenie ist ein Wandel der früher herrschenden Lehrmeinung eingetreten" nimmt das Gericht Bezug auf ein 1973 erstattetes Obergutachten des Verfassers (v. Baeyer), das sich in seinen Grundlagen mit den in *Psychiatrie der Verfolgten* (v. Baeyer et al. 1964) vertretenen Kriterien für die Feststellung psychodynamischer Zusammenhänge zwischen Belastungssituationen und endogenen Psychosen deckt. Das besagte Urteil hat zu einer Auseinandersetzung zwischen Hand und dem Mitverfasser (v. Baeyer) geführt (RzW 1975, 333, 1976, 49; Hand 1976). Hand verweist auf das 1968 im Auftrag des Bundesministers für Arbeit und Sozialordnung erstellte Grundsatzgutachten des verstorbenen Prof. Panse, des ehemaligen Ordinarius für Psychiatrie an der Universität Düsseldorf *„Zur ursächlichen Bedeutung exogener Faktoren für die Entstehung und den Verlauf der Schizophrenie"*. Panse kam in diesem Gutachten zu folgenden Schlußfolgerungen: „1. Bei einer Schizophrenie ist die ursächliche Bedeutung exogener Faktoren – im Sinne einer Manifestationsförderung – unter Umständen extremer Belastungen physischer und psychischer Art in besonders gelagerten Einzelfällen mit überwiegender Wahrscheinlichkeit zu bejahen. 2. Die echte Schizophrenie ist nachgewiesenermaßen ein Erbleiden. Und insbesondere aus humangenetischen Befunden läßt sich mit Wahrscheinlichkeit die gelegentliche ursächliche Mitwirkung sehr schwerer und spezieller exogener und psychischer Belastungsfaktoren ableiten." Panse fordert für die Anerkennung einer Manifestationsförderung durch extreme Belastung einen engen zeitlichen Zusammenhang mit dem schädigenden Ereignis und verweist die von v. Baeyer et al. (1964) herangezogene psychodynamische Verklammerung zwischen situativen Anlässen und endogener Psychose in den Bereich unbewiesener Hypothesen. Argumente, wie sie Hand im Anschluß an Panse zur Ablehnung psychodynamisch-situagener Zusammenhänge zwischen Verfolgung und Psychose geltend macht, kann man auch heute noch nicht selten in entschädigungsrechtlichen Psychosegutachten lesen. Sie gehen an der Tatsache vorbei, daß nicht nur erbgenetische Forschungsergebnisse, sondern auch ausgedehnte Längsschnittstudien bei Schizophrenen (vgl. besonders Bleuler 1972) den provozierenden und verlaufsgestaltenden Einfluß psychodynamisch zu interpretierender, psychosozialer Belastungsfaktoren biographisch so eindrücklich und allgemein belegen, daß eigentlich nicht mehr die Rede von besonderen Ausnahmefällen sein kann, sondern eine generelle Mitwirkung psychosozialer Momente für Entstehung und Verlauf schizophrener Psychosen angenommen werden muß. Auch für die affektiven Psychosen gibt es eine Fülle derartiger Beobachtungen und Feststellungen, wenn auch hier noch nicht der Stand der großen Längsschnittforschungen bei Schizophrenie erreicht ist, vgl. dazu die Arbeiten von Weitbrecht und Janzarik. Zur Begründung einer prädominanten Rolle der Anlage wird immer wieder darauf hingewiesen, daß die großen und allgemeinen Erschütterungen des seelisch-sozialen Gefüges in den letzten Kriegen und politischen Umwälzungen nicht zu einer statistisch faßbaren Vermehrung der endogenen Psychosen geführt hat. Diese Tatsache ist nicht zu bestreiten, bisher jedenfalls nicht widerlegt. Doch sind die näheren Einsichten in die psychosozialen Auslöse- und Verlaufsbedingungen endogener Psychosen dazu geeignet, gerade durch deren Häufigkeit, weite Verbreitung und Unspezifität die fehlende Widerspiegelung von Massenkatastrophen in einem Ansteigen der Psychoseziffern unter einem anderen, bisher zu wenig beachteten Aspekt erscheinen zu lassen. Eine Spezifität psychodynamischer Manifestationsbedingungen konnte bisher nur für einen Teil der endogenen Psychosen evident gemacht werden, wie das Tellenbach (1976) für die Entstehung der monopolaren Depression gelungen ist. Für die Schizophrenie jedenfalls betonen alle Autoren eine weitgehende Unspezifität der gefundenen manifestationsfördernden Anlässe. So liegt es denn nahe, bei den psychotisch gewordenen Opfern der Verfolgung, aber auch anderer Massenkatastrophen unseres Zeitalters anzunehmen, daß die sonst wirksam werdenden manifestationsfördernden Anlässe des bürgerlichen Lebens, einer ungünstigen Familien- und Ehekonstellation etwa, bei den erblich zu endogenen Psychosen disponierten Menschen, die in den Sog der Massenkatastrophen, auch der politisch-rassischen Verfolgung, gezogen wurden, eher zurücktreten, jedenfalls in ihrer individuell, auf den einzelnen in seiner persönlichen Verletzlichkeit zugespitzten Wirksamkeit reduziert werden gegenüber den überindividuellen traumatisierenden Anlässen der vitalen und existentiellen Bedrohung durch extrem belastende Massenschicksale. Das ist einleuchtend vor allem für in der Kindheit und Jugend verfolgte Menschen mit der durch das Verfolgungsschicksal weitgehend aufgelösten Familienstruktur, die nun auch nicht mehr geeignet ist, pathogene Wirkungen zu entfalten. An die Stelle familiärer Anlässe treten bei den in frühem Alter, sicher auch noch in der Adoleszenz und im Erwachsenenalter Verfolgten, vielfache schwere Belastungen durch die Verfolgung, die ja ebenfalls den Kern der Persönlichkeit betreffen, Identitätskrisen und -zweifel gravierender Art mit sich bringen, sich keineswegs auf vitale Bedrohung und Frustrierung beschränken. In diesem Zusammenhang ist es wohl angebracht, von einem *Anlaßsubstitut* zu sprechen, von manifestationsfördernden Anlässen des Verfolgungsschicksals, die an die Stelle der Anlässe aus dem bürgerlichen Lebensdrama treten. So läßt es sich auch bei gebührender Berücksichtigung der Peristase verstehen, daß eine unbestimmt große Anzahl der während oder nach der Verfolgung psychotisch gewordenen Menschen auch ohne Verfolgung psychisch krank geworden wäre, so daß sich im Schnitt keine wesentliche Veränderung der Inzidenzziffern bei Verfolgten und Nichtverfolgten ergibt. Die Anerkennung psychodynamisch-psychosozialer Teilursachen endomorpher Psychosen wird also nicht durch die – an sich auch nicht gesicherte, aber doch recht wahrscheinliche – Tatsache erschüttert und widerlegt, daß die rassisch-politische Verfolgung im großen und ganzen ähnlich wie andere tief in das Sozialleben eingreifende Massenkatastrophen nicht zu einer Vermehrung der Inzidenz endomorpher Psychosen führt. Das Prinzip des Anlaßsubstituts macht es auch erklärlich, daß es sich dabei nicht um seltene Ausnahmefälle handelt, sondern um etwas Häufiges. In der Tat hat auch, wie sich im statistischen Teil aufzeigen ließ, die Diagnose Schizophrenie in unserem Material eine auffallend enge Beziehung zu Verfolgungszeiten im Kindes- und Jugendalter, während das bei der Diagnose Zyklothymie nicht der Fall ist. Wenn es tatsächlich so etwas wie ein Anlaßsubstitut gibt und ein solches bei der Kausalbetrachtung der endomorphen Psychosen mindestens der Schizophrenen berücksichtigt werden muß, so kann es sich dabei ja um keine Seltenheit handeln. Es geht dann nämlich um ein konstitutionelles Gesamt, aus dem Infragestellungen, die den Persönlichkeitskern, seine sozialen Bezüge und sein Identitätsbewußtsein tief berühren, psychotische Manifestationen freisetzen (vgl. dazu v. Baeyer 1977b). Wir meinen, daß derartige Überlegungen zur psychosozialen Teilkausalität – für eine durch hirnorganische Läsion gesetzte Teilverursachung liegen in unserem Material keine Anhaltspunkte vor – auch für die rechtliche Würdigung der Psychosen nach Verfolgung Bedeutung haben und den von Hand (1976) so energisch bestrittenen Wandel der ätiopathogenetischen Auffassungen bezüglich der Entstehung endomorpher Psychosen beleuchten. Für die rechtliche Würdigung des Prinzips des Anlaßsubstituts ist daran festzuhalten, daß es sich dabei lediglich um eine naheliegende statistische Erwägung handelt und niemals um den Nachweis, daß gerade *dieses* Individuum mit Sicherheit oder auch nur mit Wahrscheinlichkeit ohne die Verfolgung psychotisch geworden wäre.

Schwierigkeiten macht nach wie vor die gutachtliche Beurteilung des *Gesamtverlaufs zyklothymer Erkrankungen,* die durch Rezidive mit einwandfreien, voll remittierten Zwischenstadien charakterisiert sind. Wenn sich für die erste oder eine anfängliche Phase verfolgungseigene Manifestationsbedingungen wahrscheinlich machen lassen, erhebt sich die Frage, ob solche Bedingungen mit allen entschädigungsrechtlichen Konsequenzen auch für spätere Rezidive wirksam sind. Wir haben diese Frage im Anschluß an Weitbrecht und Janzarik im Abschnitt über die Autonomisierung erlebnisreaktiver Depressionen behandelt (D. I. 4) und im Prinzip bejaht. Für die

Begutachtungspraxis möchten wir aber an der von Weitbrecht geäußerten Annahme festhalten, daß zugunsten eines pathogenetischen Einflusses auf die *gesamte* Psychose das Vorfeld der einzelnen Phasen gleichsam „aufgepflügt" bleiben muß, wobei nach dem Abklingen einer endogenen Episode der alte, von der Verfolgung hervorgerufene vitale und erlebnismäßige Tiefstand ("baisse") wieder als solcher hervortritt, also über das phasische Geschehen hinaus ein erlebnisbedingter Persönlichkeitswandel – meist in Form einer chronischen reaktiven Depression – greifbar bleibt. Ist das nicht der Fall, so scheint es bei rezidivierenden phasischen Psychosen berechtigt und notwendig zu sein, auf die Präponderanz des endogenen Faktors abzuheben und eine wesentliche Nachwirkung von Verfolgungserlebnissen mit kritischer Skepsis zu betrachten. Dasselbe gilt für phasisch verlaufende schizoaffektive Psychosen. Die statistische Aufarbeitung unseres Gutachtenmaterials hat uns ja deutliche Hinweise auf die Tatsache geliefert, daß generell – natürlich nicht in jedem einzelnen Fall – die zyklothymen Psychosen einen höheren Grad von Umweltstabilität im Vergleich zu den schizophrenen besitzen, d.h. im Zusammenwirken von Umwelt und Anlage der letzteren, also der Endogenität, das höhere Gewicht zukommt. Die Gesamtanerkennung eines zyklothymen Leidens als wesentlich mitverursachtes Verfolgungsleiden setzt also nach unserer Auffassung eine besondere klinisch-psychopathologische Begründung voraus, d.h. den Nachweis einer zugrundeliegenden depressiogenen Labilität des Persönlichkeitsgefüges in evidentem Zusammenhang mit der erlittenen Verfolgung.

F. Bericht über 21 Fälle aus dem schizophrenen Formenkreis, erkrankt in engem zeitlichen Zusammenhang mit der Verfolgung

Dem Werk von Eitinger (1964, S. 137 f.) verdanken wir den Hinweis auf eine nach dem Krieg von der IRO (International Refugée Organisation) eingerichtete Abteilung in der damaligen Heil- und Pflegeanstalt Wiesloch, in der psychiatrisch Kranke aus den DP-Lagern bis zu ihrer Überführung nach Israel aufgenommen waren. Die Überführung erfolgte dann zumeist nach kurzem Zwischenaufenthalt in der damaligen Heil- und Pflegeanstalt Egelfing-Haar bei München. Den Direktionen der genannten Krankenanstalten sind wir für die Überlassung der Krankenblattunterlagen zu Dank verpflichtet[9].

Aus Wiesloch wurden uns 25 Krankenakten der ehemaligen IRO-Abteilung zur Verfügung gestellt. Ein Fall scheidet aus, weil nur die Verwaltungsakte verfügbar ist und keine anderweitigen Krankenblattunterlagen beschafft werden konnten. Dem Thema unserer Arbeit entsprechend beschränken wir uns auf die Auswertung der als *endogene Psychosen* diagnostizierten Fälle. Es handelt sich in der großen Mehrzahl um defektuös, ja geradezu deletär verlaufende Erkrankungen an *Schizophrenie bei ausschließlich ostjüdischen Patienten,* deren Diagnose in jahrelanger Beobachtung festgehalten und näher spezifiziert werden konnte. Nur 3 der insgesamt 24 von der IRO-Abteilung in Wiesloch aufgenommenen Patienten litten an anderen, nicht endogenen, hirnorganisch bedingten Psychosen, nämlich je ein Patient mit progressiver Paralyse, Hirnarteriosklerose und genuiner Epilepsie. Diese 3 Fälle, von denen übrigens 2 nichtjüdischer, russischer Herkunft waren, bleiben in der folgenden Darstellung außer Betracht. Für die verbleibenden 21 Fälle haben wir eine tabellarische Darstellung (s. Anhang B. 6), ergänzt durch einige kasuistische Schilderungen, gewählt.

20 Patienten kamen erst nach anderen Anstalts- und Klinikaufenthalten nach Wiesloch, meist erst nach jahrelangem Verlauf der Psychose. Nur ein Patient kam direkt aus einem DP-Lager (Fall U).

Aus der Tabelle ersieht man sogleich die Lücken und Mängel der Dokumentation. Die Patienten waren alle in mehreren, mindestens 2 psychiatrischen Krankenanstalten der damaligen amerikanischen und englischen Besatzungszone hospitalisiert. Sie blieben alle jahrelang, zum Teil mit kürzeren oder längeren Unterbrechungen, bis zu ihrem Abtransport nach Israel in psychiatrischer Hospitalisierung. Die psychotischen Zustandsbilder sind in ihrem Wechsel und in ihren gleichbleibenden Zügen fast überall

---

9 Weiterhin konnten wir Krankenblattunterlagen heranziehen aus den Psychiatrischen Landes- und Bezirkskrankenhäusern Ansbach, Erlangen, Göttingen, Günzburg, Hamburg-Ochsenzoll, Lüneburg und Merxhausen, aus den Psychiatrischen Universitätskliniken Frankfurt am Main, Hamburg-Eppendorf und München, den Städtischen Psychiatrischen und Nervenkliniken Nürnberg und Stuttgart und den Wahrendorffschen Krankenanstalten Ilten-Hannover. Den Direktoren der genannten Krankenanstalten sei ebenfalls für die freundliche Unterstützung unserer Arbeit gedankt

sorgfältig registriert und anschaulich beschrieben. Es fehlen nirgends neurologische, serologische und andere körperliche Befunde. Die diagnostisch-klassifikatorische Einordnung macht keine Schwierigkeiten. Die in der Tabelle unter der Rubrik „Diagnose" festgehaltene Bezeichnung Schizophrenie entspricht der von den Anstalten und Kliniken gestellten Abschlußdiagnose. Die in Klammern gesetzten näheren Bezeichnungen der Krankheitsform stammen in der Mehrzahl der Fälle von uns, ließen sich aber leicht und zwanglos aus den gegebenen Schilderungen ableiten. Mängel und Lücken der Dokumentation bestehen ganz überwiegend auf den Gebieten der früheren, prätraumatischen Lebensgeschichte und der erlittenen Verfolgungen. Diese Lücken und Mängel leiten sich in manchen Fällen offensichtlich von sprachlichen Verständigungsschwierigkeiten her, überwiegend aber wohl doch von einem abgeblendeten Interesse an der Biographie und besonders an den in der Verfolgung durchgemachten extremen Leiden und Entbehrungen. Man hat es z.B. bedauerlicherweise öfters versäumt, in Begleitung der Kranken gekommene Beziehungspersonen genauer zur Vorgeschichte auszufragen, auch wo das möglich gewesen wäre. Die eigenen Angaben der Patienten sind oft verworren und widersprüchlich.

Schon die erste Sichtung des uns zur Verfügung stehenden Krankengeschichtenmaterials wirft Fragen auf, die nachträglich wohn nicht mehr zu beantworten sind: Wieso passierten die damalige IRO-Abteilung nur so unverhältnismäßig wenige endogen-psychotische Fälle, wenn man damit die Millionenzahl der überlebenden Verfolgungsopfer vergleicht? Warum handelt es sich nur um schizophrene Patienten, wo bleiben die zyklothymen? Warum handelt es sich nur um schwerste, defektuös, ja deletär verlaufende Fälle? Wo bleiben die leichteren, mehr oder minder gut remittierenden Psychosen? Es kann sein, daß für diese imponierende Einseitigkeit des Krankengutes äußere Gründe der Auslese in Betracht kommen. Es mag sich so verhalten, daß für die in der genannten IRO-Abteilung zusammengekommenen Kranken nur ein extrem psychotisches Verhalten als Einweisungsgrund galt und leichtere Fälle wie auch zyklothyme Gemütsstörungen anderweitig untergebracht und behandelt wurden. Doch gibt es dort auch Fälle, in denen ein extrem psychotisches, erregtes, stuporöses, halluzinierendes, wahnhaftes Verhalten wieder abklingt und die Entlassung ins freie soziale Leben möglich wird, oder Fälle, wo anfänglich eine manisch-depressive Symptomatik vorherrscht. Bei all den hier dargestellten Fällen kam es jedoch, wenn überhaupt, nur zu versuchsweisen Entlassungen, denen regelmäßig die erneute Hospitalisierung und schließlich die Überführung nach Israel folgte. Aus der Rubrik „psychiatrisch interniert von – bis" geht hervor, daß immerhin in 8 von 21 Fällen Unterbrechungen der Hospitalisierung mit versuchsweisen Entlassungen erfolgten. Man müßte annehmen, daß Fälle, in denen nachhaltige Remissionen vor dem Termin der Überführung nach Israel (1950) erzielt wurden, aus Gründen der Patientenauswahl aus der Dokumentation ausscheiden, vielleicht auch, weil die betreffenden Krankenblätter nicht aufbewahrt oder an andere Stellen abgegeben wurden. Leider konnten wir uns in dieser Frage nach der langen inzwischen verstrichenen Zeit keine volle Klarheit mehr verschaffen[10]. Zu erwägen bliebe schließlich die Hypothese,

10 Der inzwischen verstorbene Medizinaldirektor i.R. Dr. med. W. Schindlmayr, seinerzeit Oberarzt an der IRO-Abteilung der Heil- und Pflegeanstalt Wiesloch, teilte uns freundlicherweise mit, daß seiner Erinnerung nach fast nur ungünstig verlaufende, defektuös-schizophrene Fälle, sämtlich ihrer jüdischen Herkunft wegen Verfolgte, die IRO-Abteilung passierten. Die dort aufbe-

daß die durchgemachten, ungewöhnlich schweren und langen psychophysischen Belastungen der Chronifizierung und den deletären Auswirkungen schizophrener Psychosen Vorschub leisteten. Die bösartige, chronisch-progrediente Verlaufsweise schizophrener Erkrankungen ist nicht, wie früher vielfach angenommen, ein Ausdruck vorherrschender erblicher Determination, sondern im Gegenteil auf die Mitwirkung ungünstiger peristatischer Einflüsse verdächtig. „Insbesondere finden sich bösartig verlaufende Schizophrenien auch in Fällen, bei denen eine psychogene Auslösung oder Mitverursachung anzunehmen nahe liegt" (Bleuler 1972, S. 360). Doch wird man derartige Erfahrungen für das hier beschriebene Krankengut nur dann überzeugend bestätigen können, wenn einseitige, selektive Einflüsse auf dessen Zusammenstellung ausgeschlossen oder wenigstens als unwahrscheinlich bezeichnet werden können. Das ist hier nicht der Fall. Im Gegenteil: Die Tatsache, daß fast alle Patienten nicht zur Erstaufnahme, sondern nach jahrelangen Aufenthalten in anderen psychiatrischen Einrichtungen in die IRO-Abteilung der Heil- und Pflegeanstalt Wiesloch eingewiesen wurden, spricht eher für die Annahme, daß diese Fälle wegen ihres deletären Verlaufs und in der Absicht, sie in das neue Heimatland der Juden zu transferieren, dort eingewiesen wurden. Günstiger verlaufende Fälle von endogenen Psychosen scheinen gar nicht erst nach Wiesloch verlegt worden zu sein und daher für die vorliegende Zusammenstellung auszufallen. Damit sind freilich ungünstige peristatische Einflüsse auf den Psychoseverlauf keineswegs ausgeschlossen.

I. Allgemeine Daten

Alle hier beschriebenen Fälle sind jüdischer Herkunft und Religion. Es geht nicht aus den Krankenblattaufzeichnungen hervor, ist aber zu vermuten, daß alle Patienten von Vater- und Mutterseite her aus dem Judentum stammen. Die Herkunftsländer verteilen sich auf Polen (14), Ungarn (4), Rumänien (1), Rußland (1) und Tschechoslowakei (1). Die Geburtsjahrgänge verteilen sich auf die Jahre 1909 bis 1929. Die Mehrzahl der Patienten ist zwischen 1915 und 1925 geboren. Geschlechtsverteilung: 9 Männer, 12 Frauen. Der Familienstand erscheint nicht immer zuverlässig angegeben, einmal unbekannt, 6mal verheiratat, 12mal unverheiratat, 2mal geschieden. Mitteilungen über Beruf und soziale Schicht sind häufig unverbindlich oder fehlen. Immerhin scheint die Mehrzahl der Patienten aus kleinen Verhältnissen zu stammen und handwerkliche Berufe oder Fabrikarbeit verrichtet zu haben.

Fußnote 10 (Fortsetzung)

wahrten Unterlagen seien als vollständig zu betrachten. In den anderen Abteilungen der Heil- und Pflegeanstalt seien nichtjüdische verschleppte Personen wie auch Flüchtlinge aufgenommen worden (vgl. dazu Ebermann u. Möllhof 1957)

II. Verfolgungsdaten

Das Lebensalter bei Beginn der Verfolgung wird nur in 17 Fällen angegeben und auch da nicht immer mit wünschenswerter Sicherheit: bis 10 Jahre 1 Patient, bis 20 Jahre 7 Patienten, bis 30 Jahre 6 Patienten, bis 40 Jahre 3 Patienten.

Da, wo das Verfolgungsalter nicht genannt wird, kann es vermutungsweise aus dem Lebensalter geschlossen werden. Es dürfte sich auch hier in der Mehrzahl um Verfolgungen im 2. und 3. Lebensjahrzehnt handeln, abgesehen von einer ungarischen Jüdin, die 1909 geboren, nach den zeitgeschichtlichen Umständen wohl erst 1944 in das KZ Auschwitz kam und somit erst im 5. Lebensjahrzehnt schweren Verfolgungen ausgesetzt war.

Die in der Rubrik „verfolgt im Alter von – bis" angegebene Verfolgungsdauer in Lebensalterspannen ist wahrscheinlich in den meisten Fällen zu kurz – unbekannt, ja überhaupt nicht erwähnt in 6 Fällen. Mehrjährige schwere und schwerste Verfolgungszeiten dürften in den meisten Fällen anzunehmen sein, beonders unter Hinzurechnung der den schwersten Verfolgungsgraden vorangehenden, oft jahrelangen Perioden der Entrechtung, Enteignung, Entwürdigung – mit einem Wort, der Ächtung.

Zum Teil werden nicht einmal die Verfolgungsarten genannt (in 4 Fällen). Aufenthalte in Konzentrationslagern und Zwangsarbeitslagern werden in 8 Fällen angegeben, Versteckperioden mit oder ohne Haftzeiten mehrmals genannt, ebenso Gettoaufenthalt. Eine 1916 geborene polnische Jüdin wurde mit 26 Jahren nach Deutschland deportiert, wo sie Zwangsarbeit bei einem Bauern in Süddeutschland verrichtet hatte. Sie ist dort freiwillig bis nach Kriegsende verblieben, bis sie von der alliierten Militärpolizei aufgespurt und in ein DP-Lager – vielleicht schon im Vorfeld oder zu Beginn der erst im DP-Lager 1946 erkannten paranoiden Psychose – eingewiesen wurde (Fall E).

In 6 Fällen handelte es sich eindeutig um sog. Rußland-Fälle, d.h. um Personen, die entweder 1939 bei der Besetzung Polens durch deutsche Truppen oder 1941 bei Überschreitung der Demarkationslinie durch deutsche Truppen in die Sowjetunion flüchteten, dort bis zum Abschluß des Sikorski-Abkommens im Herbst 1941 unter Haftbedingungen in Lagern festgehalten wurden, um später bis zum Ende des Krieges und danach unter ortsüblichen Arbeitsverhältnissen in der Sowjetunion zu leben, sprachlich und kulturell durchweg entwurzelte Personen, meist auch von ihren nächsten Angehörigen getrennt. Ein 1929 geborener polnischer Jude (Fall U), der bereits 1939 in die Sowjetunion flüchtete, trat angeblich schon mit 14 Jahren in die Anders-Armee ein. Der Verlust nächster Angehöriger wird nur zweimal erwähnt, kam aber sicher viel häufiger vor. So mußte die als Fall B geführte, 1911 geborene ungarische Jüdin, die mit 34 Jahren in das KZ Auschwitz deportiert wurde, dort erleben, daß ihr Kind getötet wurde. Auch der von ihr getrennte Ehemann ist seit seiner Verhaftung und Deportation verschollen. Sonst finden sich kaum Angaben, geschweige denn anschauliche Schilderungen über das Verfolgungsschicksal. Nur in einem Fall (F) sind eigene Angaben des Patienten über grauenhafte Erlebnisse in der Schlußphase des KZ-Aufenthaltes festgehalten. Wir kommen darauf bei den kasuistischen Darstellungen zurück. Die meisten Patienten (19) befanden sich nach Kriegsende mindestens zeitweise in DP-Lagern, und zwar jahrelang mit meist nur kurzen Unterbrechungen, in einem Fall nur wenige Monate. Nur in 2 Fällen lebten Patienten vor ihrer Erkrankung in den westlichen Besatzungszonen außerhalb von DP-Lagern. Alle 21 Patienten gelangten im Laufe des Jahres 1950 durch Transferierung in psychiatrische Obhut des neugegründeten Staates Israel. In 2 Fällen (D und M) hatten die später erkrankten Patienten versucht, illegal auf dem Seeweg in das damalige britische Mandatsgebiet Palästina einzureisen, was von der Mandatsmacht verhindert wurde und zu schweren Strapazen und seelischen Belastungen führte. Diese Patienten wurden zur Rückkehr gezwungen und wieder in DP-Lagern der westlichen Besatzungszonen untergebracht (sog. Exodus-Flüchtlinge). Was überhaupt nicht in den Angaben über Verfolgungsvorgänge erscheint, sind die schweren Ängste, Bedrückungen, Diffamierungen und wirtschaftlichen Verluste, die dem östlichen Judentum vom Zeitpunkt der Angriffe auf Polen und die Sowjetunion an auferlegt waren. Ein realistisches Bild von den außerordentlichen, in allen Fällen jahrelang dauernden seelischen, körperlichen und psychophysischen Leiden und Entbehrungen kann man sich für die Patienten der vorliegenden Dokumentation weniger aus dieser selbst als vielmehr aus zeitgeschichtlichen Kenntnissen und anderweitigen Schilderungen des über das Ostjudentum verhängten Schicksals machen. Auch zum Verständnis der dem Kriegs- und Verfolgungsende nachfolgenden, jahrelangen Aufenthalte in DP-Lagern mit den dortigen körperhygienisch einwandfreien, aber seelisch passivierenden, die Eigeninitiative lähmenden, vielfach isolierenden, die Entwurzelung eher vertiefenden und verlängernden, neue Konfliktsituationen schaffenden Einflüssen, muß man sich aus anderen Quellen informieren. Die vorliegenden Krankenblätter sind auch in dieser Beziehung wenig ergiebig (vgl. v. Baeyer et al. 1964, S. 58).

III. Klinische Daten

Angaben, die auf Psychosen in der Aszendenz zumindest verdächtig sind, finden sich zweimal (Fälle K und L). Eigene psychotische Zustände der Patienten vor der Verfolgung werden ebenfalls zweimal angegeben (Fälle H und N). Angaben über charakterologische Auffälligkeiten nichtpsychotischer Art finden sich dreimal (Fälle F, G, P). In den anderen Fällen sind derartige Antezedenzien der Psychose gar nicht erwähnt, was natürlich nicht gegen deren häufigeres Vorkommen spricht.

Bei den Psychosen handelt es sich, wie schon erwähnt, in allen Fällen um schwere defektuöse Schizophrenien. Besonders häufig – im Vergleich zum jetzigen durchschnittlichen Krankengut in Kliniken und Krankenhäusern – sind psychomotorisch auffällige, katatone Zustände mit gröbster augenfälliger Symptomatik, insgesamt 10 Fälle, davon die meisten stuporös, einige auch schwer erregt, aggressiv, zerstörerisch. In den meisten Fällen gibt es markante Hinweise auf das Bestehen von Wahnideen und Sinnestäuschungen, meist akustischen, aber auch optischen und haptischen. Zweimal werden ausgesprochene megalomane Wahnbildungen erwähnt (Fall F, vgl. kasuistische Schilderung, und Fall O). Dem hebephrenen Typus entsprechen nur 2 Fälle (P und U). Bei einem polnischen Juden, über dessen Verfolgungsgeschichte nichts gesagt wird, ist eine ausgesprochen koenästhetisch geprägte Psychose, wahrscheinlich mit haptischen Halluzinationen, geschildert. Bei 2 Frauen, polnischen Jüdinnen, wird über Psychosen im zeitlichen Zusammenhang mit dem Puerperium und der Gravidität berichtet.

Die verheiratete Patientin, geboren 1917 (Fall C), hat mehrere normale Schwangerschaften und Geburten gehabt und erkrankt einige Zeit nach der Rückkehr aus Rußland nach ihrer letzten Entbindung an unklaren Verstimmungserscheinungen; sie sei früher immer fröhlich gewesen. Sie bekommt unbegründete Ängste, ihr Mann wolle sie verlassen, sie werde ihre Kinder verlieren, ahnt Unheil voraus. Sie verhält sich dann zunehmend verschlossen, zum Teil auch affektiv inadäquat, kommt mehrfach in klinische Behandlung; seit 1946 bessert sich ihr Zustand auf mehrfache Elektroschockbehandlungen hin, sie kann ein halbes Jahr zu Hause in ihrer Familie sein. Dann verschlechtert sich ihr Zustand 1949 im Zusammenhang mit einer erneuten Schwangerschaft. Das Verhalten wird zunehmend autistisch, dazwischen auch erregt, gewalttätig, es besteht der Eindruck von Halluzinationen. 1950 wird die Kranke zur Überführung nach Israel verlegt. Die Entbindung war normal verlaufen, doch hat die Patientin keinerlei Teilnahme für das Neugeborene gezeigt.

Die Diagnose „manisch-depressives Irresein" wurde im Fall T. einer 1909 geborenen polnischen Jüdin, die das KZ Auschwitz überlebt hat, bei der Erstaufnahme in einer süddeutschen Anstalt 1946/47 gestellt. Bei weiterem überwiegend maniformem Verhalten wurde das Bild durch ängstliche Schübe und paranoide Agitation atypisch, schließlich bei abflauenden Affekten und zunehmend kataton-unzugänglichem Gepräge immer mehr einer schizophrenen Psychose ähnlich. Nach ihrer Transferierung nach Israel befand sie sich noch 1960 in Anstaltsbehandlung.

In einigen Fällen ließen reaktiv depressive und psychopathieähnliche Züge in der ersten Zeit der Anstaltsbehandlung die Diagnose Schizophrenie noch nicht zu.

Die Behandlung konzentrierte sich in den meisten Fällen auf ausgiebige und wiederholte Elektroschockserien. Einige Male werden Insulingaben erwähnt, jedoch ohne nähere Angaben über Komawirkung. Für die Anwendung von Arbeitstherapie waren offenbar nur wenige Kranke geeignet. Die therapeutischen Interventionen hatten immer nur vorübergehenden Erfolg.

Etwas näher möchten wir uns mit den Vorstadien der manifesten Psychose von der Verfolgungszeit an beschäftigen. Die Unterlagen sind in dieser Hinsicht nicht so unergiebig, wie es auf den ersten Blick erscheint. Kasuistisch seien einige Fälle durch Zusammenfassung der verfügbaren Krankenblätter dargestellt.

Fall D. 1911 geborene, aus Ungarn stammende Zahnarztgattin, die mit 20 Jahren heiratete und aus der Ehe ein Kind hatte. Der Mann kam mit einem ungarischen Arbeitskommando 1941 nach Rußland und ist seitdem verschollen. Die Patientin selbst und ihr Kind kamen 1945 in das KZ Auschwitz, wo ihr das Kind sofort weggenommen wurde und ums Leben kam. Sie versuchte, nach der Befreiung über Frankreich nach Palästina zu gelangen, kam als zurückgeschickter Exodus-Flüchtling in das nach dem Krieg nunmehr als DP-Lager geführte Lager Bergen-Belsen. Dort wurde sie spätestens 1947 auffällig. Sie wurde im Lagerhospital aufgenommen, wo sie eine Pentothalsubnarkose erhielt. Dabei weinte und seufzte sie, konnte durch häufige Aufmunterung zum Sprechen angeregt werden, äußerte schluchzend, sie habe Angst. Im November 1947 wurde sie aus dem Lager in eine psychiatrische Universitätsklinik verlegt. Nach dem dortigen, uns vorliegenden Krankenblatt wirkt sie äußerlich geordnet, sehr reserviert, mißtrauisch, ohne unfreundlich zu sein, im Gegenteil freundlich lächelnd. Bei gewissen Gesprächsthemen sperrt sie. Sie schildert sich selbst als einen von Hause aus stillen, zurückhaltenden, nur für ihre Familie lebenden Menschen. Sie könne die Hoffnung auf ein Wiedersehen mit Mann und Kind nicht aufgeben. Von der Tochter, die jetzt 8 Jahre alt wäre, habe sie seit der Trennung in Auschwitz nichts mehr gehört. Eine Anoxiebehandlung hat eine gute, aber nur augenblickliche Wirkung, sie lacht, spricht lebhafter. Wenige Tage danach überfällt sie eine depressive Unruhe, sie beschuldigt sich selbst, schlechte Gefühle in sich zu haben, immer denken zu müssen, sie habe etwas verkehrt gemacht. Es sei ein unbestimmtes Gefühl. Sie sei furchtbar traurig und unglücklich, habe schon an Selbstmord gedacht. Auch nach weiteren Stickstoffbeatmungen kommt es nur zu vorübergehender Lockerung. Der nachfolgende Zustand wird als „stupurös" beschrieben. Einleitung einer Insulinkur mit kleinen Dosen. Aus dem Lager wird nachträglich mitgeteilt, daß die Patientin nach dem Verschwinden ihres Mannes eine Freundschaft mit dessen Bruder hatte. Dieser habe sie aber bestohlen und sei nach Amerika ausgewandert. Jetzt mache er ihr von dort einen Heiratsantrag. Als ihr das mitgeteilt worden sei, habe sie nur wenig und unbestimmt, halb ängstlich, halb verlegen reagiert. Eine bereits im Lager durchgeführte Elektroschockkur hatte nur zu vorübergehendem Erfolg geführt. Generalisierte Psoriasis. Die Kranke wird Anfang März 1948 in immer noch gesperrtem Zustand ins Lager zurückverlegt, kommt von dort im Mai nun völlig stuporös und mutistisch in die Klinik zurück. Sie soll inzwischen eine Zeitlang hypomanisch gewesen sein. Bei der zweiten Klinikaufnahme wirkt sie leer, grimassiert, wird durch Elektroschockbehandlung nur unwesentlich verändert. Im Pervitinversuch verstärkt sich das stuporöse Bild bis zu kataleptischen Erscheinungen. Nach der Überführung in deutsche Heil- und Pflegeanstalten wechselt stuporös-mutistisches Verhalten mit Gewalttätigkeit und ängstlich wirkenden Schreiattacken. Die Kranke wird im September 1950 zwecks Transferierung nach Israel unverändert entlassen. Die diagnostischen Erwägungen der Universitätsklinik gingen von einer reaktiven Depression aus; bei der zweiten Klinikaufnahme dachte man, wohl im Hinblick auf die durchgemachte hypomanische Phase, an eine endogene Depression. Noch im Verlauf der zweiten Klinikaufnahme wurde das Krankheitsbild so typisch kataton, daß in der Klinik und auch in den Heil- und Pflegeanstalten eine Erkrankung aus dem schizophrenen Formenkreis diagnostiziert wurde.

Hier handelt es sich also um eine Frau, die in ihrem 4. Lebensjahrzehnt Entsetzliches durchgemacht hat, den Verlust von Mann und Kind, Auschwitz, die Qualen und Enttäuschungen der gescheiterten Einwanderung in Palästina, dann auch die Enttäuschung durch den Bruder des Ehemannes, den sie zu heiraten hoffte. Ihr Verhalten muß nach der mißglückten Exodus-Seereise im DP-Lager schon auffallend verschlossen gewirkt haben. In Subnarkose und danach treten dann reaktiv-depressive Inhalte deutlich hervor mit Suizidgedanken und mit Schuldgefühlen, die man wohl als „Überlebensschuld" interpretieren darf. Unterbrochen von einer kurzen, nicht näher geschilderten hypomanischen Verfassung gleitet die Patientin dann mehr und mehr in ein therapeutisch (Anoxie, Pervitin, Elektroschock) nicht mehr aufbrechbares, stuporöses Verhalten hinein, hinter dem depressive Inhalte nicht mehr erkennbar sind. Es entwickelt sich eine typische Katatonie, bei der auch psychomotorische Erregungszustände nicht fehlen. Der Übergang ist also gekennzeichnet durch eine anfängliche, schwerste reaktive Depression, deren psychomotorische Hemmungskomponente fast gleitend in eine chronische Katatonie überleitet. Das kurze hypomanische Zwischenspiel kann therapeutisch induziert gewesen sein.

Fall F. Der 1922 in Polen geborene junge Mann hat nach seinen eigenen Angaben 6 Jahre die Volksschule besucht und sich dann in verschiedenen Berufen versucht, zuletzt als Konditor bei seinem Bruder. Nach seinen eigenen, sicher nicht unbedingt zuverlässigen Angaben, habe er in der Schule mehrere Klassen wiederholen müssen, sich wegen „anderer Gedanken" mit den Lehrern überworfen. Ob er aufgrund dieser Angabe als ein von Haus aus schizoider Sonderling bezeichnet werden kann, läßt sich nicht mehr klären. Er kam jedenfalls mit 19 Jahren in KZ-Haft und blieb darin etwa 4 Jahre bis zur Befreiung durch alliierte Truppen 1945. In den letzten Tagen des Krieges habe er sich, so erzählt er, in einer Bekleidungsbaracke unter altem Zeug versteckt, wobei ringsherum die Baracken brannten und in seiner nächsten Umgebung Häftlinge erschossen wurden. In dieser wunderbaren Rettung sieht er eine göttliche Fügung und besondere Erwählung seiner Person. Später fügt er hinzu: Es sei schon oft etwas besonderes mit ihm gewesen, besonders im KZ, wo er einige Male geradezu wunderbar vor dem Tod verschont geblieben sei. Nach der Befreiung schlägt er sich Handel treibend in Süddeutschland durch, kommt unter nicht näher bekannten Umständen in ein DP-Lager, von dort zur Badekur in einen Kurort. Dort, Anfang des Jahres 1947, muß er in stärkerem Grade auffällig geworden sein. Er radelt in der Gegend herum, besucht eine katholische Kirche, in der er ausruft, er sei Jesus Christus. Die am Ort befindliche UNRRA-Organisation weist ihn im Mai 1947 in eine deutsche Heil- und Pflegeanstalt ein. Auch dort behauptet er, Jesus Christus und der Beherrscher der neu kommenden Welt zu sein. Er schimpft und flucht über die Machthaber, will neue Kriege verhinderth, die Welt in ein Paradies verwandeln usw. Nach einer Elektroschockbehandlung beruhigt er sich, gibt klare und geordnete Antworten, berichtet von seinem Erwählungsbewußtsein seit dem KZ-Aufenthalt. In ruhigem und geordnetem Zustand wird er von seinem Bruder abgeholt, nach ein paar Tagen aber schon wieder eingewiesen, wiederum verwirrt, unruhig, motorisch erregt. Auf erneute Elektroschockbehandlung rasche Beruhigung. Macht Äußerungen, die als Beziehungsideen zu deuten sind, fühlt sich getrieben, scheint zu halluzinieren. Im September 1947 kehrt er ins DP-Lager zurück. Im Dezember 1947 wird er wieder in die Heil- und Pflegeanstalt aufgenommen. Diesmal bietet er eindeutige persekutorische Inhalte, dabei auch wiederum religiöse Wahnideen, meint stigmatisiert zu sein. Von da an reißen die Schilderungen über Größenideen als angeblicher Prophet, Reformator und Messias zusammen mit katatoniformen Erregungszuständen bis zur Transferierung 1950 nicht ab.

Dieser Fall kann mit Vorbehalt, aber doch mit ziemlicher Wahrscheinlichkeit, unter dem Stichwort „gleitende Wahntransponierung" interpretiert werden. Daß er bereits im KZ angesichts erstaunlicher Verschonungen und Errettungen bei Tod und Verderben rings um ihn herum das Gefühl eines besonderen göttlichen Schutzes, ja einer Erwählung hatte, hat er immer wieder betont, solange von ihm überhaupt geordnete Äußerungen zu erhalten waren. In dieser religiösen Schicksalsdeutung wird man noch kein psychotisches Symptom erblicken können. Wie die ersten ein, zwei Jahre nach der Befreiung bei ihm verlaufen sind, darüber wissen wir leider nichts Näheres. Nach seinen eigenen Angaben hat er zunächst in einer süddeutschen Großstadt gewohnt, sich dort durch Handel ernährt. ist dann später erst in einem DP-Lager aufgenommen, von dort aus wohl wegen irgendwelcher körperlichen Beschwerden in eine Badekur geschickt worden. Bei dieser Gelegenheit wurde eine megalomane Psychose manifest, und zwar mit Inhalten religiöser Art, einem Erwählungsbewußtsein, das thematisch an seine religiöse Schicksalsdeutung im KZ anschließt. Mit therapeutisch erzeugten kurzen Remissionen, in denen aber immer das religiöse Erwählungsbewußtsein bleibt, geht die Psychose in einen paranoid-katatonen Defektzustand über. Fraglich bleibt allerdings, ob man hier wirklich von einer *gleitenden* Wahntransposition sprechen kann. Nach den uns zur Verfügung stehenden Schilderungen und Selbstschilderungen scheint die Transposition des ursprünglich nichtpsychotischen Erwählungsbewußtseins in ein psychotisches, megalomanes eher ziemlich abrupt vor sich gegangen zu sein. Der akute Ausbruch der Psychose schließt freilich ein nach außen unauffälliges Vorbereitungsfeld nicht aus. Ein solches ist nach allgemeinen Erfahrungen eher wahrscheinlich und damit die Annahme einer gleitenden Wahntransposition nicht von der Hand zu weisen.

Fall G. Bei dem 1920 in der Tschechoslowakei geborenen Tischler, der 2 Jahre lang in den KZs Flossenbürg und Dachau war, dann in einem süddeutschen Lager lebte, ging ein psychopathischer oder pseudopsychopathischer Zustand der Entwicklung einer chronischen kataton-stuporösen Psychose voraus. Der alkoholintolerante Patient wurde im DP-Lager im April 1946 im Rausch gewalttätig und kam bei der Gelegenheit in psychiatrische Behandlung. Dort berichtet er völlig geordnet und selbstkritisch, daß er selbst an seiner eigenen Verschlossenheit leide, leicht aufbrause, Alkohol nicht gewöhnt sei, leicht betrunken werde. Ähnliches bestätigt ein Vetter von ihm. Im KZ habe er sehr unter der Rohheit der Kameraden gelitten. In der Anstalt leidet er unter dem Zusammensein mit Geisteskranken. Er versucht immer wieder in bescheidener Art und Weise, dem Arzt klarzumachen, daß er nicht in die Anstalt gehöre. Er wird sichtlich lebhafter und aufgeschlossener, wenn der Arzt sich freundlich mit ihm unterhält, bemüht sich mit großer Ehrlichkeit, ein genaues Bild seines eigenen Charakters zu geben, wobei er bestimmte Mängel wie Verschlossenheit und leichtes Aufbrausen selbst zugibt. Er sei immer ein stiller und zurückgezogener Mensch gewesen, der sich schwer anschließen konnte. Feinde habe er nicht gehabt. Jedoch seien ihm mehr Menschen unsympathisch gewesen im Vergleich zu anderen. Nachdem er anfangs recht gedrückt wirkt und betont, er könne es unter Verrückten nicht aushalten, er würde dabei ganz melancholisch, gewöhnt er sich allmählich an seine neue Umgebung, versucht den Pflegern an die Hand zu gehen, wirkt schließlich ganz unauffällig, so daß er schon nach wenigen Wochen aus der Anstalt entlassen werden kann. Die Anfangsdiagnose lautet: „leicht erregbarer Psychopath". Der Aufnahmegrund wird in seiner Alkoholreaktion gesehen. Doch kommt er nach 6 Wochen wieder in die Anstalt. Er hat im DP-Lager seit einigen Tagen nichts mehr gegessen, ist tagelang im Bett liegengeblieben, hat sich ablehnend verhalten und nicht auf Fragen geantwortet. Bei der Wiederaufnahme ist er dann ansprechbar, antwortet auf Fragen mit leiser, monotoner Stimme, im Telegrammstil oder beantwortet Fragen lediglich durch Kopfnicken. Seine Angaben sind jetzt sehr verdächtig auf Erlebnisse nach Art des Hyptnotisiertwerdens und des Gedankenentzugs. Die Leute kätten ihn so komisch angesehen und auch „getriezt". Ob er auch Stimmen hört, bleibt unklar. Er klagt über allerhand Leibbeschwerden, vor allem Magenschmerzen, ohne daß ein entsprechender körperlicher Befund erhoben werden kann. Auf Elektroschockbehandlung hin kommt es zu einer deutlichen Besserung, so daß der Patient Ende September 1946 probeweise in das DP-Lager entlassen werden kann. Doch kommt es bald wieder zu Erregungs- und Verstimmungszuständen, die eine erneute Anstaltsbehandlung notwendig machen. Sein Autismus nimmt zu, und zeitweise ist der Kranke ausgesprochen stuporös. Autistisch, nicht kontaktfähig, mutistisch, fast bewegungslos im Bett liegend, kommt er Oktober 1947 unter der Diagnose Schizophrenie in die IRO-Abteilung der Anstalt Wiesloch. Er halluziniert nun sichtlich. Weitere Elektroschockbehandlungen ändern kaum etwas an dem jetzt kataton wirkenden Zustand, innerhalb dessen es auch zu kurzen gewalttätigen Erregungszuständen kommt. 1950 wird er unter der Diagnose „schizophrener Defektzustand" in nicht näher geschildertem Zustand nach Israel transferiert.

Hier handelt es sich also um einen von Haus aus verschlossenen jungen Mann, der schwere Lagerzeiten durchgemacht hat, im KZ unter der Rohheit der Mithäftlinge litt, später im DP-Lager bei vermutlicher Alkoholintoleranz durch Alkoholexzesse auffiel, dann in der Heil- und Pflegeanstalt ebenfalls stark unter seiner Umgebung litt, an die er sich nur schwer gewöhnen konnte, verschlossen und geängstigt wirkte, ungern aus dem Bett aufstand. Bei seinem ersten. mehrere Wochen dauernden Anstaltsaufenthalt galt er als Psychopath, kurz nach Rückverlegung in das DP-Lager mußte er erneut aufgenommen werden, diesmal ausgesprochen kontaktgestört, schon autistisch zu nennen, Angaben machend, die stark auf schizophrenes Erleben verdächtig waren (Gedankenentzug). Anschließend entwickelte sich bei ihm bis zur Transferierung nach Israel ein kataton zu nennendes Verhalten, überwiegend stuporös, dazwischen Erregungszustände, nicht mehr durchbrechbare, autistische Beziehungslosigkeit. Der Fall muß unter dem Gesichtspunkt einer progredienten, in totalen Autismus und katatones Verhalten eimündenden Absonderung gesehen werden, bei der nach spontanen eigenen Angaben des Patienten die abstoßenden Eindrücke von seiten der mitmenschlichen Umgebung im Konzentrationslager und dann auch in der Anstalt die ursprünglichen sonderlingshaften Neigungen verstärkt und gefördert haben, bis über ein uncharakteristisches psychopathieartiges, kontaktgestörtes Vorfeld die defektuös verlaufende Psychose manifest wurde. Natürlich ist auch hier eine feinere Analyse der durchlaufenen Zwischenstufen nicht möglich, ein erst im DP-Lager und dann in der ersten Zeit des Anstaltsaufenthaltes sich absonderndes, zunehmend schwieriger werdendes Verhalten aber doch genügend wahrscheinlich. Die Alkoholexzesse dürften als Kompensationsversuche angesichts der vom Patienten selbst schmerzlich empfundenen Isolierungstendenzen aufzufassen sein.

IV. Diskussion

Die vorstehende kleine klinische Materialsammlung wurde vorgenommen, um bei nicht gutachtlich beurteilten Behandlungsfällen nähere Einsicht in die Entstehungsweise von endogenen Psychosen in unmittelbarem Anschluß an schwere und schwerste Verfolgungsgrade zu gewinnen. Dafür standen freilich aus den oben dargelegten Gründen nur 21 Anstaltsfälle zur Verfügung, sämtlich Ostjuden, die meisten von ihnen nach dem Ende der Verfolgung in DP-Lagern untergebracht und alle als Schizophrenie mit defektuösem Verlauf diagnostiziert. Dabei sei hier noch einmal betont, daß die Diagnose bei allen sonstigen Mängeln der Dokumentation in jahrelanger Klinik- und Anstaltsbeobachtung durchweg einwandfrei geklärt werden konnte, auch unter Ausschluß anderweitiger, hirnorganischer Psychosen. Auffallend ist das Vorwiegen katatoner, meist stuporöser Verhaltensweisen, wie man sie heute im Zeitalter der Pharmakotherapie nurmehr ganz selten sieht, die aber auch schon unter Anwendung von Elektroschockbehandlung und Insulintherapie wesentlich zurückgegangen waren. Elektroschockbehandlung wurde bei den genannten 21 Fällen in großem

Ausmaß angewandt, blieb aber, abgesehen von kurzen flüchtigen Remissionen, auf die Dauer wirkungslos. Die heutige, syndromspezifische Pharmakotherapie der Psychosen existierte damals, 1946–1950, noch nicht. Imponierend ist die deletäre Verlaufstendenz aller beschriebenen Fälle. Die Patienten wurden schließlich alle in psychiatrische Institutionen des damals neu gegründeten Staates Israel gebracht. Nur in wenigen Fällen wurden uncharakteristische Vorfeldstadien registriert in Gestalt von manisch-depressiven, reaktiv-depressiven oder psychopathischen Verhaltensweisen. Doch kamen auch in diesen Fällen lange vor der Transferierung nach Israel typisch schizophrene Erlebens- und Verhaltenssymptome hinzu, durchweg auf dem Hintergrund einer autistisch-unzugänglichen Haltung oder mit wechselnden, therapeutisch nicht mehr beeinflußbaren Erregungszuständen. Die große Einseitigkeit dieser ganz und gar ungünstigen, ja hoffnungslosen Verlaufsweise mit überwiegend kataton-autistisch geprägtem Verhaltensstil ist wohl in der Hauptsache durch spezielle Auslesefaktoren bedingt. In der IRO-Abteilung der Heil- und Pflegeanstalt Wiesloch wurden eben ganz überwiegend von anderen Anstalten und Kliniken kommende jüdische Patienten gesammelt, in der Absicht, sie so bald wie möglich in die neue Heimat zu verlegen, was erst möglich war, nachdem das historische Territorium des Judentums selbständige staatliche Gestalt angenommen hatte. Alle sonstigen endogenen Psychosen mit günstigerem, blanderem oder phasisch länger remittierendem Verlauf, also auch Zyklothymien, gelangten auf diese Weise nicht in die IRO-Abteilung und müssen anderwärtig psychiatrisch versorgt worden sein. Diesen Fällen nachzuspüren lag außerhalb unserer Möglichkeiten. Die durch die IRO-Abteilung Wiesloch gegangenen Kranken stellen also gewiß keine repräsentative Gruppe dar für die Gesamtheit der endogenen Psychosen, die während oder unmittelbar nach rassischer Verfolgung manifest wurden. Zudem ist die Zahl der hier zusammengekommenen Krankheitsfälle auffallend klein im Verhältnis zur Gesamtzahl der Überlebenden der Konzentrationslager und sonstiger Verfolgungsarten. Schon aus dem Grund der einseitigen Auslese und nicht nur wegen der lückenhaften Dokumentation ist es unmöglich, auch nur einigermaßen zuverlässige pathogenetische Schlüsse aus dem hier vorgelegten Material zu ziehen. Wie in den Gutachtenfällen käme auch in dieser Krankengruppe nur die psycho- und soziotraumatische oder im weiteren Sinne streßbedingte Mitverursachung eines Anlageleidens in Betracht, also die durch Extrembelastung erfolgte Ausklinkung und ungünstige Verlaufsgestaltung eines solchen Leidens. Dabei könnten auch hier längere Latenzzeiten und belastungsbedingte „Aufpflügungen" des Vorfeldes der Psychose – um einen Ausdruck von Weitbrecht zu gebrauchen – in Betracht gezogen werden. Schon erwähnt wurde die Beobachtung von Bleuler (1972), wonach schwerste, defektuöse Verlaufsformen der Schizophrenie besonders unter ungünstigen peristatischen Verhältnissen gefunden werden. Die Ungunst der Peristase erstreckt sich ja in den hier beschriebenen Fällen nicht allein auf die Verfolgungszeit, sondern auch auf die gesamte soziokulturelle Entwurzelung und die psychohygienisch keineswegs einwandfreien Aufenthalte in den DP-Lagern. Dazu kommen noch Anstaltsaufenthalte in sprachfremder Umgebung und unter einer nach heutigen Begriffen unzureichenden Somato- und Soziotherapie. Sollten sich alle diese kumulierten, jahrelang anhaltenden, oft schon im Kindes- und Jugendalter einsetzenden psychosozialen Schädlichkeiten bei gegebener Anlage nicht psychosefördernd, remissionswidrig, den Verlauf ungünstig beeinflussend ausgewirkt haben? Das ist zu vermuten und auch in jenen Fällen keineswegs ausgeschlossen, in denen bereits vor der Verfolgung eine psychotische Erkrankung manifest wurde (Fälle H und N) oder erbliche Belastung zu vermuten ist oder wo bei Frauen offensichtlich generative Vorgänge psychoseauslösend waren (Fälle C und L). Auch bei solchen verfolgungsunabhängigen Präzedenzien kann ja die extrem belastende Peristase den Gesamtverlauf der Psychose verhängnisvoll beeinflußt haben. Das ist nach dem neuen Stand der Schizophrenieforschung zu vermuten, aber nicht zu beweisen. Psychopathologische Hinweise auf eine mitursächliche Verflechtung von Verfolgungsschicksal und Psychose ergeben sich, ähnlich wie in den Gutachtenfällen, nur da, wo psycho- und soziodynamische Brücken zwischen dem erlebten Verfolgungsschicksal und der Erscheinungs- und Verlaufsform der Psychose bestehen. Solche sich nur einer feineren Analyse erschließenden Zusammenhänge lassen sich in dem vorliegenden, mangelhaft dokumentierten Krankengut natürlich nur schwer nachweisen, auch wenn sie öfters vorhanden gewesen sein sollten. Es lassen sich aber entsprechende Vermutungen begründen, wie wir das in den kasuistisch dargestellten 3 Fällen zu tun versuchten. Im Fall D geht nach dem Überleben des KZ Auschwitz und dem Verlust von Mann und Kind eine mindestens stark reaktiv geprägte schwere Depression mit zunächst thematisch bestimmten Sperrungen und Hemmungen sozusagen unter den Augen der Ärzte in einen katatonen Stupor über, der keine Beziehungen mehr zu dem Verfolgungserleben verrät und sich mit wechselnder Unzugänglichkeit und Erregtheit in jahrelanger Hospitalisierung als chronische Psychose erweist. Hier sieht es so aus, als habe sich die ursprünglich reaktiv bedingte psychomotorische Blockade in fortschreitendem Freiheitsverlust tatsächlich gleitend in eine psychotisch-katatone Blockade umgewandelt. Nicht so lückenlos zu beobachten war die eigenartige Wahntransposition bei einem jungen Mann (Fall F), der sich im KZ und besonders in der turbulenten Schlußphase durch göttliche Fügung wunderbar errettet fühlte, daraus den Schluß einer besonderen Erwählung seiner Person zog und nach der Befreiung auf diesem psychologischen Boden einen echt psychotischen, megalomanen religiösen Wahn mit dem Hauptthema der eigenen Erwählung und der Rolle des wiedererschienenen Christus entwickelte. Hier war wohl ein kompensatorischer Vorgang auf die unermeßliche Erniedrigung der eigenen Person im KZ am Werk, der anfangs noch aus religiöser Grundeinstellung verständlich, in die Maßlosigkeit der megalomanen Psychose einmündete – maßlos, unangemessen auch insofern, als der junge Jude durch die Produktion eines Christus-Wahns seine frühere Existenz auch im Bereich des Spirituell-Religiösen sprengte. Das biographische Material reicht in diesem Falle leider nicht aus, um eine *gleitende* Wahntransposition zu statuieren. Es kann sich bei dem Patienten auch um eine mehr oder minder plötzliche Umgestaltung seines anfangs erlebnisbedingt geprägten Bewußtseinsfeldes in die thematisch und psychodynamisch verwandte, aber andersartige Struktur der Psychose gehandelt haben. Auch im Fall G, einem jungen tschechischen Juden, reicht das dokumentarische Material nur zu einer vermutungsweisen Interpretation aus. Bei ihm nehmen wir eine progrediente Isolierung und Absonderung an, die schließlich in manifest psychotisches Verhalten, wiederum in kataton-stuporöser Form, einmündet. Solange er sich im Vorfeld der Psychose befand, konnte er recht prägnante Angaben über seine ursprüngliche Einstellung und Haltung machen. Von Haus aus etwas schwierig, sonderlingshaft, teils auch explosiv, jedenfalls besonders verletzlich im mitmenschlichen Umgang, leidet er im KZ vorzugsweise nicht unter den Bewachern, sondern unter der Rohheit der Mithäftlinge. Im DP-Lager sucht er sein wohl ebenfalls auf erhöhter psychosozialer Verletzlichkeit beruhendes Unbehagen durch Alkoholexzesse zu betäuben, gelangt nach einem derartigen Exzess in Anstaltsbehandlung, wirkt dort zunächst nicht psychotisch, aber kontaktgestört, ebenfalls schwierig, verletzt durch die neue ungewohnte Umgebung, in sich zurückgezogen, wird wohl etwas vereinfachend als „erregbarer Psychopath" bezeichnet. Erst bei einer zweiten Anstaltsaufnahme berichtet er von schizophrenieverdächtigen Erlebnissen wie Hypnotisiertwerden und Gedankenentzug und verfällt dann mehr und mehr in katatone Unzugänglichkeit mit stuporösen und erregten Zuständen. Daß die Übergangszone zwischen Nichtpsychose und Psychose vorwiegend durch Kontaktschwierigkeiten, sich absonderndes, sensitiv-verletzliches Verhalten charakterisiert ist, und bei „schizoider" Grundpersönlichkeit dieses sich absondernde Verhalten durch peinliche KZ-Erlebnisse stimuliert und wohl auch verstärkt wird, bis später im DP-Lager exzessive Alkoholreaktionen kompensatorisch einsetzen, ist nach den vorhandenen Aufzeichnungen wohl eine hinreichend deutliche Beschreibung des präpsychotischen Verlaufs. Die Psychose bringt dann psychopathologisch Neues, liegt aber, im ganzen gesehen, ebenfalls auf der Linie der mitmenschlichen Isolierung und scheint sich in der Tat aus dem Vorfeld fortschreitend entwickelt zu haben.

In den drei zuletzt genannten Fällen würden wir wahrscheinlich als Gutachter eine wesentliche Mitverursachung der schizophrenen Psychose durch die Extrembelastung der Verfolgung angenommen haben, ohne eine derartige Mitverursachung in anderen Fällen ausschließen zu können.

Trotz aller Mängel und Lücken der Dokumentation haben wir uns entschlossen, eine Übersicht über die wesentlichen Daten dieses in seiner Art einzigartigen Krankengutes zu geben – soweit eben die Berichterstattung dafür ausreichte. Ein Vergleich mit dem ebenfalls stark selektionierten, aber nach anderen Gesichtspunkten ausgewählten Gutachtenkrankengut folgt im Schlußkapitel.

G. Zusammenfassung

Wir haben in der *Einleitung* versucht zu begründen, warum eine ergänzende Neubearbeitung des Psychoseproblems bei Verfolgten lohnend erscheint (vgl. v. Baeyer et al. 1964). Die nosologisch-ätiologische Fragestellung soll nunmehr im Vordergrund stehen, d.h. die Suche nach peristatischen Faktoren, die zur erblichen Disposition hinzutreten müssen, um Psychosen mit endomorpher Erscheinungsweise in Gang zu bringen und aufrechtzuerhalten. Die hier wiederum verwendete, numehr fortgeführte Gutachtensammlung bietet peristatische Faktoren besonderer Art und Stärke an. Im Hinblick auf bereits vorliegende Beschreibungen und Analysen des Schicksals der unter nationalsozialistischer Herrschaft, besonders aus rassischen Gründen, Verfolgten kann die These zugrundegelegt werden, daß es sich dabei um eine polyvalente Traumatisierung der Persönlichkeit handelte, d.h. um leibliche und seelisch-soziale Beeinträchtigungen, denen generell ohne allzuviele individuelle Unterschiede die ganze Breite und Vielfalt des Menschseins unterworfen war. Das gilt weniger für die nur fallweise anzunehmenden und bei den Überlebenden meist später wieder ausgeglichenen Schäden auf körperlichem Gebiet, etwa durch Hirntraumen, Infektionskrankheiten, Hungerdystrophie, als in sehr viel stärkerem Maße für die seelisch-soziale, die erlebte und mitmenschlich dargelebte Seite der Traumatisierung. Sie reicht von mehr oder minder tiefgreifenden Leiden an physischen Entbehrungen und Schmerzen bis zu den in jedem Fall tiefgreifenden Verletzungen des Persönlichkeitskerns in seinem auf stabile Identität angewiesenen Selbstverhältnis und in seinen personspezifischen, individuell unersetzlichen zwischenmenschlichen Beziehungen. In so gut wie allen Fällen spielen permanent induzierte Angstaffekte eine zentrale Rolle. Zu der im engeren Sinn psychisch-emotionalen Belastung kommt in aller Regel die soziokulturelle Entwurzelung, die berufliche Degradierung, der soziale Rangverlust. So gibt es kaum einen über längere Zeit Verfolgten, auf den nicht eine ganze Skala traumatisierender Ereignisse und Erlebnisse eingewirkt hätte. Außerdem sind ebenfalls überindividuelle, aber altersspezifische Einflüsse auf die Entwicklung und Reifung von Menschen zu berücksichtigen, die bereits im Kindes- und Jugendalter das frustierende und traumatisierende Schicksal der Verfolgung zu durchleben hatten, ebenso die in mancher Hinsicht spezifische Traumatisierung alternder und gealteter Personen. Eine derartige polyvalente Traumatisierung schlägt wahllos zu, geht über individuell angelegte, lebensgeschichtlich bedingte Verletzlichkeiten und Empfindlichkeiten einzelner mit groben und gröbsten Eingriffen hinweg und ist in ihrer polyvalenten Art und Weise geeignet, bei einer prämorbid nicht näher charakterisierbaren, nicht – abgesehen von der Altersstufe – unter speziellen Gesichtspunkten beschreibbaren Menge von Personen verschiedenster Art bleibende Schäden, sei es durch Entwicklungsstörungen der noch unfertigen Persönlichkeit, sei es durch strukturellen Wandel der erwachsenen, gereiften Persönlichkeit, herbeizuführen, Daß dem so ist, kann durch eine Reihe groß angelegter Untersuchungen und Studien als erwiesen gelten (vgl. Matussek 1975; Keilson 1978). So sind es nicht nur Notwendigkeiten, die sich aus dem geltenden Entschädigungsrecht und aus der Begutachtungspraxis ergeben, die ein genaueres Studium des Psychosenproblems bei Verfolgten veranlassen, sondern auch ätiologisch-pathogenetische Grundfragen, die bei den endomorphen Psychosen bisher nicht befriedigend gelöst sind. Da man aus der Peristase herkommende, die Manifestation endomorpher Psychosen auslösende oder fördernde Bedingungen vor allem aus humangenetischen Gründen vermuten muß und Gründe für die Annahme bestehen, daß derartige Einflüsse in der Hauptsache psychosozialer Art sind, aber eine überzeugende Spezifizierung solcher schädigenden Einflüsse bisher nicht möglich war, dürfte auch weiterhin ein hohes ätiopathogenetisches Interesse an polyvalenten psychosozialen Belastungsfaktoren und ihrer Wirkung auf die Psychosenentstehung vorhanden sein, wozu trotz aller berechtigten Bedenken gegen die nosologische Verwertung von Gutachten die kritische Auswertung eines relativ umfangreichen derartigen Materials doch wohl einen Beitrag zu liefern vermag.

Forschungsergebnisse skandinavischer Autoren

Die epidemiologisch-statistischen Untersuchungen der genannten skandinavischen Autoren (s. A. II), insbesondere des in Oslo tätigen Psychiaters Eitinger, erstrecken sich auf verschieden zusammengesetzte Populationen, die unter dem belastenden Einfluß der nationalsozialistischen Verfolgung gelitten haben, so vor allem auf inhaftiert gewesene, in die Heimat zurückgekehrte Norweger, dann aber auch auf überwiegend osteuropäische Juden, welche die Haft in Konzentrations- und Vernichtungslagern überlebt haben oder z.T. auch als Flüchtlinge in die Sowjetunion gelangt waren. In keiner der untersuchten Gruppen fanden sich statistische Beweise oder Anhaltspunkte für einen signifikanten pathogenetischen bzw. ätiologischen Einfluß jahrelanger und extremer Belastungssituationen auf die Entstehung endogener Psychosen aus dem schizophrenen und affektiven Formenkreis. Andererseits ließ sich ein derartiger Einfluß auch nicht ausschließen. Dabei war bei der Mehrzahl der in die Untersuchung einbezogenen Personen die unkalkulierbare hohe Mortalität der jeweiligen Verfolgtengruppe zu beachten, wodurch sich allein schon verbindliche statistische Aussagen als unmöglich erweisen. Bei den von skandinavischen Autoren so benannten „reaktiven Psychosen" war allerdings im Vergleich zu einer nicht verfolgten Kontrollgruppe ein erhebliches Überwiegen paranoid-persekutorischer Inhalte festzustellen, weniger deutlich bei den als paranoid bezeichneten Schizophrenen. Interessant ist ein weiteres statistisches Teilergebnis: Die nicht signifikanten Unterschiede der Inzidenz endogener Psychosen bei den nach Herkunftsland und Kultur gleichgearteten polnischen Juden, die in deutschen Konzentrations- und Vernichtungslagern überlebten, und denjenigen jüdischen Schicksalsgenossen, die als Flüchtlinge in der Sowjetunion eine sicher geringer zu bewertende Belastung durchzustehen hatten. Während also die rechnerischen Ergebnisse bei den in schwerster Weise verfolgten Norwegern und osteuropäischen Juden der generellen Annahme einer pathogenetischen Mitwirkung schwerster und langdauernder Belastungssituationen bei der Entstehung der im eigentlichen Sinne endogenen Psychosen nicht günstig waren, vermitteln die von Eitinger und israelischen Psychiatern vorgenommenen klinisch-psychopathologischen Untersuchungen von Einzelschicksalen überlebender, psychotisch gewordener Juden, die mit schweren chronischen Psychosen in Israel hospitalisiert waren, einen anderen Eindruck. Die biographische Analyse dieser schizophrenen Patienten ließ eine mitursächlich-pathogenetische Beteiligung der extremen Situation an der Entstehung der Psychose in der Mehrzahl der Fälle als durchaus akzeptabel erscheinen. Bemerkenswert war an dieser Gruppe auch das durchschnittlich niedigere Verfolgungsalter, das eine Schädigung der kindlichen bzw. jugendlichen Persönlichkeitsentwicklung als Voraussetzung des späteren Psychotischwerdens wahrscheinlich macht.

Basisstatistik (beschreibende Statistik)

Die 194 Probanden dieser Studie wurden zwischen 1975 und 1941 geboren und im Rahmen entschädigungsrechtlicher Verfahren an der Psychiatrischen Klinik der Universität Heidelberg in den Jahren 1957–1977 begutachtet.

Es handelt sich um überlebende Opfer der nationalsozialistischen Verfolgung – überwiegend aus rassischen Gründen (180 Verfolgte jüdischer Abstammung).

Das mittlere Alter bei Beginn der Verfolgung betrug 25 Jahre, 44 Probanden wurden bereits in ihrer Kindheit und frühen Jugend verfolgt.

Geschlechtsverteilung: 39% männlich, 61% weiblich.

Im deutschen Sprachraum waren 91 Verfolgte geboren, 96 Verfolgte kamen aus ost- und südeuropäischen Ländern, 7 Probanden aus anderen Ländern.

Die Begutachtung erfolgte aufgrund persönlicher Untersuchung in 13% der Fälle, aufgrund Aktenlage in 87%.

Soziologische Angaben über die volksmäßige Zugehörigkeit (14 Probanden nichtjüdischer Abstammung), über Schulbildung, soziale Schicht, Beruf, Familienstand werden gemacht.

Seelische und körperliche Belastungsfaktoren vor der Verfolgung. Bei 16 Personen in der Aszendenz sicher endogene Psychosen, bei 5 Personen fraglich. Nichtpsychotische psychische Anomalien in der Aszendenz waren bei 10 Begutachteten sicher, fraglich bei 4. Auf die hohe Dunkelziffer dieser Angaben wird verwiesen.

Ebenso lückenhaft sind die Angaben über eine pathologische Familienstruktur, die nur in 4 Fällen als sicher betrachtet werden konnte, in weiteren 30 Fällen gab es entsprechende Anhaltspunkte.

Zur Psychose prädisponierende Persönlichkeitsstrukturen bei den Verfolgten waren sicher in 33 Fällen, fraglich in 82Fällen.

Nichtpsychotische psychische Anomalien waren sicher in 10 Fällen, fraglich in 2 Fällen.

Endogene Psychosen vor der Verfolgung waren sicher in 11 Fällen, fraglich in 1 Fall.

Hirneigene oder hirnbeteiligende Krankheiten vor der Verfolgung ware sicher in 3 Fällen, fraglich in 1 Fall.

Bezüglich der *Verfolgungsbelastung* wurde zunächst auf die Dauer abgehoben, sie betrug im Mittel 4,8 Jahre.

Bei 51 der 194 Begutachteten wurde durch die Verfolgung ein Abbruch der schulischen und beruflichen Ausbildung erzwungen, bei 4 eine Trennung von beiden Eltern vor dem 10. Lebensjahr.

Die *Schwere der Verfolgung* wurde global eingestuft in relativ leichte (75), schwere (99) und extrem schwere (20).

Aufenthalt im Zwangsarbeits- und Konzentrationslager wurde in jedem Fall als schwere oder extrem schwere Verfolgungsbelastung gerechnet. 61 Probanden waren in einem Konzentrations- bzw. Vernichtungslager, 37 in Verstecken, zum großen Teil unter menschenunwürdigen Bedingungen. 78 Probanden wurden körperlich erheblich mißhandelt bzw. gefoltert. 124 Probanden verloren ihre nächsten Bezugspersonen. In den meisten Fällen Auswanderung, nur 17 Personen blieben im Geburtsland. 27 Rußland- bzw. Schanghai-Fälle. Beruflicher Abstieg im Emigrationsland war sicher in 98 Fällen, fraglich in 11 Fällen.

Auftreten seelischer und körperlicher Krankheiten während und nach der Verfolgung
Nichtpsychotische psychische Anomalien während der Verfolgung (meist depressive und ängstlich-mißtrauische Verstimmungen, auch hypochondrische und organneurotische Symptomatik) trat sicher auf in 77 Fällen, fraglich in 19 Fällen.

Nach der Verfolgung sind nichtpsychotische psychische Anomalien erstmals aufgetreten bzw. haben aus der Verfolgungszeit persistiert: in 117 Fällen, bei 70 Probanden sicher nicht.

Der manifesten endomorphen Psychose gingen in 107 Fällen nichtpsychotische psychische Anomalien zeitlich unmittelbar voraus, bei 7 Personen fraglich. Nur in 4 von den gesamten 107 Fällen waren nichtpsychotische psychische Anomalien kurz vor Manifestation der Psychose wieder abgeklungen.

Endomorphe Psychosen
Während der Verfolgung wurden erstmalig manifest 23 Fälle, rezidiviert 5 Fälle; *nach dem Ende der Verfolgung* 160 Fälle erstmalig, rezidiviert 34 Fälle.
Manifestation:

Nach Verfolgungsbeginn:	11 Verfolgte bereits im 1. Jahr psychotisch,
	40 Verfolgte nach 5 Jahren psychotisch.
Nach Verfolgungsende:	22 Verfolgte im 1. Jahr psychotisch,
	53 Verfolgte nach 5 Jahren psychotisch,
	97 Verfolgte nach 10 Jahren psychotisch.

Erst 18 Jahre nach Verfolgungsende ist eine deutliche Verminderung der Erkrankungshäufigkeit an endomorphen Psychosen festzustellen. Mittelwert der Manifestationszeit der endomorphen Psychosen nach Verfolgungsende: 9 Jahre.

Diagnostik: 87 schizophrene, 12 schizoaffektive, 59 zyklothyme Psychosen, 1 monopolare Manie. Bei den Involutionspsychosen waren von 36 Fällen 17 reine Involutionsdepressionen ohne hirnorganische Symptomatik.

Verlaufstypus: Episodisch ohne Residuum: 66 Fälle (meist zyklothym oder schizoaffektiv), episodisch mit Residuum: 119 Fälle (meist schizophren), schleichend 10, chronisch-defektuös 76 (überwiegend schizophren). Schleichende und chronisch-defektuöse Verlaufstypen waren meist mit dem Verlaufstyp episodisch mit Residuum kombiniert.

Psychotische Syndrome. Das paranoid-halluzinatorische und das depressive Syndrom überwiegen bei weitem. Manische, katatone, hebephrene und koenästhetische Syndrome sind relativ selten.

Vorfeld. Bei 131 Verfolgten war eine Vorfeldsymptomatik vor Manifestation der endomorphen Psychose sicher feststellbar. Prinzipiell nicht abgrenzbar gegen persistierende nichtpsychotische psychische Anomalien aus der Verfolgungszeit.

Es überwiegen bei weitem reaktiv-depressive und ängstlich-phobische Bilder. Relativ häufig mißtrauische und sozial-restriktive Verhaltensweisen. Häufig vegetativ labile und organneurotische Zustände.

Erlebnisreaktive Übergänge wurden generell als Kriterium eines teilursächlichen Zusammenhangs betrachtet.

Anerkennung eines teilursächlichen Zusammenhangs von Verfolgung und Psychose. 85 Fälle wurden den Gerichten bzw. sonstigen auftraggebenden Instanzen zur Anerkennung vorgeschlagen, davon 64 Fälle für den Gesamtverlauf der Psychose, 21 Fälle nur für einen bestimmten Verlaufsabschnitt der Psychose. Gutachtlich abgelehnt wurde ein auch nur teilkausaler oder zeitweiser *Zusammenhang von Psychose und Verfolgung* in 102 Fällen: in 7 Fällen wurde ein Einfluß des Verfolgungsgeschehens auf die Psychose für möglich gehalten, konnte aber aufgrund mangelhafter Unterlagen nicht entschieden werden.

Transitorische Verlaufstypen. Akute Angstgenese 13, progredienter Autismus 14, gleitende Wahntransponierung 13, Autonomisierung einer reaktiven Depression 14, andere Formen erlebnisreaktiver Übergänge 33 Fälle.

Ausgang. Symptomfreier Ausgang in 31 Fällen, überwiegend Zyklothymien, schizophrener Defekt in 79 Fällen.

Nicht näher bestimmbare postpsychotische Persönlichkeitsveränderung in 55 Fällen (meist zyklothyme Residuen oder Mischbilder dieser Residuen mit hirnorganischer Symptomatik oder vorbestehendem, erlebnisbedingtem Persönlichkeitswandel).

Hirnorganischer Defekt in 31 Fällen (meist kombiniert).

Nichtpsychotischer erlebnisbedingter Persönlichkeitswandel in 56 Fällen (meist nach Abklingen der akuten Psychose, von der psychotischen Restsymptomatik nicht klar abgrenzbar).

Vergleichende Statistik

Intravergleiche. Verglichen wurden eine „erlebnisreaktive" mit einer „nicht erlebnisreaktiven" Gruppe nach dem Kriterium der transitorischen Verlaufsweise.

Bei folgenden Variablen fanden wir signifikante Unterschiede zwischen den Vergleichsgruppen:

1. Dauer bis zum Auftreten der manifesten Psychose nach Verfolgungsbeginn.
2. Dauer bis zum Auftreten der manifesten Psychose nach Verfolgungsende.
3. Manifestationsalter der endomorphen Psychose.

Die Mittelwerte der 3 Variablen liegen bei der erlebnisreaktiven Gruppe erheblich niedriger als bei der nicht erlebnisreaktiven Gruppe.

Innerhalb der erlebnisreaktiven Gruppe liegen für die schizophrenen (und schizoaffektiven) Psychosen das Manifestationsalter und das Alter bei Beginn der Verfolgung signifkant niedriger als bei zyklothymen Psychosen. Innerhalb der nicht erlebnisreaktiven Gruppe finden sich keine solchen signifikanten Unterschiede (auf dem 5%-Niveau) zwischen schizophrenen und zyklothymen Psychosen. Der frühere Beginn schizophrener Psychosen ist bekannt und entspricht einer allgemeinen Gesetzmäßigkeit. Das frühere Verfolgungsalter der Schizophrenen ist dagegen ein Moment des Lebensschicksals, das nicht durch eine allgemeine biopsychische Regelhaftigkeit vorgegeben ist. Deshalb ist das signifikant frühere Verfolgungsalter der Schizophrenen im Gegensatz zu dem der Zyklothymen ein Hinweis auf das Gewicht schädigender peristatischer Einflüsse im Kindes- und Jugendalter in der Genese der schizophrenen Psychosen. Dieses Ergebnis steht in gutem Einklang mit der anhand der Clusteranalyse gewonnenen Aussage über die erhöhte Umweltlabilität schizophrener Psychosen.

Übrigens zeigt auch ein statistischer Vergleich des Verfolgungsalters bei Schizophrenen und Zyklothymen *ohne* Berücksichtigung der Erlebnisreaktivität für die später schizophren Gewordenen ein signifikant niedrigeres Verfolgungsalter. Auf der Basis der Prozentrechnung ergibt sich nämlich, daß 33% aller Schizophrenen, aber nur 17% aller Zyklothymen bei Beginn der Verfolgung das 14. Lebensjahr noch nicht vollendet hatten. Weiterhin waren 45% aller Schizophrenen und nur 27% aller Zyklothymen bei Beginn der Verfolgung noch nicht 19 Jahre alt.

Es erschien ferner wichtig, die Gruppe der im Kindes- und Jugendalter (bis zum vollendeten 19. Lebensjahr) verfolgten Probanden, die später an einer schizophrenen oder zyklothymen Psychose erkrankt sind, daraufhin zu untersuchen, ob sich eine signifikant unterschiedliche Häufung von transitorischen Verlaufstypen zwischen diesen beiden Diagnosegruppen endomorpher Psychosen aufzeigen läßt. Wir fanden bei den 59 früh verfolgten Probanden (44 Schizophrene, 15 Zyklothyme) eine signifikante Häufung von transitorischen Verlaufstypen unter den später schizophren Gewordenen, fast zwei Drittel der schizophrenen Psychosen dieser Verfolgungsaltersgruppe wurden im transitorischen Sinne erlebnisreaktiv mitverursacht. Dagegen wurde nur ein Drittel der zyklothymen Psychosen von Patienten, die im Kindes- und Jugendalter verfolgt worden waren, erlebnisreaktiv mitverursacht.

Außenvergleiche wurden angesstellt mit epidemiologisch erforschten, nicht verfolgten, in diagnostischer Beziehung vergleichbaren Populationen (Huber et al. 1979; von Zerssen 1980; Angst 1966). Dabei ergaben sich wenig greifbare Unterschiede. So weichen das Manifestationsalter und die Geschlechtsverteilung schizophrener Psychosen bei den Verfolgten im Vergleich zum Material von Huber et al. nicht signifikant ab. In bezug auf die Geschlechtsverteilung und die Häufigkeitsverteilung schizophrener und affektiver Psychosen bestehen im Vergleich zum Material von v. Zerssen ebenfalls keine signifikanten Unterschiede. Ein signifikantes Überwiegen männlicher Schizophrener findet sich lediglich bei den stationär behandelten, nicht verfolgten Patienten v. Zerssens, ein schwer deutbarer Befund. Das Spektrum unserer affektiv-psychotischen Gutachtenfälle zeichnet sich durch einen auffallenden Mangel an reinen Manien aus (nur ein einziger Fall). Dadurch ergibt sich gegenüber v. Zerssen (Gesamtmaterial einschließlich stationär aufgenommener und ambulanter Patienten) bei den Verfolgten eine Verschiebung zum Depressiven, die sich allerdings nicht in der größeren Häufigkeit der bipolaren Zyklothymien bei den Verfolgten widerspiegelt.

Gegenüber dem Material von Angst (endogene depressive Psychosen) zeigt sich bei den Verfolgten keine Häufung von bipolaren Psychosen. Das Verhältnis der monopolaren Depressionen von Verfolgten und Nichtverfolgten ist ebenfalls praktisch gleich.

Mit der erhöhten Sterblichkeit der Verfolgten hängt es wahrscheinlich zusammen, daß bei Angst fast doppelt soviel Involutionsdepressionen vertreten sind als bei den Verfolgten. Allerdings sind diese Befunde nicht stichhaltig vergleichbar, da die Geschlechtsverteilung in den Vergleichsgruppen signifikant unterschiedlich ist.

Angeregt durch die Befunde skandinavischer Autoren haben wir auch nach etwaigen Häufungen paranoider Syndrome bei Verfolgten gefahndet, eine solche aber nicht bestätigen können.

Clusteranalyse

Durch Clusteranalyse führten wir eine Typologie des Datenmaterials anhand der Vorfeldvariablen durch. Dabei ergaben sich 5 Gruppen unterschiedlicher Vorfeldstruktur, von denen 2 besonders hervorzuheben sind, und zwar im Hinblick auf die miterfaßten Diagnosen und transitorischen Verlaufstypen.

Die Gruppe II (44 Fälle) weist keine Vorfeldsymptomatik auf, diagnostisch handelt es sich vorwiegend um Zyklothymien, und es finden sich hier auch wenig erlebnisreaktive Übergänge ins Psychotische.

Die Gruppe V (40 Patienten) bietet im Vorfeld eine besonders reichhaltige Symptomatik, diagnostisch überwiegen bei weitem die Schizophrenien, und es finden sich im Vergleich zu den anderen Gruppen die meisten erlebnisreaktiven Übergänge ins Psychotische.

Somit bestätigt sich der Eindruck, daß schizophrene Psychosen umweltlabiler sind als zyklothyme Psychosen. Weiterhin werden durch die Methodik der Clusteranalyse psychopathologische Hinweise auf die Bedeutung persistierender erlebnisreaktiver Störungen aus der Verfolgungszeit für die psychosoziale Mitverursachung speziell schizophrener Psychosen bestätigt und verstärkt.

Transitorische Verlaufstypen aufgrund klinisch-psychopathologischer Beurteilung von Einzelfällen (s. Tabelle 27)

Als „transitorische Verlaufstypen" bezeichnen wir psychopathologisch-typologisch faßbare Verläufe, die zur Annahme eines psycho- bzw. soziodynamischen Zusammenhangs zwischen der Erlebniswelt der Verfolgung und der meist nach einer mehr oder minder langen Latenzzeit sich manifestierenden Psychose Anlaß geben. Wo die für eine wirklich „differentielle" Beurteilung der Zusammenhangsfrage erforderlichen Informationen zur individuellen Biographie des Verfolgungsopfers, wie wir sie gefordert haben (v. Baeyer et al. 1964), nur in den seltensten Fällen als ausreichend bezeichnet werden können, zeichnen sich doch in einer nicht geringen Zahl von Fällen transitorische Verlaufstypen als approximative Verlaufsmuster ab. Diese lassen sich auch ohne genauere Kenntnis der Ausgangspersönlichkeit und der von der

Tabelle 27. Transitorische Verlaufstypen (Zusammenstellung)

Transitorische Verlaufstypen	Gesamtzahl (davon männlich)	Lebensalter bei Beginn der Verfolgung	Manifestationsalter (Durchschnitt)	Schizophrenien	Schizoaffektive-Psychosen	Zyklothymie		Involutionspsychosen	
						monopolar-depressiv	bipolar	depressiv	paranoid
Akute Angstgenese	13 (5)	34	37	6	1	3	3	–	–
Progredienter Autismus	14 (5)	14	24	14 (Einschl. 2 Pfropfschiz., 1 Spätschiz.)	–	–	–	–	–
Gleitende Wahntransponierung	13 (7)	27	45	12	1	–	–	–	–
Autonomisierung	14 (5)	27	48	–	3	7	3	1	–
Verschiedenartige Verlaufstypen	33 (10)	24	34	22	–	4	3	2	2
Zusammen	87 (33)	25	35	54	5	14	9	3	2
				59 (mit paranoiden Involutionspsychosen: 61)		26 (mit depressiven Involutionspsychosen)			

Verfolgung geprägten inneren Situation des Betroffenen als Art und Weise des Übergangs vom Erleben der Verfolgung in das psychotische Erleben kennzeichnen, quasi überindividuell, typenhaft, eben nach Art eines relativ groben Verlaufsmusters. Wir unterscheiden: 1. akute Angstgenese, 2. progredienter Autismus, 3. gleitende Wahntransponierung, 4. Autonomisierung reaktiver Depressionen. Diese relativ deutlich sich abhebenden Verlaufstypen stellten wir in 54 Fällen fest, d.h. in mehr als einem Viertel der gesamten bearbeiteten Psychosegutachten.[11] Teilursächliche Beziehungen aufgrund psychodynamisch interpretierbarer Übergänge von der Erlebniswelt der Verfolgung in die der Psychose haben die Gutachter aber weit häufiger, zumeist auch aufgrund einer psychodynamischen Interpretation, dazu bewogen, den auftraggebenden Instanzen die Annahme eines teilursächlichen Zusammenhangs von Verfolgung und Psychose nahezulegen. Das geschah im rechtlichen Sinn der Wahrscheinlichkeit bei 85 Patienten. Unabhängig von dieser entschädigungsrechtlichen Bewertung haben wir jetzt bei der nachträglichen Durcharbeitung der Gutachten in weiteren 33 Fällen über die genannten transitorischen Verlaufstypen hinaus Anhaltspunkte für eine psychosoziodynamische Verklammerung der Verfolgungssituation mit dem psychotischen Geschehen gefunden, die sich nicht oder nicht so leicht typologisch aufgliedern lassen. In etwa der Hälfte der Fälle handelte es sich um gravierende Entwurzelungs- und Verlustsituationen, deren nicht gelingende seelische Verarbeitung sich bis in zyklothyme und schizophrene Psychosen hinein verfolgen ließ. In einer Reihe von Fällen (9) erwuchsen unmittelbar aus der Verfolgung ängstlich-depressive Fehlhaltungen, die im Hinblick auf später sich manifestierende endomorphe, teils schizophrene, teils affektive Psychosen von den Gutachtern als pseudoneurotisch, erlebnisreaktive oder prodromale Zwischenglieder zwischen Verfolgung und Psychose betrachtet wurden. In einigen Fällen haben die Gutachter auf das pathogenetische Moment der Entlastung von unmittelbarem Verfolgungsdruck hingewiesen. Zu betonen ist eine weitgehende Unspezifität der Anlaßssituation im Verhältnis zu den ausgelösten oder mitverursachten Psychosen. So leiten auch ausgesprochene Entwurzelungs- und Verlustsituationen keineswegs immer zu zyklothym-affektiven Psychosen über, sondern häufiger zu schizophrenen Bildern. Auffällig ist auch die unspezifische psychotische Reaktionsweise auf akute Angstsituationen. Im Gefolge solcher Situationen finden wir etwa zur Hälfte schizophrene und zyklothyme Psychosen. Nosologisch einheitlicher und damit auch eher situationsspezifisch sind die Verlaufstypen, die wir als progredienten Autismus, gleitende Wahntransponierung und Autonomisierung einer reaktiven Depression bezeichnen. Den situationspsychologischen Ansatz bestätigt, daß die mitmenschlich in hohem Maß isolierten, sich mehr und mehr abkapselnden und überwiegend sehr jungen Verfolgten zu autistisch-schizophrenen Psychosen neigen, während die Verfolgten, die eine permanente, die Verfolgungssituation überdauernde Angst nicht loswerden können und betont mißtrauisch sind, im Sinne einer paranoiden Schizophrenie gefährdet sind. Sie zeigen den Übergang einer katathymen Angstverarbeitung und realer Terrorerfahrungen in eine schizophren zerfallende Wahnpsychose mit schließlich gelockerter oder ganz aufgehobener Bindung an die Verfolgungsthematik, evtl. auch mit Verbalhallzinose. Das Verfol-

11 In einzelnen Fällen ist die typologische Zuordnung nicht ganz eindeutig, bewegt sich aber im Rahmen der 4 genannten Verlaufsformen

gungsalter dieser Fälle liegt deutlich höher als bei den autistischen Patienten. In der mit „Autonomisierung" bezeichneten Gruppe handelt es sich wiederum entsprechend dem strukturdynamischen Ansatz um überwiegend mono- und bipolare affektive Psychosen. Auch einige schizoaffektive Psychosen kommen hier vor, die sich aus depressiv-ängstlichen, unmittelbar an das Verfolgungserleben gebundenen Verstimmungen allmählich periodisieren und sich z.T. auch in Form von maniformen Phasen verselbständigen. Das durchschnittliche Verfolgungs- und Manifestationsalter liegt in dieser Gruppe relativ am höchsten.

Eine gesonderte Betrachtung gilt der pathogenetischen Bedeutung des *Identitätsproblems*, dem aus jugendpsychiatrischer Sicht Keilson und Lempp vor nicht langer Zeit Aufmerksamkeit gewidmet haben. Sicher spielen Konflikte, die aus verfolgungsbedingten Ablenkungen und Verhinderungen einer glückenden Identitätssuche bei Jugendlichen und auch noch im frühen Erwachsenenalter entstanden sind, eine viel größere Rolle, als dies aus unserer Gutachtensammlung zu ersehen ist. Wir stießen auf eine explizite Problematik dieser Art nur je einmal im Bereich des progredienten Autismus und der Wahntransponierung, konnten aber dann außerhalb der Gutachtenreihe einen markanten Fall anfügen. Sicher spielen Störungen der Identitätsfindung bei Verfolgten praktisch eine viel größere Rolle, können aber offenbar nur in Ausnahmefällen wirklich klar und erschöpfend artikuliert und formuliert werden. Die Unmöglichkeit, im Sinne der Identität zu sich selbst zu finden und sich seiner selbst in der Beziehung zu anderen sicher zu werden, führt gelegentlich zu weitergehenden, schließlich psychotisch-schizophrenen Lockerungen des Realitätsbezuges. Daß es sich dabei manchmal um lebensgeschichtlich sehr verwickelte, auch mit nichtverfolgungsbedingten Problemen und Konflikten durchwirkte Verhältnisse handelt, hat uns der als Kasuistik angefügte Fall einer deutlich defekt-schizophrenen halbjüdischen Frau gezeigt.

Zur *gutachtlichen Beurteilung* der endomorphen Psychosen nach Verfolgung im entschädigungsrechtlichen Rahmen ist zu betonen, daß praktisch nur oder ganz überwiegend die Zuordnung derartiger Psychosen zu den durch nationalsozialistische Gewaltmaßnahmen wesentlich mitverursachten Anlageleiden im weiteren Sinne in Frage kommt. Eine wesentliche Mitverursachung, die zur entschädigungsrechtlichen Anerkennung des Gesamtverlaufs der Psychose (in besonderen Fällen auch nur einer begrenzten Verlaufsstrecke) führen kann, setzt voraus, daß den Verfolgungsschäden eine erhebliche, d.h. mindestens mit einem Viertel der Gesamtkausalität zu bewertende, Bedeutung mit Wahrscheinlichkeit zukommt. Das wird von unseren Gutachtern in der Regel dann bejaht, wenn eine erhebliche, die Tiefenschichten der Person in Mitleidenschaft ziehende psychosoziale Traumatisierung vorliegt und deren psychodynamische Verklammerung mit der unmittelbar oder auch später (Latenzzeit) ausbrechenden Psychose evident gemacht werden kann. Da solche Einflüsse bisher statistisch nicht erweisbar sind bzw. nur für die jugendliche Traumatisierung im schizophrenen Formenkreis auch zahlenmäßig hervorragen, liegt das Hauptgewicht der psychopathologischen Beweisführung auf der biographischen Anamnese. Angesichts der auch nach unserer Erfahrung nicht widerlegten, von den meisten Autoren betonten Unspezifität psychosozialer Auslöse- und Verlaufsbedingungen endomorpher Psychosen besteht Anlaß, auf das Prinzip des *Anlaßsubstituts* hinzuweisen. Dieses Prinzip bringt zum Ausdruck, daß die auch allgemein für eine multifaktorielle Genese von endomorphen Psychosen sprechenden Erfahrungen mit psychoszialen Auslöse- und Verlaufsbedingungen auch für andersartige Traumatisierungen durch terroristische Gewaltmaßnahmen Geltung haben. Sie können Psychosen auslösen bzw. verlaufsmäßig beeinflussen, welche in Situationen entstehen, die *an Stelle* der familiären und außerfamiliären Belastung des politisch oder rassisch *nicht* verfolgten, insbesondere jugendlichen Menschen durch die Merkmale des Verfolgtseins charakterisiert sind. Da niemals feststeht oder auch nur wahrscheinlich gemacht werden kann, daß der betreffende Mensch auch ohne Verfolgung unter Mitwirkung ungünstiger peristatischer Einflüsse manifest psychotisch geworden wäre, genügt der Nachweis oder die Wahrscheinlichkeit eines psycho- und soziodynamischen Zusammenhangs der Psychose mit der Verfolgung, um das überlebende Verfolgungsopfer ggf. auch für den Ausbruch einer Psychose nach den Grundsätzen des Entschädigungsrechts zu entschädigen. Andererseits entkräftet das Prinzip des Anlaßsubstituts den Einwand, daß nach Massenkatastrophen nirgends eine Häufung endomorpher Psychosen nachzuweisen ist. Denn eine psychosozial gekennzeichnete Teil- oder Mitkausalität ist bei allen derartigen Psychosen anzunehmen, bei Verfolgung und übrigens auch bei sonstigen katastrophalen Traumatisierungen jedoch näher bestimmbar durch das Ausgesetztsein an die der Verfolgung eigenen Gewaltmaßnahmen.

Anhangsweise epidemiologisch und klinisch für generalisierende Schlußfolgerungen wegen zu einseitiger Selektionierung kaum verwertbar, wird über 21 Kranke aus dem schizophrenen Formenkreis berichtet, die nach dem Krieg in der damaligen Heil- und Pflegeanstalt Wiesloch zur Behandlung bis zur Weiterverlegung in israelische Krankenanstalten untergebracht waren. Es handelt sich um eine von den amerikanischen und britischen Besatzungsbehörden getroffene Auslese schwerer und schwerster Fälle von Schizophrenie mit durchweg defektuösem Verlauf. Mehr als die Hälfte wies chronisch-katatone Syndrome auf. Im Gegensatz dazu fanden wir unter unseren Gutachtenfällen nur 32% zeitweise katatone Syndrome, die in der Mehrzahl der Fälle für den Gesamtverlauf der Psychose nicht bildbestimmend waren. Nur in 3 Fällen der Wieslocher Gruppe war die Dokumentation ausführlich genug, um wenigstens vermutungsweise einen psychosoziodynamischen Übergang von der Erlebniswelt der Verfolgung in die Psychose anzunehmen. Wir haben diese Fälle kasuistisch dargestellt. Von besonderem Interesse, da in dieser Weise bei den Gutachtenfällen nicht beschreibbar, ist der Fall D, eine Frau, die aus einer reaktiven Depression mit ausgesprochener Hemmungskomponente ohne deutliche Zäsur in eine überwiegend hypokinetische Katatonie hinüberglitt. Die beiden anderen Fälle mit transitorischen Syndromen können der gleitenden Wahntransposition und dem progredienten Autismus zugerechnet werden. In diesen 3 Fällen hätten wir uns als Gutachter wahrscheinlich nach der klinisch-psychopathologischen Verlaufsweise für die wesentliche Mitverursachung der Psychose in ihrem ganzen Verlauf aufgrund der erlittenen Verfolgungsmaßnahmen ausgesprochen.

Abschließende Bemerkung: Die statistische und klinisch-psychopathologische Bearbeitung von rund 200 Entschädigungsgutachten (etwa 10% der Gesamtzahl derartiger Gutachten) über unter nationalsozialistischer Herrschaft zumeist rassisch verfolgte Personen, die an endomorphen Psychosen erkrankt sind, hat auf zwei Ebenen Ergebnisse gebracht.

1. Auf der psychopathologischen Ebene ließen sich 4 relativ häufige Übergangsweisen von unmittelbaren Erlebnisreaktionen auf das polyvalent traumatisierende Geschehen der Verfolgung in die manifeste Psychose herausarbeiten. Diese transitorischen Verlaufsweisen scheinen weitgehend überindividuell vorzukommen, sind jedenfalls nicht erkennbar an persönliche biographische Voraussetzungen auf seiten des Kranken gebunden.
2. Auf statistischer Ebene war große Vorsicht geboten, da zum einen die unberechenbar große Sterblichkeit der Verfolgten, zum anderen das Fehlen von Vergleichsgruppen nicht Verfolgter mit sonst parallelen biologischen und soziologischen Parametern einer genügend genauen statistischen Aufarbeitung im Wege stand. Immerhin konnte mittels Signifikanztests (T-Test und Vierfeldermethode) der Versuch gemacht werden, einige Intra- und Außenvergleiche epidemiologischer Grunddaten vorzunehmen.

Dabei ergab sich:

a) Bei später schizophren (einschließlich schizoaffektiv) erkrankten Personen im Vergleich zu später zyklothym Gewordenen eine signifikante Verschiebung des Verfolgungsalters auf jüngere, kindliche Jahrgänge. Da das Lebensalter, in dem Menschen in die Verfolgung gerieten, schicksalsmäßig, von der Anlage und Familienstruktur des Opfers unabhängig war, muß aus diesem Befund der Schluß gezogen werden, daß die psycho- und soziotraumatische Schädigung in Jugendjahren (eine hirntraumatische Schädigung kommt mangels neurologischer Hinweise weniger in Betracht) eine engere konditionale Beziehung zur Schizophrenie als zur Zyklothymie aufweist. Das entspricht auch anderen klinischen Erfahrungen (vgl. Bleuler 1972; bei Verfolgten Eitinger 1964).
b) Eine fragliche Verschiebung des Spektrums der Affektpsychosen zum depressiven Pol. Bei unseren Verfolgten kommen nämlich fast keine monopolaren Manien vor, die in einem nicht verfolgten Vergleichsmaterial (v. Zerssen 1980) keine Ausnahmen darstellen. Im Vergleich zu dem von Angst (1966) dargestellten Krankengut fanden wir bei den Verfolgten etwa gleich häufig monopolare Depressionen im Gegensatz zu den bei Angst auffallend häufigen Involutionsdepressionen, die bei den Verfolgten wahrscheinlich wegen ihrer erhöhten Sterblichkeit zahlenmäßig zurücktreten. Dagegen erwies sich das Verhältnis von mono- zu bipolaren affektiven Psychosen bei Angst und bei unseren Verfolgten als nahezu gleich.
c) Sonst keine durchgehenden Unterschiede epidemiologischer Grunddaten (Verteilung der Diagnosen, Manifestationsalter, Geschlecht).
d) Für die Analyse der Beziehungen der Vorfeldstrukturen zu den Psychosen bot sich das moderne Verfahren der *Clusteranalyse* an. Dieses Verfahren bestätigte die pathogenetische Bedeutung der erlebnisreaktiven Übergänge speziell bei den schizophrenen Syndromen und damit im psychosozialen Bereich deren erhöhte Umweltlabilität im Gegensatz zu den zyklothymen Syndromen.

Es mag an der beschränkten Anwendbarkeit statistischer Methoden bei Verfolgten liegen, daß ein konditionaler, mitursächlicher Einfluß der erlittenen schweren polyvalenten psychosozialen Traumatisierung auf die Entstehung und den Verlauf endomorpher Psychosen nur partiell, vor allem hinsichtlich des überzufällig frühen Schädigungsalters bei schizophrenen und schizoaffektiven Psychosen nachzuweisen ist. Das will heißen, daß eine überwiegend anlage- bzw. konstitutionsgebundene Entstehungsweise endomorpher Psychosen auch durch unsere Studie nicht widerlegt bzw. nur partiell relativiert werden konnte. Diese Relativierung der überwiegenden Endogenität dieser Psychosen ergibt sich am deutlichsten durch Anwendung der biographisch-psychopathologischen Methode. Die Statistik verstärkt deren Gewicht bei Menschen, die in ihrem unreifen Entwicklungsstadium Schwerstes erduldet haben und schließlich schizophren wurden, schließt aber vergleichbare Zusammenhänge auch bei in reifem Lebensalter verfolgten und später zyklothym gewordenen Personen keinesfalls aus.

Dies ist nicht nur für die Vergangenheit des Holocaust zu beachten, sondern auch für gegenwärtige und zukünftige Extrembelastungen wieder andersartig verfolgter, terrorisierter, vielleicht auch durch Naturkatastrophen aus der Bahn geworfener Menschen. Derartige polyvalente Eingriffe in die Entwicklung und Entfaltung der menschlichen Persönlichkeit können also bei aller Würdigung des Anlage- und Konstitutionsfaktors mitursächlich an der Entstehung nicht nur von bleibenden nichtpsychotischen Persönlichkeitsveränderungen, sondern auch mitbeteiligt an der Genese endogener oder endomorpher Psychosen sein.

Anhang A. Zahlenmaterial zur Statistik

A. 1. T-Test

	Mittelwert	Standard-abweichung	n (Probanden-zahl)
Variable: Dauer bis zum Auftreten der manifesten Psychose nach Verfolgungsbeginn (in Jahren)	12,696	7,559	184
Gruppe 1 (nicht erlebnisreaktive Gruppe)	15,693	6,449	97
Gruppe 2 (erlebnisreaktive Gruppe)	9,141	7,382	87
	Freiheitsgrade	T-Test	Signifikanz
Gruppe 1 versus Gruppe 2	179	6,060	$\alpha \leqslant 0{,}05$

A. 2. T-Test

	Mittelwert	Standard-abweichung	n
Variable: Dauer bis zum Auftreten der manifesten Psychose nach Verfolgungsende (in Jahren)	9,465	6,391	157
Gruppe 1 (nicht erlebnisreaktiv)	11,452	5,530	93
Gruppe 2 (erlebnisreaktiv)	6,578	6,495	64
	Freiheitsgrade	T-Test	Signifikanz
Gruppe 1 versus Gruppe 2	152	4,903	$\alpha \leqslant 0{,}05$

A. 3. T-Test

	Mittelwert	Standard-abweichung	n
Variable: Manifestationsalter der endomorphen Psychose (in Lebensjahren)	37,956	12,323	184
Gruppe 1 (nicht erlebnisreaktiv)	40,495	12,016	97
Gruppe 2 (erlebnisreaktiv)	35,126	12,107	87
	Freiheitsgrade	T-Test	Signifikanz
Gruppe 1 versus Gruppe 2	182	3,014	$\alpha \leqslant 0{,}05$

A. 4. T.-Test

	Mittelwert	Standard-abweichung	n
Variable: Alter bei Beginn der Verfolgung (in Lebensjahren)	25,351	12,272	185
Gruppe 1 (nicht erlebnisreaktiv)	25,031	11,375	98
Gruppe 2 (erlebnisreaktiv)	25,713	13,267	87
	Freiheitsgrade	T-Test	Signifikanz
Gruppe 1 versus Gruppe 2	179	– 0,373	$\alpha > 0{,}05$

A. 5. T-Test

	Mittelwert	Standard-abweichung	n
Variable: Dauer der Verfolgung (in Jahren)	4,838	3,030	185
Gruppe 1 (nicht erlebnisreaktiv)	4,582	2,839	98
Gruppe 2 (erlebnisreaktiv)	5,126	3,223	87
	Freiheitsgrade	T-Test	Signifikanz
Gruppe 1 versus Gruppe 2	180	– 1,213	$\alpha > 0{,}05$

A. 6. T-Test (erlebnisreaktive Gruppe)

	Mittelwert	Standard-abweichung	n
Variable: Manifestationsalter der endomorphen Psychose (in Lebensjahren)	35,126	12,107	87
Gruppe 1 (Schizophrenien)	32,102	11,206	59
Gruppe 2 (Zyklothymien)	39,500	10,636	24
Gruppe 3 (Involutionspsychosen)	53,500	11.121	4
	Freiheitsgrade	T-Test	Signifikanz
Gruppe 1 versus Gruppe 2	81	– 2,828	$\alpha < 0{,}05$

A. 7. T-Test (erlebnisreaktive Gruppe)

	Mittelwert	Standard-abweichung	n
Variable: Alter bei Beginn der Verfolgung (in Lebensjahren)	25,713	13,267	87
Gruppe 1 (Schizophrenien)	22,661	11,859	59
Gruppe 2 (Zyklothymien)	30,750	13,462	24
Gruppe 3 (Involutionspsychosen)	40,500	16,114	4
	Freiheitsgrade	T-Test	Signifikanz
Gruppe 1 versus Gruppe 2	80	– 2,566	$\alpha < 0{,}05$

A. 8. T-Test (erlebnisreaktive Gruppe)

	Mittelwert	Standard-abweichung	n
Variable: Dauer der Verfolgung (in Jahren)	5,126	3,223	87
Gruppe 1 (Schizophrenien)	4,847	3,016	59
Gruppe 2 (Zyklothymien)	5,667	3,897	24
Gruppe 3 (Involutionspsychosen)	6,000	0,816	4
	Freiheitsgrade	T-Test	Signifikanz
Gruppe 1 versus Gruppe 2	78	– 0,923	$\alpha > 0,05$

A. 9. T-Test (nicht erlebnisreaktive Gruppe)

	Mittelwert	Standard-abweichung	n
Variable: Manifestationsalter der endomorphen Psychose (in Lebensjahren)	40,495	12,016	97
Gruppe 1 (Schizophrenien)	33,758	9,321	33
Gruppe 2 (Zyklothymien)	36,687	10,505	32
Gruppe 3 (Involutionspsychosen)	51,250	8,024	32
	Freiheitsgrade	T-Test	Signifikanz
Gruppe 1 versus Gruppe 2	62	– 1,188	$\alpha > 0,05$

A. 10. T-Test (nicht erlebnisreaktive Gruppe)

	Mittelwert	Standard-abweichung	n
Variable: Alter bei Beginn der Verfolgung (in Lebensjahren)	25,031	11,375	98
Gruppe 1 (Schizophrenien)	19,765	11,268	34
Gruppe 2 (Zyklothymien)	23,375	9,850	32
Gruppe 3 (Involutionspsychosen)	32,281	9,229	32
	Freiheitsgrade	T-Test	Signifikanz
Gruppe 1 versus Gruppe 2	63	– 1,388	$\alpha > 0,05$

A. 11. T-Test (nicht erlebnisreaktive Gruppe)

	Mittelwert	Standard-abweichung	n
Variable: Dauer der Verfolgung (in Jahren)	4,582	2,839	98
Gruppe 1 (Schizophrenien)	4,559	3,240	34
Gruppe 2 (Zyklothymien)	4,594	2,769	32
Gruppe 3 (Involutionspsychosen)	4,594	2,525	32
	Freiheitsgrade	T-Test	Signifikanz
Gruppe 1 versus Gruppe 2	62	– 0,047	$\alpha > 0,05$

A.12. Chi-Quadrat-Test

Männer:

Material von v. Zerssen: 622 endomorphe Psychosen
440 Schizophrenien (= 70,7%)
182 affektive Psychosen (= 29,3%)

Verfolgte: 72 endomorphe Psychosen
41 Schizophrenien (= 56,9%)
31 affektive Psychosen (= 43,1%)

Häufigkeitsmatrix:

	Schizophrenien	affektive Psychosen	
Material von v. Zerssen:	70,7	29,3	= 100%
Verfolgte:	56,9	43,1	= 100%

Testgröße = 4,12

Testgröße ist größer als $\chi^2 = 3{,}84$
Chi-Quadrat-Test: Testgröße = 4,12 (1 FG, $\alpha = 5\%$) signifikant

A.13. Chi-Quadrat-Test

Frauen:

Material von v. Zerssen: 791 endomorphe Psychosen
454 Schizophrenien (= 57,4%)
337 affektive Psychosen (= 42,6%)

Verfolgte: 103 endomorphe Psychosen
58 Schizophrenien (= 56,3%)
45 affektive Psychosen (= 43,7%)

Häufigkeitsmatrix:

	Schizophrenien	affektive Psychosen	
Material von v. Zerssen:	57,4	42,6	= 100%
Verfolgte:	56,3	43,7	= 100%

Testgröße = 0,025

Testgröße ist nicht größer als $\chi^2 = 3{,}84$
Chi-Quadrat-Test: Testgröße = 0,025 (1 FG, $\alpha = 5\%$) nicht signifikant

A. 14. Chi-Quadrat-Test

Männer:

Material von v. Zerssen: 1226 endomorphe Psychosen
785 Schizophrenien (= 64%)
441 affektive Psychosen (= 36%)

Verfolgte: 72 endomorphe Psychosen
41 Schizophrenien (= 56,9%)
31 affektive Psychosen (= 43,1%)

Häufigkeitsmatrix:

	Schizophrenien	affektive Psychosen	
Material von v. Zerssen:	64	36	= 100%
Verfolgte:	56,9	43,1	= 100%

Testgröße: 1,05

Testgröße ist nicht größer als $\chi^2 = 3,84$
Chi-Quadrat-Test: Testgröße = 1,05 (1 FG, $\alpha = 5\%$) nicht signifikant

A. 15. Chi-Quadrat-Test

Frauen:

Material von v. Zerssen: 1907 endomorphe Psychosen
870 Schizophrenien (= 45,6%)
1037 affektive Psychosen (= 54,4%)

Verfolgte: 103 endomorphe Psychosen
58 Schizophrenien (= 56,3%)
45 affektive Psychosen (= 43,7%)

Häufigkeitsmatrix:

	Schizophrenien	affektive Psychosen	
Material von v. Zerssen:	45,6	54,4	= 100%
Verfolgte:	56,3	43,7	= 100%

Testgröße = 2,29

Testgröße ist nicht größer als $\chi^2 = 3,84$
Ch-Quadrat-Test: Testgröße = 2,29 (1 FG, $\alpha = 5\%$) nicht signifikant

Anhang B. Tabellarische Übersicht der Verfolgungsfälle

B. 1. Akute Angstgenese

Chiffre Fall Nr. Geschlecht	Geburts-jahr	Verfolgungs-alter	Begutachtungs-jahr, A = Akten-, U = Untersuchungsgutachten	Diagnose Manifestationsjahr	Charakterisierung des Übergangs von Verfolgung in Psychose	Gutachtliche Beurteilung [a]	Bemerkungen
L.J. 4 m.	1902	39–42	1963 A	Paranoid-depressive Schizophrenie, akut beginnend, schubförmig, defektuös 1941	Wurde auf einer 400 km langen, objektiv äußerst gefährlichen Flucht mit mehrfachen Verhaftungen akut psychotisch, in KZ Budapest interniert, Insulinschockbehandlung mit 39 J	AMg	Schubförmiger Verlauf mit Defekt. Ab 1957 Hochdruck-enzephalopathie
B.D. 17 w.	1892	48–52	1963 A	Paranoide Schizophrenie, Defekt 1943	Wurde als Witwe eines Bankdirektors aus Sofia 1943 plötzlich aller Subsitenzmittel beraubt und deportiert. Lebte in Keller vom Betteln. Dort unmittelbar psychotisch, Melancholie, „total kontaktunfähig". Nach Emigration nach Australien 1953 chronisch paranoid mit Vergiftungswahn und Personenverkennung, hospitalisiert	AMg	Angst als Wurzel der akuten Psychose nicht als solche dokumentiert, aber mit Sicherheit zu vermuten – „Vakuumsituation" (Klages). Der Ehemann war zudem 1940 verstorben, der einzige Sohn verzogen
L.A. 42 m.	1911	29–33	1974 U	Schizophrenie, halluzinatorisch-kataton, in Schüben 1942	Untergetaucht in südfranzösischer Universitätsstadt. Unter panischer Angst bei mehrfachen Hausdurchsuchungen Verbalhalluzinose mit wahnhaften mathematischen Spekulationen (mit 31 J.)	AMg	Rumänischer Herkunft, verheiratet mit jüdischer Frau, dabei selbst als Jude registriert. 2. katatoner Schub 1963. Residualzustand mit beruflichem Abstieg. Vgl. Kasuistik
M.F. 54 m.	1903 gest. 1944	31–42	1962 A	Katatone Schizophrenie, defektuös 1934	Nichtjüdischer Kommunist. 1934 14 Tage in verschärfter U-Haft. Darin akute, schwere Aggressivität, akustische und olfaktorische Halluzinationen. Progrediente katatone Symptomatik; bis zum Tod in Anstaltsbehandlung (1944)	AMg	Psychopathische Züge prämorbid: bis 15 J. Enuretiker, „dickköpfig"

[a] AMG: Anerkannt im Sinne der wesentlichen Mitverursachung für den ganzen psychotischen Verlauf
AM: Anerkannt im Sinne der wesentlichen Mitverursachung; A: Abgelehnt

B.1. (Fortsetzung)

Chiffre Fall Nr. Geschlecht	Geburts-jahr	Verfolgungs-alter	Begutachtungs-jahr, A = Akten-, U = Untersu-chungsgutachten	Diagnose Manifestationsjahr	Charakterisierung des Übergangs von Verfolgung in Psychose	Gutachtliche Beurteilung	Bemerkungen
R.W. 64 w.	1899 gest. 1953	34–41	1962 A	Katatone Schizophrenie, defektuös 1938	Ab 1933 diskriminiert. 1938 (39 J.) nach Progrom akut psychotisch, „Tobsuchtsanfälle", hospitalisiert. 1941 in Getto Schanghai wiedererkrankt mit Mutismus	A	Weitere katatone Psychosen mit Defekt in Schanghai (1947) und Israel. Dort an metastasierendem Karzinom *verstorben*
S.R. 69 w.	1911	26–?	1971 1975 A	Katatone Schizophrenie, defektuös 1940	War 1937 zu Schwester nach Paris emigriert. Dort Juni 1940 den Einmarsch der deutschen Truppen miterlebt. Reagierte unmittelbar mit heftiger Angst, Verstörtheit, psychotisch-katatonem Verhalten, traumhafter Verwirrtheit. Seit 1952 in Israel dauernd hospitalisiert	AMg	Eine Schwester schizophren. Wochenbettpsychose im vorliegenden Fall nicht mit Sicherheit auszuschließen, aber nicht wahrscheinlich
L.G. 96 w.	1921	18–23	1961 A	Schizoaffektive Psychose	Im polnischen Heimatort ab 1939 Zwangsarbeit. 1942 mitangesehen, wie Vater erschossen wurde. Unmittelbar danach schwerer Angstzustand, akut wahnhaft. Hielt eigene Schwester für Gestapoangehörige, verkroch sich, suizidal. Dauer der Psychose: 14 Tage. Dann im Versteck ängstlich-depressiv, 1944 wieder psychotisch-wahnhaft	AM nur für initiale Phasen	Ab 1946 in den USA mehrere ängstlich-paranoide Episoden mit jeweiliger Vollremission. Vgl. Kasuistik
B.T. 105 m.	1894	39–51	1964 A	Bipolare Zyklothymie	Als angesehener Architekt wegen jüdischer Ehefrau erheblich diskriminiert, eingeschüchtert, stark verängstigt ab 1933 (39 J.). Geriet Ende 1933 in eine gehemmte Depression. „Heidenangst", mißtrauisch, fühlte sich bespitzelt. Volle Remission nach Monaten. 1935 (41 J.) typische Manie	AM für bipolare Verschlimmerungen	Weitere Manien und eine langanhaltende schwer gehemmte Depression, 3 Jahre. Von 1957 an (63 J.)

B.A. 108 m.	1894	40–42	1965 A	Monopolare Zyklothymie, agitiert. Wahrscheinlich ab 1934, sicher ab 1943	Nach Verhaftung und Mißhandlung während der Verfolgung in Dresden ängstlich-agitierte Psychose. Bis Mitte 1935 hospitalisiert	A für 1. psychotische Erkrankung	1936 nach Palästina ausgewandert. Intervallär angstlich-psychasthenisch. 1941 oder 1943 scwere Depression mit paranoiden Zügen und starken Erregungszuständen, hospitalisiert, Insulin, Elektroschockbehandlung. Ab 1957 (63 J.) psychoorganisch verändert
C.Z. 110 w.	1895	38–48	1959 1960 A	Monopolare Zyklothymie. Ab 1938	Nach KZ-Einlieferung des Verlobten und unter realer Bedrohung durch Verfolgungsmaßnahmen gegen Verwandte und Bekannte 1938 erste depressive Erkrankung. Nach Emigration nach Schanghai zahlreiche Rezidive mit Suizidalität	AM für 1. depressive Phase	Auch nach Emigration in die USA weitere depressive Phasen ohne besondere Belastungen. Elektroschockbehandlung. Bei der 1. Depression ist eine erlebnisreaktive Genese nicht auszuschließen, der Fall evtl. auch unter „Autonomisierung" einzuordnen
H.C. 129 w.	1904	29–34	1962 A	Bipolare Zyklothymie 1940	Ab 1933 Berufsverbot als Handelsschullehrerin. Wurde reaktiv-depressiv, suizidal. 1938 bei Progrom Elternhaus demoliert, Vater und Onkel in KZ. Hochgradig ängstlich. 1940 in USA typische bipolare Zyklothymie jeweils manisch beginnend, dann depressiv	Beurteilt nur hinsichtlich Berufsunfähigkeit	Vor der Emigration nach vorliegenden Berichten reaktive, akute ängstlich-depressive Fehlhaltung ab 1945 (wahrscheinlich schon 1940) eindeutig phasische Erkrankung
O.R. 142 w.	1889	44–46	1964 A	Monopolar-depressive Zyklothymie wahrscheinlich ab 1933, sicher ab 1948	Seit 1933 ständig in Angst, wohnte neben Nazizentrale. Juni 1933 schwer mißhandelt. Von da an (44 J.) ängstlich-depressiv in Phasen, besonders deutlich in der Emigration in Brasilien 1948	A für initiale Phase	Melanchosiche Phasen von zunehmender Häufigkeit und Dichte in der Emigration, zuletzt typische Altersmelancholie. Zusätzlich Belastungen durch Erkrankung des Sohnes und Tod des Ehemannes

B.1. (Fortsetzung)

Chiffre Fall Nr. Geschlecht	Geburts-jahr	Verfolgungs-alter	Begutachtungs-jahr, A = Akten-, U = Untersu-chungsgutachten	Diagnose Manifestationsjahr	Charakterisierung des Übergangs von Verfolgung in Psychose	Gutachtliche Beurteilung	Bemerkungen
W.F. 155 w.	1908	36–37	1975 U	Bipolare Zyklothymie 1945	Aus Ungarn April 1944 deportiert. 1945 in geschlossenem Waggon unter Luftangriff, blieb unverletzt (März 1945). Nach Befreiung April 1945 schwer depressiv, suizidal, hoffnungslos. Nach 1 Jahr spontan gebessert. In den folgenden Jahren rascher und plötzlicher Wechsel von depressiven und submanischen Zuständen	AM für erste depressive Phase	Intervallär unauffällig

B. 2. Progredienter Autismus

Chiffre Fall Nr. Geschlecht	Geburts-jahr	Verfolgungs-alter	Begutachtungs-jahr, A = Akten-, U = Untersu-chungsgutachten	Diagnose Manifestationsjahr	Charakterisierung des Übergangs von Verfolgung in Psychose	Gutachtliche Beurteilung	Bemerkungen
B.H. 10 m.	1933	5–9	1972 1974 A	Koenästhetische Schizophrenie, chronisch-defekt. Etwa ab 1949	Seit Lageraufenthalt ab 8 J. zunehmende Abkapselung. Nach Befreiung mit 12 J. zunehmend autistisch, psychoseverdächtig mit 15 J., deutlich halluzinatorisch mit 16 J.	AMg	Vater angeblich Sonderling. Mutter nicht jüdisch. Selbst von Haus aus etwas kontaktschwierig, spielte nur mit jüngeren Kindern. Familie seit 1933 verunsichert. Ab 1938 in Lagern und auf der Flucht

E.J. 24 w.	1928	10–11	1971 A	Paranoid-halluzinatorische Schizophrenie mit schwerem Defekt. Etwa ab 1950	Ab 10 J. von den Eltern getrennt. Mit 11 J. nach England. Dort zunehmend abgekapselt, exzentrisch, unstet, ängstlich, affektlabil. Ab 22 J. deutlich psychotisch	AMG	Ursprünglich sensitives, sonst unauffälliges Kind (publiziert in v. Baeyer 1979, S. 193 „Adda Engel")
E.E. 25 w.	1921	12–17	1963 A	Schizophrenie, (simplex, zeitweise paranoid). Etwa ab 1949	Ab 1922 mit Familie diskriminiert und ins Ausland ausgewiesen. 1938 (mit 17 J.) nach Palästina. Dort nach Trennung von Schwester vereinsamt, sozial verwahrlost, vorher asthenisch-neurotisch. Ab 28 J. deutlich psychotisch	AMg	Familie 1933 aus Breslau vertrieben, in Frankreich und Polen. Mutter 1937 gestorben, Vater verschollen
H.E. 33 w.	1924	16–20	1962 A	Pfropfschizophrenie (hebephren-kataton). Etwa ab 1944 manifest	Kam 1940 mit Familie in französische Lager. 1942 (18 J.) Trennung von den Eltern. Seitdem hilflos, in Pflegeheimen. Ab 1944 (20 J.) dauernd psychiatrisch hospitalisiert. Hochgradig autistisch	AMg	Debilität nach frühkindlichem Hirnschaden (publiziert in v. Baeyer et al. 1964, S. 315)
K.M. 39 m.	1926	13–17	1972 1974 A	Schizophrenie (simplex). Ab 1944 (erstmals diagnostiziert 1965)	1939 Getto Warschau (13 J.). 1943 KZ Maidanek. Dort Mutter getötet. Kam selbst mit südamerikanischem Paß in französische Lager. 1944 in USA. Dort mißtrauisch, megaloman, soziales Versagen. Mit 39 J. eindeutig psychotisch	AMg	Vater nichtjüdisch. Polnischer Offizier. Eltern geschieden. Wuchs bei jüdischer Mutter auf. Schwere Identitätskrise nach 1939. Zunehmend charakteropathisch-autistisch
K.R. 41 w.	1937	3–7	1973 A	Schizophrenie (simplex). Ab 1956	1942 (5 J.) Verschleppung des Vaters miterlebt. Dann bis 7 J. von Mutter getrennt. Ab 9 J. ängstlich, Schlafstörung, organneurotisch. Konnte aber Schule abschließen und Beruf ausüben. Ab 19 J. zunehmend autistisch, antriebsgestört, manieriert, eigenbezüglich. Mehrfach psychiatrisch hospitalisiert	AMg	Nicht ganz typischer Verlauf. Vor deutlicher Manifestierung ein eher ängstlich-neurotisches Bild

B.2. (Fortsetzung)

Chiffre Fall Nr. Geschlecht	Geburtsjahr	Verfolgungsalter	Begutachtungsjahr, A = Akten-, U = Untersuchungsgutachten	Diagnose Manifestationsjahr	Charakterisierung des Übergangs von Verfolgung in Psychose	Gutachtliche Beurteilung	Bemerkungen
L.N. 47 w.	1930	9–14	1965 A	Hebephren-katatone Schizophrenie. 1948	Ab 1939 (9 J.) Familie diskriminiert. 1942 (12 J.) Getto. Dort nach Kopfverletzungen und Typhus abdominalis schwerhörig. 1946–48 im DP-Lager depressiv, ängstlich, erregbar, psychosomatische Störungen (Magen, Migräne). Ab 1948 (18 J.) zunehmend autistisch, mutistisch. Schizophrenieverdacht. Erstmals hospitalisiert. Ende 1948 typisch kataton. Ab 1950 in den USA chronisch psychotisch mit Defekt, Dauerhospitalisierung	AMg	Die progredient-autistische Veränderung setzt erst nach der Befreiung im DP-Lager nach ängstlich-depressiver Phase ein. Einfluß einer an Taubheit grenzenden verfolgungsbedingten Mittelohrschwerhörigkeit
M.J. 50 w.	1921	16–17	1973 A	Schizophrenie, kataton, defektuös. Ab 1950/51	1938 (17 J.) von den Eltern getrennt, nach Polen abgeschoben. Dort Mutter gestorben. Ende 1939 in Sowjetunion. Kam von dort autistisch verändert zurück. 1947 Heirat. 1948 nach Israel. Dort zunehmend ängstlich. Etwa 1950 (29 J.) Verbalhalluzinose, Stupor	AMg	Ehemann tuberkulös, Manifestation der Psychose in zeitlichem Zusammenhang mit Erkrankung des Ehemannes verschlimmert (publiziert in v. Baeyer 1979, S. 192)
M.M. 51 w.	1924	16–19	1966 A	paranoide Schizophrenie (schubförmig).	1941 mit Vater und Schwester ins Getto. Dort starben Vater und Schwester. Pat. vereinsamte, verweigerte Nahrungsaufnahme, sprach kaum mehr. 1944 Flucht nach Palästina. Traf dort Verlobten, Heirat. Danach polythematische Wahnpsychose, verkannte u.a. Kibbuzangehörige als Hitler	AMg	Mutter starb 1934 (Pat. 10 J.). Pat. aufgeschlossenes, intelligentes Kind. Stark an Vater und Schwester gebunden

M.R. 53 m.	1924	9–12	1969 A	Schizophrenie (kataton, Defekt, Dauerhospitalisation). Etwa ab 1944	Familie (Vater Arzt) diffamiert seit 1934. Mit 12 J. unter Trennung von den Eltern in die Schweiz. Eltern 1940 deportiert. Ab Kriegsausbruch kein Kontakt mit den Eltern. Zunehmend Kontaktstörungen, dann phobisch. Ab 20 J. deutlich psychotisch-zerfahren, halluzinatorisch, Katatonismen	AMg	Unbestimmte Angaben über familiäre Belastung mit Psychosen. Pat. selbst unauffällig, kontaktfähig, „zu brav" bei den Schweizer Pflegeeltern
O.H. 56 w.	1892	46	1962 A	Spätschizophrenie, melancholisch-paranoid, autistisch-defekt, mit katatonen Zügen. 1939 mit 47 J.	Abrupte Entwurzelung mit 47 J., unverheiratet, nach 32jähriger Berufstätigkeit (Vertrauensstellung) zur Auswanderung gezwungen. Dort nach ca. 1/2 J. Schwangerschaftswahn	AMg	Aus zunehmender Vereinsamung und Isolierung im Asylland entwickelt sich innerhalb von 7 Monaten über eine ängstlich gefärbte Depression eine autistisch-abgekapselte chronische paranoid-halluzinatorische Psychose
O.M. 57 m.	1907	26–31	1957 A	Paranoid-halluzinatorische Schizophrenie, autistischer Defekt. Ab 1944	1933 (26 J.) in ärztlicher Berufstätigkeit beschränkt. Reagierte ängstlich, mißtrauisch, panisch, durch Schikanen verstört. 1938 (31 J.) in die USA. Dort sich zunehmend zurückziehend, auffällig seit 1944. Glaubt sich weiter verfolgt. 1948 Verbalhalluzinose mit Verfolgungsthematik	AMg	Sensitive Persönlichkeit. Die anfängliche, auf die Verfolgung bezogene Wahnpsychose weitet sich ins Sexuelle und Politische aus
P.G. 58 w.	1921	12–17	1969 A	Paranoide Schizophrenie. Ab 1946 (schubförmig, mit leichtem Defekt)	Ab 1933 in Berlin mit Familie diskriminiert, später beruflich benachteiligt (Ausbildung als Kindergärtnerin unterbrochen). 1938 Emigration nach Palästina, Trennung von den Eltern. Im Kibbuz isoliert, kontaktgestört, so auch nach Heirat 1944. In diesem Jahr Nachricht von Ermordnung der Eltern und der Schwester. Abnorme Trauerreaktion (äußerst verschlossen). 1946 Psychose mit wahnhaften Personenverkennungen, in thematischem Bezug zur Verfolgung. Hospitalisiert. 2. Schub 1957/58	AM nur für 1. Schub	1. Schub in nicht genauer angegebenem zeitlichem Zusammenhang mit erstem Partus

B.2. (Fortsetzung)

Chiffre Fall Nr. Geschlecht	Geburtsjahr	Verfolgungsalter	Begutachtungsjahr, A = Akten-, U = Untersuchungsgutachten	Diagnose Manifestationsjahr	Charakterisierung des Übergangs von Verfolgung in Psychose	Gutachtliche Beurteilung	Bemerkungen
W.A. 83 m.	1931	5–8	1972 A	Paranoid-hebephrene Schizophrenie. Ab 1950, Ausgang in autistischen Defekt	Mit 8 J. Trennung von den Eltern, nach England. Dort zunehmend kontaktarm trotz heilpädagogischer Bemühungen. Mit 16 J. Manirismen. In den USA mit 19 J. paranoid-halluzinatorisch, in schleichendem Verlauf	AMg	Ursprünglich unauffälliges, vergnügtes Kind (publiziert in v. Baeyer 1979, S. 193)

B.3. Wahntransponierung

Chiffre Fall Nr. Geschlecht	Geburtsjahr	Verfolgungsalter	Manifestationsalter der Psychose	Begutachtungsjahr, A = Akten-, U = Untersuchungsgutachten	Diagnose	Charakterisierung des Übergangs von Verfolgung in Psychose	Gutachtliche Beurteilung	Bemerkungen
B.A. 3 m.	1930	11–14	20	1959 A	Paranoide Schizophrenie mit autistischem Defekt	Als 11jähriger Junge Massenexekution überlebt, in Leichenhaufen lebend aufgefunden. Von da an persistierende Verfolgungsangst, depressiv, sich absondernd. 1950 (mit 19 J.) nach Israel. Dort als psychotisch erkannt und hospitalisiert. Wahnhafte Angst vor Erschießung, Vergiftung. Akustische Halluzinationen	AMg	Lebt nach somatischer Behandlung defekt in Arbeitsdorf. Der Fall bietet auch Züge von progredientem Autismus (publiziert in V. Baeyer et al. 1964, S. 315)

C.U. 14 w.	1903	30–35	36	1961 A	Paranoide Schizophrenie mit leichtem Defekt	Halbjüdische Künstlerin, deutsch. Ab 1933 Familie diskriminiert. Wagte nicht mehr aufzutreten, reagierte ängstlich auf für sie kaum bedrohliche Situation. 1938 nach England. Dort perpetuierte Angst vor Verfolgung. Ab 1939 generalisierter Verfolgungswahn. 1946 kataton-paranoid, hospitalisiert. Teilremission	AMg	Ursprünglich sensitive emotional labile Persönlichkeit (publiziert in v. Baeyer 1979, S. 167)
H.M. 34 m.	1902	36–37	36	1963 A	Paranoide Schizophrenie, chronisch	1938 als Geschäftsinhaber in Wien diskriminiert. Fluchtartige Reisen nach Italien und Polen in verängstigtem Zustand. 1939 nach England emigriert. Dort perpetuierte, zunehmende Verfolgungsängste, vermutet überall Nazispione. 1942 ambulante Krampfbehandlung ohne Erfolg. 1960 in stuporösem Zustand	AMg D	Nach Lösung des Stupors weiter ängstlich. Beziehungswahn sowie formale Denkstörung
H.J. 35 m.	1891	43–54	54	1971 A	Halluzinatorische Spätschizophrenie	Nov. 1938 Buchenwald (47 J.). Dez. 1938 zur Emigration nach Schanghai gezwungen, Drohung mit Ermordung, wenn er nicht auswanderte (real). Reagierte sensitiv-paranoid, fürchtete, man belausche seine Gedanken und trachte ihm nach dem Leben. Kam von Frau und Tochter getrennt Aug. 1939 nach Schanghai, Getto, Dort 1944/45 mit paranoid-halluzinatorischer Psychose hospitalisiert	AMg	1950/51 in die USA, dort stuporöser Defektzustand mit paranoiden Exazerbationen; erneut hospitalisiert und mit ESB behandelt. Fortbestehen einer Verbalhalluzinose bei hirnarteriosklerotischer Komponente bis in seine 70er Jahre. Verstorben mit 74 J.

B.3. (Fortsetzung)

Chiffre Fall Nr. Geschlecht	Geburts-jahr	Verfolgungs-alter	Manifesta-tionsalter der Psychose	Begutachtungs-jahr, A = Akten-, U = Untersu-chungsgutachten	Diagnose	Charakterisierung des Übergangs von Verfolgung in Psychose	Gutachtliche Beurteilung	Bemerkungen
H.M. 36 w.	1912	29–32	45	1966 A	Paranoide Schizophrenie	Ab Juli 1941 in Polen verfolgt, Getto und ZAL (Zwangsarbeitslager). Frühjahr 1944 Kellerversteck. *Dort mit 2 Kindern überlebt*, Mann in Haft. Nach Befreiung jahrelang ängstlich-mißtrauische, depressive Fehlhaltung. Im DP-Lager Angst vor verkleideten deutschen Soldaten. 1949 nach Israel, dort Fortdauer einer überängstlichen, sozial restriktiven Fehlhaltung. Ab 1957 Wahnpsychose mit sexuellen Inhalten, wähnt sich von Ehemann verfolgt	AMg	Hatte vor Hospitalisie-1957 (45 J.) eine mißtrauisch-sensitive Abwehrhaltung gegen den Ehemann entwickelt, dem sie (mit Recht?) vorwarf, sie während der Versteckzeit verlassen zu haben. Prämorbid ursprünglich extrovertiert, dann im Erwachsenenalter sensitive und zugleich sthenische, dominierende Züge. Chronische Wahnpsychose, mit depressivem Einschlag. Schwerer Suizidversuch
G.D. 91 m.	1919	21–26	25	1974 U	Schizophrenie-ähnliche Emotionspsychose (Labhardt)	Sog. Mischling. Bis etwa 1943 beruflich und sozial geschützt, aber 1940 aus der Wehrmacht ausgeschlossen. Ab Juni 1944 objektiv gefährdet durch judenfeindliche Maßnahmen, subjektiv verunsichert, paranoide Reaktion, mit schizophrenieähnlichem Verhalten, Vergiftungswahn, kosmisch-religiösen Ideen. Rasch remittiert	AM für erste Phase im Krieg	Später, nach dem Krieg, mehrere jeweils gut remittierende manieartige Psychosen mit paranoiden Inhalten. Persistierende Indentitätsproblematik. Ein Bruder schizophren (exogen?, frühkindlicher Gehirnschaden)

I.L. 92 m.	1920	20–24	49	1976 U	Paranoide Schizophrenie	Rumänischer Jude, ab 1940 Zwangsarbeit, 1943 deportiert in ZAL. Fühlt sich mit Judenstern ab 1940/41 angeblickt, dasselbe auch nach Übersiedlung nach Frankreich. Nach Befreiung zunächst ängstlich-depressive Fehlhaltung. Nach Heirat mit einer nichtjüdischen Französin 1956 (36 J.) bereits wahnähnliche Furcht vor Antisemitismus der Familie der Frau. Schwere eheliche Konflikte. 1969 (49 J.) wegen Wahnpsychose hospitalisiert	AMg	Hier: An- und abschwellende Wahnbereitschaft (endogene Periodik?) teilweise gereizt-aggressiv. Deutliche affektive Abflachung
I.J. 37 w.	1919	25–26	28	1970 U	Paranoide Schizophrenie	Ungarische Jüdin. Ab Mai 1944 Auschwitz und andere KZs. Erlebt Ermordung der nächsten Angehörigen mit. Nach Befreiung diffuses Mißtrauen, Menschenverachtung. Zuspitzung des Mißtrauens gegen eigene Schwester wegen Verdacht auf Erbschleicherei. Ab 1947/48 generalisierte Beziehungs- und symbolische Bedeutungserlebnisse. Chronische Wahnpsychose. Wiederholte Suizidversuche, Hospitalisierung	AE	Hiesige Untersuchung: Geordnet, aber uneinsichtig, fortbestehende Tendenz zu wahnhaftem Umdeuten. War in hiesiger Klinik 2mal in stationärer Behandlung – ständig depressiv-paranoisch, zeitweise ratlose Wahnstimmung, Wahnwahrnehmungen (publiziert in v. Baeyer 1979, S. 179 f.)
L.J. 46 m.	1902	36–37	39	1963 A	Paranoide Schizophrenie	Ab 1933 diskriminiert. 1938 Orientierungsreise in USA. Auf dem Schiff ängstliche Beziehungsideen. 1938 KZ Buchenwald. Danach gesteigert ängstlich. 1939 in USA. Dort allmähliche Entwicklung wahnhafter Befürchtungen. Ab 1942 psychomotorisch erregt, manifest psychotisch, halluzinatorisch	AE	1946 (43 J.) Suizid in psychotischer Verfassung

B.3. (Fortsetzung)

Chiffre Fall Nr. Geschlecht	Geburtsjahr	Verfolgungsalter	Manifestationsalter der Psychose	Begutachtungsjahr, A = Akten-, U = Untersuchungsgutachten	Diagnose	Charakterisierung des Übergangs von Verfolgung in Psychose	Gutachtliche Beurteilung	Bemerkungen
M.L. 49 w.	1913	29–32	32	1962 A	Paranoide Schizophrenie in Schüben mit leichtem Defekt	Tschechische Jüdin. Mann 1942 deportiert. Selbst ab April 1944 Getto, Auschwitz, ZAL. Nach Befreiung 1945 extrem mager, ängstlich, mißtrauisch, sah in jedem Mann SS-Angehörigen. Aug. 1945 und Sept. 1947 hospitalisiert. Frage ist, ob damals schon psychotisch, jedenfalls ängstlich-depressiv. 1950 in USA. Dort menschenscheu, mit Verfolgungserinnerungen beschäftigt, eindeutig schizophren mit Sinnestäuschungen, bizarren koenästhetischen Erscheinungen	AE	Hat bei der Einlieferung in Auschwitz erlebt, wie ihre Mutter vor ihren Augen erschossen wurde. In den USA Verfolgungsthematik eindeutig mit schizophrenen Erlebnisweisen ausführlich dokumentiert
U.L. 76 w.	1926	13–18	25	1962 A	Paranoid-halluzinatorische Schizophrenie mit Defekt	Polnische Jüdin, vom 13. J. (1939) an mit Familie diskriminiert. Ab 1941 Getto, ZAL, Auschwitz, Bergen-Belsen. 1942 Eltern und Bruder verloren. Nach der Befreiung 3 Jahre mißtrauisch, ängstliche, bedrückte Fehlhaltung – war schon im KZ sehr verängstigt, hoffnungslos, depressiv. 1948 nach USA. Dort allmähliche Entwicklung einer paranoid-halluzinatorischen Psychose	AMg	Auch in der Psychose durchgehende Rassenverfolgungsthematik: Hört Stimmen deutsche Soldaten, hält operierenden Arzt für Nazi, der sie töten will, Verschrobener, kontaktschwacher Defekt. Züge von progredientem Autismus

E.D. 86 m.	1925	Kriegsgefangenschaft 20–24	23	1974 U	Chronifizierte paranoid-halluzinatorische Schizophrenie nach haftpsychotischem „Vorposten-syndrom" und mißtrauischem Vorfeld. 1948	Kam Mai 1945 in russische Kriegsgefangenschaft. Nach mißglücktem Fluchtversuch im „Karzer" heftige Todesangst, motorische Erregung, Spaltungserlebnis, haptisch-optisch: „Seele schwebt abgetrennt über dem Leib". Nach Rückkehr 1950 wiederholt paranoid-halluzinatorische Schübe, leichter Defekt	AMg	Der Gutachter weist darauf hin, daß der Pat. schon vor seinen Fluchtversuchen und vor der Einzelhaft den Tod von Lagerkameraden mißtrauisch-ängstlich verarbeitete. Hätte sonst auch unter „akute Angstgenese geführt werden können
F.M. 90 w.	1898	35–41	48	1965 A	Paranoide Schizophrenie	Deutsche Jüdin. Familie ab 1933 diskriminiert – reagierte mit Angst und Depression. 1936 nach Italien emigriert. 1939 in die USA. Furcht, Hitler käme auch dorthin, denkt an erweiterten Suizid. 1945/46 Generalisierung mißtrauischer Befürchtungen. 1946–48 (48 J.) hospitalisiert. Schizophrenes Syndrom. Stimmen, Gedankenausbreitung. Auf ESB und Insulin nicht komplette Remission	AEg	Weitere paranoid-halluzinatorische Schübe in den USA auf dem Boden einer persistierenden ängstlich-depressiven, argwöhnischen Fehlhaltung. Persistierend auch Thema der Naziverfolgung

B. 4. Autonomisierung

Chiffre Fall Nr. Geschlecht	Geburtsjahr	Verfolgungsalter	Begutachtungsjahr, A = Akten-, U = Untersuchungsgutachten	Diagnose Manifestationsjahr	Charakterisierung des Übergangs von Verfolgung in Psychose	Latenzzeit (Jahre)	Gutachtliche Beurteilung	Bemerkungen
E.R. 89 w.	1927	21–22	1963 A	Schizoaffektive Psychose 1. Phase rein depressiv, 1949, 2. Phase halluzinatorisch-kataton, 1953 leichter Defekt	In Ungarn ab 1944 Getto, ZAL, Auschwitz. Dort Mutter verloren. Nach Befreiung stark depressiv, suizidal. 1948 nach Israel als Krankenschwester. 1949 wegen verstärkter Depressivität hospitalisiert. Remission auf ESB und Insulin. 1953 katatones Rezidiv	5	AM für 1. Phase	Verlust des Vaters im 3. Lebensjahr. In der Remission eher hypomanisch. Katatones Rezidiv nach Liebesenttäuschung. Herausbildung eines leichten Defektes (Affektverflachung)
L.R. 93 w.	1897	44–48	1965 A	Schizoaffektive Psychose 1947	Ab 1941 (44 J.) Getto, ZAL, Auschwitz, Bergen-Belsen. Mann und einen Sohn in Verfolgung verloren. Während der Verfolgung reaktive Depression auf Tod der Angehörigen. 1943 10 Tage unter Todesurteil. Ab 1945 nervös, ängstlich. Ab 1947 schwere Angst, persekutorischer Wahn. Ab 1948 paranoid. In den USA ab 1954 Vergiftungswahn	2	Richtunggebende Verschlimmerung	Eine Tochter monopolar-depressive Zyklothymie. 1954 in die USA ausgewandert
Sc.S. 98 m.	1912 gest. 1948	27–33	1965 A	Schizoaffektive Psychose	Ab 1932 (27 J.) Getto, ZAL, Auschwitz, Dachau: Erlebte, wie sein Vater zu Tode geprügelt wurde. Nach Befreiung depressiv-ängstliche Fehlhaltung, evtl. schon mißtrauisch-wahnhaft. Ab 1957 (45 J.) in den USA sichere paranoid-halluzinatorische Zeiten mit jeweils depressivem Einschlag, gute Remission	12	AM	Intervallär ängstlich-depressive Fehlhaltung

B.S. 102 m.	1910	31–34	1977 U	Bipolare Zyklothymie	Ab 1941 Judenstern. Lebte zunächst mit Ehefrau von 1942 an in Verstecken. August 1944 Ehefrau verhaftet und nach Auschwitz deportiert. Dort umgekommen. Pat. reagierte mit Selbstvorwürfen, war schwer betroffen. Nach Empfang des Personalausweises seiner Frau erregt, teils manisch (sinnlose Einkäufe, megalomane Züge), teils melancholisch. Mehrfach hospitalisiert mit zirkulären Psychosen. Dazwischen subdepressiv. Psychoorganische Komponente bei Hochdruck	Praktisch keine		Prämorbid „peinlich genau", dabei heiter. In Intervallen ängstlich, affektlabil, Einschlafstörungen, vegetative Störungen
B.E. 107 w.	1925	13–19	1975 U	Bipolare Zyklothymie 1959	1938 nach Verhaftung des Vaters Zwang zur Emigration. Nach 2. Verhaftung des Vaters und dessen Deportation depressiv, Selbstvorwürfe, Verstecke. Februar 1945 selbst vorübergehend in Haft. Ab 1945 ängstlich-asthenisch. 1959 (34 J.) 1. depressive Phase. Ab 1966 zirkuläre Phasen	14	AMg	Als Kind sensibel, „frühreif", stimmungslabile Züge. Bei den zyklothymen Phasen jeweils auch Konfliktstoffe und körperliche Erkrankungen vorangegangen
R.D. 112 w.	1919	21–25	1967 A	Monopolare Zyklothymie etwa 1953	Ab 1942 in Südfrankreich im Versteck, von franz. Psychiatern wegen depressiver Verstimmungen behandelt. Reaktiv-depressive Daueränderung. 1949 nach Australien emigriert. Ab 1953 sichere endogendepressive Episoden (34 J.). Durchgängig ist die Angstkomponente	ca. 8	AMg	1957 in Australien leukotomiert

B.4. (Fortsetzung)

Chiffre Fall Nr. Geschlecht	Geburtsjahr	Verfolgungsalter	Begutachtungsjahr, A = Akten-, U = Untersuchungsgutachten	Diagnose Manifestationsjahr	Charakterisierung des Übergangs von Verfolgung in Psychose	Latenzzeit (Jahre)	Gutachtliche Beurteilung	Bemerkungen
E.R. 113 w.	1923	16–23	1975 A	Bipolare Zyklothymie, sicher ab 1971 wechselweise depressive und manische Verstimmungen	In Polen 1939–40 Getto, Flucht, Versteck, Bruder neben ihr getötet. In Deutschland als „Ostarbeiterin" untergetaucht. Dabei und danach reaktiv-depressiv mit starker Angst. Einzelne psychogen-umdämmerte und paranoide Episoden. Keine sichere Zäsur zwischen nichtpsychotischen und psychotischen Verstimmungen. Letztere evtl. schon 1967	22–26	AMg	1947 (24 J.) in die USA ausgewandert. Dort intensive und fortgesetzte psychiatrische Betreuung. 1972 wegen schwerer Depression hospitalisiert
F.S. 118 w.	1909	24–35	1967 A	Monopolar-depressive Zyklothymie	1933 wegen Diskriminierung nach Frankreich emigriert. 1941–44 Versteck. Anschließend ängstlich-depressive Fehlhaltung, Magen-Darm-Störungen. Ab 1947 (38 J.) abgrenzbare schwere depressive Phasen mit Suizidalität, gehemmt, Tagesschwankungen	2–3	AM für die ersten beiden Phasen	1945 (36 J.) Hysterektomie. Ob intervallär verändert, geht aus den Vorgutachten nicht klar hervor. Zeitweise phobisch, Schlafstörungen, Angstträume
F.A. 120 w.	1935	6–10	1973 A	Monopolar-depressive Zyklothymie etwa ab 1949	Von 6–10 J. mit Eltern im ZAL. Reagierte auf lebensgefährliche Erkrankung der Mutter mit psychogenen Symptomen. Nach Befreiung mit 10 J. weinerlich, ängstlich, unruhig, depressiv. Ab 14, 15 J. abgrenzbare, auf Therapie remittierende Depressionszustände. In dieser Zeit wiederholter Wechsel des Asyllandes	4–5	AMg	Es wurde vom Gutachter erwogen, ob evtl. schon depressive Zustände (Weinen ohne Grund) mit 10 und 12 J. frühe Äußerungen der Zyklothymie waren

G.M. 126 m.	1909	27–35	1965 U	Monopolar depressive Zyklothymie. Ab 1953 (44 J.) Phasen, intervallär ängstlich-phobische Dauerveränderung	1936 emigriert nach Frankreich. 1942–44 im Versteck. In dieser Zeit ständig Angst, Depressionen, psychogene Körperbeschwerden, „neurotisch". Permanente reaktive Depression nach Befreiung. 1951–55 und 1959–61 protrahierte zyklothym-depressive Phasen, teils gehemmt, teils agitiert	7	AMg	1944 stumpfe Schädelhirnverletzung mit stundenlanger Bewußtlosigkeit – Contusio cerebri?
H.M. 128 m.	1896	37–48	1958 1962 U Katamnese 1962	Monopolar-depressive Zyklothymie 1945/46	Politisch Verfolgter, nichtjüdisch. Mitglied der KPD, 1933 und 1936–44 im KZ, dann Bewährungseinheit an der Front. Ab 1938 in ständiger Angst (42 J.), depressiv ab 1939 (reaktiv), auch nach Befreiung meist niedergeschlagen, ängstlich. Ab 1945/46 periodisch depressiv-gehemmt, Verarmungswahn	Nicht genau festgestellt	Abgrenzbare Verschlimmerung (?)	Diagnose durch Katamnese bestätigt. freie Intervalle, 1957/58 1 Jahr aggressiv mit unbegründeter Verarmungsangst
H.K. 132 m.	1878 gest. 1948	62–64	1964 U (Tochter)	Involutive Melancholie 1945	War in Holland erfolgreicher Kaufmann. 1940 enteignet, diskriminiert (62 J.). 1942 in die Schweiz emigriert. Dort fragl. depressive Depression. 1945 nach Rückkehr nach Holland schwere gehemmte Depression mit Verarmungsangst, nihilistisch. 1948 Suizid.	3 nach Emigration	AMg	Als „Typus melancholicus" (Tellenbach) geschildert, energisch, gefühlswarm
R.N. 144 w.	1926	18–19	1975 U	Monopolar-depressive Zyklothymie 1947	In Rumänien ab 1940 diskriminiert (14 J.), 1944/45 Getto, Auschwitz, Bergen-Belsen. Nach Befreiung asthenisch-ängstlicher Dauerzustand. Eindeutig endogen depressive Symptomatik, phasenhaft seit 1947 (21 J.) mit ernsten Suizidversuchen	ca. 2 ab Befreiung	AMg	Unauffällige Familien- und eigene Vorgeschichte

B.4. (Fortsetzung)

Chiffre Fall Nr. Geschlecht	Geburts-jahr	Verfolgungs-alter	Begutachtungs-jahr, A = Akten-, U = Untersuchungsgutachten	Diagnose Manifestationsalter	Charakterisierung des Übergangs von Verfolgung in Psychose	Latenzzeit (Jahre)	Gutachtliche Beurteilung	Bemerkungen
J.J. 149 w.	1907	26–31	1971 1972 A	Monopolare depressive Zyklothymie 1939	Ab 1933 Arbeitsverbot und Diskriminierung der Familie. Erlebnisreaktive depressiv-ängstliche Fehlhaltung, die sich ab 1939 (32 J.) – Emigration nach Argentinien – mehr und mehr periodizierte, mit ernsten Suizidversuchen und Hospitalisierungen	6	AMg	Wahrscheinlich intervallär depressiv-ängstliche Fehlhaltung, doch hatten die depressiven Phasen relativ gute Remissionen mit Berufsfähigkeit

B.5. Weitere transitorische Verläufe

Chiffre Fall Nr. Geschlecht	Geburts-jahr	Verfolgungs-alter	Begutachtungs-jahr, A = Akten-, U = Untersuchungsgutachten	Diagnose Manifestationsalter	Charakterisierung des Übergangs von Verfolgung in Psychose	Latenzzeit ab 1945 bzw. nach Emigration (Jahre)	Gutachtliche Burteilung	Bemerkungen
L.A. 44 w.	1931	10–13	1975 A	Schizophrenie, hebephren, Defekt 1963 mit 32 J.	Erlebte Hungertod der Mutter mit. Im Anschluß an die Verfolgung pseudoneurotisches Vorstadium (sensibel, phantastisch). Verfolgungsbedingte Umstrukturierung der Persönlichkeit	18	AMg	Evtl. auch als progredienter Autismus klassifizierbar
B.R. 8 w.	1930	13–14	1962 A	Schizophrenie, wellenförmig. 1945 nach Befreiung mit 15 J.	Entwurzelung (Verlust der Eltern und der Heimat)	–	AMg	Evtl. auch als progredienter Autismus faßbar

M.E. 139 w.	1928	12–17	1963 A	Zyklothymie, bipolar. 1945 3 Monate nach Befreiung manisch mit 17 J. Phobische Dauerhaltung	Entlastung (kompensatorischer Durchbruch unterdrückter Lebensbereiche)	–	AMg	Evtl. auch als Autonomisierung
E.J. 21 m.	1928	6–10	1959 A	Schizophrenie, schwerer Defekt. 1940–42 im Asylland mit 12 J.	Infantile Entwicklungsstörung durch Entordnung der Familienstruktur (Entwurzelung)	–	AMg	Mutter anankastisch. Selbst: homoerotische Früherfahrungen im Asylland
F.H. 27 w.	1926	13–19	1963 A	Schizophrenie, kataton, schwerer Defekt 1945 3 Monate nach der Befreiung mit 19 J.	Hungerkachexie, Pleuritis. Psychische Belastung durch KZ und Elternverlust	–	AMg	
S.R. 67 w.	1926	12–18	1962 A	Schizophrenie, kataton paranoide Schübe, leichter Defekt. Mit 25 J. Seit 1952 (fragl. evtl. schon seit 1947)	Verfolgungsbedingte infantil-adoleszente Entwicklungsstörung, ängstlich-depressive Fehlhaltung	7 (evtl. nur 2)	A	
W.Z. 82 w.	1925	19–20	1971 A	Schizophrenie, halluzinatorische Schübe, leichter Defekt. Ab 1963 mit 38 J.	Schwere Angstneurose, erlebnisbedingt durch KZ und Elternverlust – gedeutet als pseudoneurotisches Vorstadium	18	AMg	Bereits 1948 mit 23 J. als „unrealistisch" aufgefallen
K.R. 40 w.	1925	14–20	1962 A	Schizophrenie, paranoid-halluzinatorisch, phasisch, ohne Defekt. Sommer 1945 mit 20 J.	1944 fragliche Enzephalitis. Entlastung	–	AMg	
P.W. 20 m.	1924	9–15	1972 A	Schizophrenie, paranoid, chronisch, mit starkem Defekt 1944 im Asylland mit 20 J.	Entwurzelung (mehrfacher Wechsel des Asyllandes während der Adoleszenz)		AMg	

B.5. (Fortsetzung)

Chiffre Fall Nr. Geschlecht	Geburts-jahr	Verfolgungs-alter	Begutachtungs-jahr, A = Akten-, U = Untersu-chungsgutachten	Diagnose Manifestationsalter	Charakterisierung des Übergangs von Verfolgung in Psychose	Latenzzeit ab 1945 bzw. nach Emigration (Jahre)	Gutachtliche Beurteilung	Bemerkungen
R.H. 62 m.	1923	1–22 (mit Unter-brechung von 10 1/2–17)	1961 U	Schizophrenie, akut paranoid im Asylland, kein Defekt. 1949 mit 26 J.	Verfolgungsbedingte sensitiv-asthenische Fehlhaltung. Auslösung durch Israel-Reise 1949	4	AM nur für Erstmani-festation	
S.J. 71 m.	1923	16–22	1964 A	Schizophrenie, para-noid, schubförmig, Defekt. Ab 1943 während der Verfolgung mit 20 J.	Verfolgungsbedingte (Diskri-minierung, Versteck) Verunsi-cherung der Persönlichkeit in der Adoleszenz	–	AMg	
S.S. 68 m.	1921	20–23	1973 A	Schizophrenie, para-noid, schwerer Defekt. Ab 1947 im Asylland mit 26 J.	Depressiv-hypochondrische und neurasthenische Prodrome *oder* erlebnisreaktives Syndrom	2	AMg	
J.A. 85 w.	1921	24	1963 U	Schizophrenie, mani-forme, paranoid-hallu-zinatorische Schübe mit leichtem Defekt. 1945 mit 24 J.	Unmittelbarer Verlust durch Hinrichtung von Vater und Onkel 1945	–	AMg	
Z.B. 194 w.	1916	23–29	1962 A	Involutionsdepression (hypochondrisch, Karzinophobie, frühes Klimakterium mit 37 J.) Ab 1953 mit 37 J.	Verfolgungsbedingte erhebliche vegetative Funktionsstörungen. Verdrängung der Verfolgungs-erlebnisse, vorübergehend reaktiv-depressiv	8	AMg	
L.L. 194 w.	1913	26–31	1962 A	Schizophrenie, para-noid, schubförmig mit Defekt. Ab 1954 mit 41 J.	Verfolgungsbedingte depressiv-ängstliche Fehlhaltung, zeitweise paranoid. Im Manifestationsjahr 1. Wiederbegegnung mit Europa	9	AMg	

B.J. 163 m.	1911	30–35	1976 A	Involutionsdepression, chronisch, mit hirn-organischen Zügen. Ab 1965 mit 54 J.	Mehrfache soziokulturelle Entwurzelung	20	AMg	„Rußlandfall" ab Sept. 1941 nach Flucht aus deutschem Gewahrsam
C.J. 15 w.	1911	22–34 mit Unterbrechung von 26–32 (Holland)	1961 A	Schizophrenie, nach „pseudoneurotischem" Vorstadium paranoid-halluzinatorisch. Ab 1956 mit 45 J.	Erlebnis-(Verfolgungs-) bedingter Persönlichkeitswandel von überwiegend depressiv-hypochondrischer Färbung	11	AMg	
W.F. 79 m.	1911	33	1963 A	Schizophrenie, paranoid, schubförmig, Defekt. Ab 1947 mit 36 J.	Soziokulturelle Entwurzelung mit „Erschütterungen des sozialen Ranggefüges"	2	AMg	
S.Sa. 148 w.	1909	30–35	1963 A	Zyklothymie, monopolar depressiv. Ab 1943 (während der Verfolgung) mit 34 J.	Unmittelbare situative Auslösung der 1. Phase durch Flucht und Illegalität	–	AM nur für 1. Phase	Auch unter „akute Angstgenese" zu führen
G.H. 29 w.	1908	36–37	1963 A	Schizophrenie, paranoid-halluzinatorisch, schwerer Defekt. Ab 1946 mit 38 J.	Entlastungssituation	1	AMg	
L.H. 48 w.	1907	33–38	1961 A	Schizophrenie, paranoid-halluzinatorisch, Defekt. Ab 1940–42 mit 33–35 J.	Vor Ausbruch der Psychose „Umbruch der gesamten Lebensordnung" mit „Einbrüchen in die elementare Daseinssicherheit" u.a. Entwurzelung	–	AMg	
P.M. 60 w.	1905 gest. 1967	36–39	1974 A	Paranoid-halluzinatorische Schizophrenie, schubweise, mit Defekt. 40 J.	2 Jahre im Versteck wahrscheinlich in die Psychose führende Verfolgungsdynamik	1	AMg	Gutachter nehmen gleitende Wahntransponierung an. Dafür aber nicht genügend charakteristisch

B.5. (Fortsetzung)

Chiffre Fall Nr. Geschlecht	Geburts-jahr	Verfolgungs-alter	Begutachtungs-jahr, A = Akten-, U = Untersu-chungsgutachten	Diagnose Manifestationsalter	Charakterisierung des Übergangs von Verfolgung in Psychose	Latenzzeit ab 1945 bzw. nach Emigration (Jahre)	Gutachtliche Beurteilung	Bemerkungen
L.E. 135 m.	1904	35–41	1972 A	Zyklothymie, mono-polar depressiv. 1. Phase 1945 im Getto Schanghai mit 41 J.	Verlustsituation mit Über-lebensschuldgefühl	–	AM nur für 1. Phase	„Rußlandfall"
U.F. 154 m.	1902	36–37	1961 A	Zyklothymie, mono-polar-depressiv. Ab 1945 mit 43 J.	Unmittelbare Verlustsituation durch Todesnachricht von Mutter und Bruder, Überlebens-schuld	–	AM nur für 1. Phase	
G.D. 32 w.	1902	39–42	1976 A	Schizophrenie, schub-förmig, 1. Schub depres-siv, 2. Schub kataton, Defekt. Ab 1940 mit 38 J., später psychoorganisch	Erst für 2. Schub indirekte Ver-folgungseinflüsse als mitkausal anerkannt (Verlust). Dissoziale Verhaltenseigentümlichkeiten	–	für 2. Schub, abgrenzbare Verschlim-merung	
B.F. 9 w.	1902	31–35	1967 A	Schizophrenie, para-noid-depressiv, Schübe, mit leichtem Defekt. Seit 1937 im Asylland mit 35 J.	„Entwurzelte" Lebenslage im Asylland	–	AM für die ersten drei Schübe	
S.A. 66 m.	1900	38–39	1963 1964 A	Schizophrenie, para-noid-zerfahren. Defekt. Deutlich psychotisch erstmals 1956 im Exil mit 56 J.	Neurotische Fehlhaltung (selbstunsicher) schon *vor* der Verfolgung, aber verstärkt und vertieft durch Verfolgung, ausge-sprochene Entwurzelung	13	Abgelehnt für Psychose und Fehl-haltung	Nachträglich anders beurteilt, da zwi-schenzeitlich para-noide und pseudo-demente Reaktionen

L.J. 138 w.	1900	33–39	1963 A	Zyklothymie, monopolar-depressiv. Erstmals 1947 in Getto Schanghai mit 47 J.	Verlustsituation (Todesnachricht beider Eltern)	2	AMg	Prämorbid hypersensitiv. Keine erlebnisbedingte Dauerveränderung
W.D. 157 w.	1899	45–46	1965 1966 U	Spätschizophrenie, depressiv-paranoid-halluzinatorisch. Ab 51 J.	Nach Befreiung aus KZ 1945 (46 J.) Entwurzelungsdepression	10	AMg	Aktiv-sthenische Persönlichkeit. Hier: Logorrhoisch affektlabil
S.H. 150 w.	1897	47 (10 Monate)	1971 A	Zyklothymie, bipolar. 1. hypomanische Phase im KZ 1944 mit 47 J. Später depressive Phasen	Paradoxe Erlebnisreaktion auf KZ-Aufenthalt. Nach Befreiung „Entlastungsdepression"	–	AMg	Reaktiv-depressive Dauerveränderung
G.N. 121 w.	1884	49–51	1961 1963 A	Zyklothymie, bipolar. Erstmals depressiv bei Auswanderung 1935 mit 51 J.	Entwurzelung	–	AM für 1. Phase	Später schwere Hirnarteriosklerose
B.R. 160 w.	1883 gest. 1951	50–56	1966 A	Involutionspsychose, manisch-paranoid. Ab 1939 mit 56 J. Dann zunehmend dement infolge von Hirnabbauprozess	Entwurzelung	–	AM für endoforme Psychose	Prämorbid „nervös"
F.P. 176 w.	1875 gest. 1943	58–63	1961 A	Chronische Involutionspsychose, melancholisch paranoid. Ab 1938 (63 J.) bis zum Tod 1943	Entwurzelung („Umbruch des gesamten Lebensstils") durch erzwungene Emigration in fortgeschrittenem Alter	Manifestation unmittelbar nach Emigration	AMg	

B. 6. Fälle aus der Wieslocher IRO-Abteilung

Fall	Geschlecht Geburtsjahr	Familienstand Herkunftsland Beruf	Verfolgt im Alter von – bis	Verfolgungsart	Psychosebeginn (Alter)	Diagnose	Defekt
A	w. 1920	Verheiratet Polen Mann Schneider	19–25	Unbekannt	29 (?)	Schizophrenie (paranoid)	Ja
B	w. 1915	Ledig Rumänien Arbeiterin	29 (?) –30	Lager (KZ? ZAL?)	31	Schizophrenie (paranoid)	Ja
C	w. 1917	Verheiratet Polen Beruf des Mannes unbekannt	24–28	Rußland	29	Schizophrenie (kataton, Wochenbett-Psychose)	Ja
D	w. 1911	Verheiratet Ungarn Mann Zahnarzt	34	KZ (Auschwitz) Mann verschollen Kind getötet	37 (evtl. früher)	Schizophrenie (katatoner Stupor)	Ja
E	w. 1916	Ledig Polen Näherin	26 (evtl. früher) –29	Zur Zwangsarbeit bei deutschem Bauern deportiert	30	Schizophrenie (paranoid-kataton-erregt)	Ja
F	m. 1922	Ledig Polen Konditor	19–23	KZ	25	Schizophrenie (paranoid)	Ja
G	m. 1920	Ledig ČSSR Tischler	21–25 (evtl. früher)	Zwangsarbeit, dann 2 Jahre KZ	Sicher ab 26	Schizophrenie (schleichender Beginn, kataton-stuporös)	Ja
H	m. 1909	Ledig Polen Rabbinerstudent, Fabrikant	33–35 (evtl. früher)	Versteck	37	Schizophrenie (paranoid-halluzinatorisch-kataton)	Ja
I	m. 1917	Ledig? Ungarn Beruf unbekannt	Unbekannt	Unbekannt	29	Schizophrenie (katatoner Stupor)	Ja
K	w. 1921	Verheiratet Polen Mann Uhrmacher	19–24	19–23 Versteck, 23–24 KZ	26	Schizophrenie (paranoid)	Ja
L	w. 1919	Verheiratet Polen Beruf des Mannes unbekannt	22–26	Rußland	28	Schizophrenie (paranoid-kataton, Wochenbett-psychose)	Ja

Vor Verfolgung psychiatrisch krank oder abnorm	Erbliche Belastung	Latenz-zeit (Jahre)	Vorfeld bzw. atypischer Beginn	DP-Lager von – bis (Alter)	Psychiatrisch interniert von – bis (Alter)	Sonstiges (körperliche Erkrankungen)
Unbekannt	Unbekannt	4 (?)	Unbekannt	25–29	29–30	–
Unbekannt	Unbekannt	1	Unbekannt	30–31	31–35	Fühlt sich von Juden verfolgt
Nein	Unbekannt	1	Unbekannt	Nein	31, 32–33	1945 in Rußland Malaria
Unbekannt	Unbekannt	3–4	Mit 36 J. reaktive (?) Depression, zunehmend stuporös	35/36 in DP-Lager Bergen-Belsen	36–39	Exodus-Flüchtling, Psoriasis
Unbekannt	Unbekannt	1	Unbekannt	29/30	30–34	–
Angeblich in Schulzeit Sonderling	Unbekannt	2	Nach unerwarteter Rettung 1945 Erwählungsbewußtsein	Zeitweise mit 25/26	25–28 (mit kurzen Unterbrechungen)	Wahntransposition
Von Haus aus charakteropathisch „schizoid"	Unbekannt	Unbekannt	Zunehmend paranoid starr, ängstlich, teils auch aggressiv, Alkoholabusus	Zeitweise mit 26/27	26–30 (mit kurzen Unterbrechungen)	Progrediente Absonderung, war vor Manifestation schon kontaktgestört
2 psychotische Schübe vor der Verfolgung	Nein	1	Nach Befreiung ängstlich-mutlos/ hypochondrisch, in polnischer Anstalt	1	37–41	Schon vor Verfolgung schizophrene Schübe
Unbekannt	Unbekannt	1	Unbekannt	28/29	29–33	–
Unbekannt	1 Schwester geistesgestört	2	Während Verfolgung zeitweilig paranoisch („Angstvorstellungen")	Mit Mann in süddt. Großstadt	27–30 (mit kurzen Unterbrechungen)	Nach Bericht aus Israel defekt-schizophren, dauernd interniert
Unbekannt	Mutter „nervenkrank"	2	Unbekannt	27/28 28/29	28 29–31	1. Schub in Puerperium, 2. Schub in Gravidität

B.6. (Fortsetzung)

Fall	Geschlecht Geburtsjahr	Familienstand Herkunftsland Beruf	Verfolgt im Alter von – bis	Verfolgungsart	Psychosebeginn (Alter)	Diagnose	Defekt
M	w. 1923	Ledig Polen Vater Apotheker	16–22	Rußland, Eltern 1919 in Verfolgung umgekommen	23	Schizophrenie (paranoid, halluzinatorische Erregung)	Ja
N	w. 1911	Verheiratet Rußland Zahnärztin Mann?	Unbekannt	Unbekannt	35	Schizophrenie (kataton, erregt, zerfahren, aggressiv)	Ja
O	m. 1919	Ledig Polen Hilfsarbeiter	20–26	Rußland	30	Schizophrenie (paranoid, megaloman)	Ja
P	m. 1924	Ledig ČSSR Zahntechniker	20–21	Getto, KZ (u.a. Auschwitz)	22/23	Schizophrenie (Hebephrenie)	Ja
Q	w. 1910	Geschieden Polen Schneiderin	Unbekannt	Versteck Haftzeiten?	38	Schizophrenie (halluzinatorisch-kataton)	Ja
R	m. 1922	Ledig Polen Tischler	17–23	Rußland	23	Schizophrenie (kataton)	Ja
S	m. 1917	Ledig Polen Arbeiter	Unbekannt	Unbekannt	28/29	Schizophrenie (koenäasthetisch)	Ja
T	w. 1909	Familienstand unbekannt Ungarn	Unbekannt	KZ (Auschwitz)	37	Schizophrenie (paranoid-kataton), anfänglich maniform	Ja
U	m. 1929	Ledig Polen Schüler	10–14	Von Angehörigen als Kind getrennt, Rußland, ab 1943 bei Anders-Armee	Ist leidend ca. ab 18 J.	Schizophrenie (hebephren)	Ja
V.	w. 1919	Verheiratet Polen Beruf unbekannt	Unbekannt	KZ (Bergen-Belsen)	26	Schizophrenie (kataton)	Ja

Vor Verfolgung psychiatrisch krank oder abnorm	Erbliche Belastung	Latenz-zeit (Jahre)	Vorfeld bzw. atypischer Beginn	DP-Lager von – bis (Alter)	Psychiatrisch interniert von – bis (Alter)	Sonstiges (körperliche Erkrankungen)
Unbekannt	Unbekannt	1	Unbekannt	23/24	24–27	Exodus-Fall. Proportionierter Zwergwuchs
Mit 26 J. wegen Schizophrenie behandelt	Unbekannt	1	Exaltiert, heiter	34/35	35–39	Lagerzahnärztin im Lager Bergen-Belsen *nach* Kriegsende
Unbekannt	Unbekannt	4 (?)	Unbekannt	27–30	30–31	In Rußland Malaria
Sonderling	Unbekannt	1–2(?)	Nach Befreiung mit 21 J. Kopfschmerzen	21/22	23, 24–26	Kurz vor Befreiung Kopfverletzung. Begutachtet. 1956 noch in Israel hospitalisiert
Unbekannt	Unbekannt	3	Unbekannt	35–38	38–40	1959 noch in Israel hospitalisiert
Unbekannt	Unbekannt	Keine, auf Rücktransport von Rußland erkrankt	Unbekannt	23/24	24–28	1945 mit 23 J. in Polen in psychiatrischer Behandlung
Unbekannt	Unbekannt	Unbekannt (wohl fehlend)	Unbekannt	28–29	29/30	Völliger Mangel an Angaben über Art und Dauer der Verfolgung)
Unbekannt	Unbekannt	1 (?)	Beginn mit maniformem Bild, dann paranoid-zerfahren, kataton	36 (?)–37 38/39	37–38 39–41	1960 noch in Israel hospitalisiert
Unbekannt	Unbekannt	4 (?)	Anfangs psychopathieartiges Verhalten, später paranoid-verschroben	17–20	20–21	Lungen-Tbc
Unbekannt	Unbekannt	Unbekannt, vermutlich in unmittelbarem Anschluß an KZ	Unbekannt	Nur wenige Monate im DP-Lager	26–36	Lungen-Tbc Knochen-Tbc

Literatur[1]

Angst J (1966) Zur Ätiologie und Nosologie endogener depressiver Psychosen. Springer, Berlin Heidelberg New York

Armor DJ, Conch AS (1972) Data-text primer. (An introduction to computerized social data analysis). Free Press, New York

Avenarius R (1973) Über Autismus. Nervenarzt 44:234–240

Baeyer W von (1961) Erlebnisbedingte Verfolgungsschäden. Nervenarzt 32:534–538

Baeyer W von (1969) Depressionszustände in Kindheit und Jugend. In: Hippius H, Selbach H (Hrsg) Das depressive Syndrom. Urban & Schwarzenberg, München Berlin Wien, S 361–378

Baeyer W von (1977a) Die Rolle der Psychopathologie. In: Vogel T, Vliegen J (Hrsg) Diagnostische und therapeutische Methoden in der Psychiatrie. Thieme, Stuttgart, S 22–23

Baeyer W von (1977b) Zur pathogenetischen Bedeutung psychosozialer Extrembelastung für die Entstehung endogener Psychosen. Nervenarzt 48:417–477

Baeyer W von (1978) Über die Bedeutung psychiatrischer Schlüsselwörter. In: Kraus A (Hrsg) Leib, Geist, Geschichte. Hüthig, Heidelberg, S 29–44

Baeyer W von (1979) Wähnen und Wahn. Enke, Stuttgart

Baeyer W von, Baeyer-Katte W von (1973) Angst. 2. Aufl. Suhrkamp, Frankfurt

Baeyer W von, Häfner H, Kisker KP (1967) Zur Frage des „symptomfreien Intervalls" bei erlebnisreaktiven Störungen. In: Paul H, Herberg HJ (Hrsg) Psychische Spätschäden nach politischer Verfolgung. 2. Aufl. Karger, Basel New York, S 188–214

Blessin G, Giessler H (1967) Bundesentschädigungs-Schlußgesetze. Kommentar. Beck, München Berlin

Blessin G, Giessler H (1969) Bundesentschädigungs-Schlußgesetze. Nachtrag 1969. Beck, München

Bleuler M (1972) Die schizophrenen Geistesstörungen im Lichte langjähriger Kranken- und Familiengeschichten. Thieme, Stuttgart

Degkwitz R, Helmchen H, Kockott G, Mombour W (1975) Diagnosenschlüssel und Glossar psychiatrischer Krankheiten. Springer, Berlin Heidelberg New York

Diebold K (1969) Zum Problem der Zusammenhänge von Anlage und Umwelt in der Psychiatrie. Nervenarzt 40:401–413

Diebold K (1973) Theoretische und klinische Aspekte der Erb- und Umweltbedingtheit endogener Psychosen. Fortschr Neurol Psychiatr 41:559–575

Ebermann H, Möllhof G (1957) Psychische Beobachtungen an heimatvertriebenen Donaudeutschen. Nervenarzt 28:399

Eitinger L (1959) The incidence of mental disease among refugees in Norway. J Ment Sci 105: 326–338

Eitinger L (1960) The symptomatology of mental disease among refugees in Norway. J Ment Sci 106:947–966

Eitinger L (1964) Concentration camp survivors in Norway and Israel. Universitetsforlaget, Oslo; Allen & Unwin, London

Eitinger L (1967) Schizophrenie among concentration camp survivors. Int J Psychiatry 3: 403–406

Eitinger L (1973a) Concentration camp survivors in Norway and Israel. In: Zwingmann CA, Pfister-Ammende M (eds) uprooting and after . . . Springer, Berlin Heidelberg New York, pp 178–192

1 Zur Literatur bis 1963 vgl. Baeyer et al. (1964) Psychiatrie der Verfolgten. Springer, Berlin Göttingen Heidelberg

Eitinger L (1973b) Mental diseases among refugees in Norway after world war II. In: Zwingman CA, Pfister-Ammende M (eds) Unrooting and after ... Springer, Berlin Heidelberg New York, pp 193–203

Eitinger L, Askevold T (1968) Psychiatric aspects. In: Strøm A (ed) Norwegian concentration camp survivors. Universitetsforlaget, Oslo, Humanities Press, New York, pp 45–84

Eitinger L, Grünfeld B (1966) Psychoses among refugees in Norway. Acta Psychiatr Scand 42: 315–328

Eitinger L, Strøm A (1973) Mortality and morbidity after excessive stress. Universitetsforlaget, Oslo; Humanities Press, New York

Erikson EH (1973) Identität und Lebenszyklus. Suhrkamp, Frankfurt

Hand G (1976) Zum angeblichen Mangel der früher herrschenden Lehrmeinung über die Entstehung der Schizophrenie. Rechtsprechung zum Wiedergutmachungsrecht 27:121–124

Huber G (1976) Psychiatrie (Lehrtext), 2. Aufl. Schattauer, Stuttgart New York, S 166, 179

Huber G, Groß G (1977) Wahn. Enke, Stuttgart

Huber G, Groß G, Schüttler R (1979) Schizophrenie. Springer, Berlin Heidelberg New York (Monographien aus dem Gesamtgebiet der Psychiatrie, Bd 21)

Janzarik W (1973) Über das Kontaktmangelparanoid des höheren Alters und den Syndromcharakter schizophrenen Krankseins. Nervenarzt 44:515–520

Janzarik W (1974) Probleme der strukturell-dynamischen Kohärenz in der Zyklothymieforschung. Nervenarzt 45:628–639

Janzarik W (1981) Situation, Struktur, Reaktion und Psychose. Nervenarzt 52:396–400

Kampp-Böhme C (1977) Zur Frage der Mitverursachung endogener Psychosen durch verfolgungsbedingte Erlebnisbelastung. Dissertation, Universität Heidelberg

Keilson H (1978) Sequentielle Traumatisierung bei Kindern. Deskriptiv-klinische und quantifizierend-statistische follow-up-Untersuchung zum Schicksal der jüdischen Kriegswaisen in den Niederlanden. Enke, Stuttgart

Kisker KP, Meyer J-E, Müller C (Hrsg) (1972) Klinische Psychiatrie, 2. Aufl. Springer, Berlin Heidelberg New York (Psychiatrie der Gegenwart, Bd II/1)

Kisker KP, Meyer J-E, Müller C (Hrsg) (1980) Grundlagen und Methoden der Psychiatrie, 2. Aufl. Springer. Berlin Heidelberg New York (Psychiatrie der Gegenwart, Bd I/2)

Klages W (1961) Die Spätschizophrenie. Enke, Stuttgart, S 55

Labhardt F (1963) Die schizophrenieähnlichen Emotionspsychosen. Springer, Berlin Göttingen Heidelberg

Lempp R (1979) Extrembelastung im Kindes- und Jugendalter. Über psychosoziale Spätfolgen nach nationalsozialistischer Verfolgung im Kindes- und Jugendalter anhand von Aktengutachten. Huber, Bern Stuttgart Wien

Lønnum A (1968) Neurological disorders. In: Strøm A (ed) Concentration camp survivors. Universitetsforlaget, Oslo; Humanities Press, New York

Matussek P (1975) Psychische Schäden bei Konzentrationslagerhäftlingen. In: Kisker KP, Meyer JE, Müller C, Strömgren E (Hrsg) Soziale und angewandte Psychiatrie. Springer, Berlin Heidelberg New York (Psychiatrie der Gegenwart, 2. Aufl., Bd III, S 387–427)

Matussek P, Halbach A, Troeger U (1965) Endogene Depression. Eine statistische Untersuchung unbehandelter Fälle. Urban & Schwarzenberg, München Berlin

Matussek P, Grigat R, Haiböck H (1971) Konzentrationslagerhaft und ihre Folgen. Springer, Berlin Heidelberg New York (Monographien aus dem Gesamtgebiet der Psychiatrie, Bd 2)

Nathan TS, Eitinger L, Winnik HZ (1964) A psychiatric study of survivors of the Nazi holocaust. Isr Annu Psychiatry 2:47–80

Ødegard Ø (1972) Epidemiology of the psychoses. In: Kisker KP, Meyer JE, Müller C, Strömgren E (Hrsg) Klinische Psychiatrie. Springer, Berlin Heidelberg New York (Psychiatrie der Gegenwart, 2. Aufl, Bd II/1, S 247–253)

Ødegard Ø (1975) Social and ecological factors in the etiology, outcome, treatment and prevention of mental disorders. In: Kisker KP, Meyer JE, Müller C, Strömgren E (Hrsg) Soziale und angewandte Psychiatrie. Springer, Berlin Heidelberg New York (Psychiatrie der Gegenwart, 2. Aufl, Bd III, S 171–174)

Panse F (1968) Zur ursächlichen Bedeutung exogener Faktoren für die Entstehung und den Verlauf der Schizophrenie (Grundsatzgutachten). Bonn (Schriftenreihe des Bundesversorgungsblattes, H 5)

Schlosser O (1976) Einführung in die sozialwissenschaftliche Zusammenhangsanalyse. Rowohlt, Reinbek

Schneider K (1976) Klinische Psychopathologie, 11. Aufl. Thieme. Stuttgart

Schulte W (1961) Melancholische Phase und depressive Erlebnisreaktion. Lehmann, München (Almanach für Neurologie und Psychiatrie)

Strömgren E (1972) Atypische Psychosen. Reaktive (psychogene) Psychosen. In: Kisker KP, Meyer E, Müller C, Strömgren E (Hrsg) Psychiatrie. Springer, Berlin Heidelberg New York (Psychiatrie der Gegenwart, 2. Aufl, Bd II/1, S 141–152)

Strøm A (ed) (1968) Norwegian concentration camp survivors. Universitetsforlaget, Oslo; Humanities Press, New York, pp 45–84

Tammen A-T (1970) Zur Frage der Mitverursachung endogener Psychosen durch verfolgungsbedingte Erlebnisbelastung. Dissertation Universität Heidelberg

Tellenbach H (1976) Melancholie, 3. Aufl. Springer, Berlin Heidelberg New York

Venzlaff U (1968) Forensic psychiatry of schizophrenia. In: Krystal H (ed) Massive psychic trauma. Internat Universities Press, New York, pp 110–125

Ward JH Jr (1963) Hierarchical grouping to optimize an objective function. Am Stat Assoc J 58: 236–244

Weitbrecht HJ (1964) Aus dem Vorfeld endogener Psychosen (Klinische Beobachtungen zur Frage der „Auslösung"). Nervenarzt 35:521–532

Zerbin-Rüdin E (1980a) Gegenwärtiger Stand der Zwillings- und Adoptionsstudien zur Schizophrenie. Nervenarzt 51:379–391

Zerbin-Rüdin E (1980b) Psychiatrische Genetik. In: Kisker KP, Meyer JE, Müller C, Strömgren E (Hrsg) Grundlagen und Methoden der Psychiatrie. Springer, Berlin Heidelberg New York, (Psychiatrie der Gegenwart, 2. Aufl, Bd I/2, S 545–618)

Zerssen D von (1980) Konstitution. In: Kisker KP, Meyer JE, Müller C, Strömgren E (Hrsg) Grundlagen und Methoden der Psychiatrie. Springer, Berlin Heidelberg New York (Psychiatrie der Gegenwart, 2. Aufl, Bd I/2, S 619–705)

Sachverzeichnis

R. Luthe

Verantwortlichkeit, Persönlichkeit und Erleben

Eine psychiatrische Untersuchung

Mit einem Nachwort von H. Witter
1981. VII, 86 Seiten
(Beiträge zur Psychopathologie, Band 1)
DM 24,-
ISBN 3-540-11039-9

Inhaltsübersicht: Vorbemerkung. - Einführung. - Form und Inhalt im Strafrecht. - Form und Inhalt als psychopathologische Grundbegriffe. - Struktur und Strukturverlust in der Psychopathologie. - Das Erscheinungsbild der krankhaften Bewußtseinsveränderung und die formale Methode der Verantwortlichkeitsbeurteilung. - Nachwort. - Literaturverzeichnis. - Namenverzeichnis. - Sachverzeichnis.

Dieser erste Band der Reihe "Beiträge zur Psychopathologie" behandelt die Begriffe Persönlichkeit, Erleben und Verantwortlichkeit aus der Sicht des mit den theoretischen und praktischen Schwierigkeiten der Begutachtung vertrauten psychiatrischen Sachverständigen. Die methodologischen Implikationen des Bewutßseinsbegriffs - einschließlich des Unbewußten - und die Freiheitshypothese des Rechts werden in systematischer Weise aufeinander bezogen. Dabei ergibt sich, daß die konsequente Unterscheidung zwischen der Form und den Inhalten des Erlebens, zwischen psychischer Struktur und Antrieb, zu rationalen Kriterien und damit zu einer allgemein gültigen Methode bei der Verantwortlichkeitsbeurteilung führt. Dies garantiert dem Sachverständigen einen sicheren Standpunkt und macht sein Gutachten für den Juristen überprüfbar.

Da die zukünftige Rechtsgestaltung wesentlich von der Auslegung dieser Begriffe mitbestimmt wird, ist das Buch nicht nur für die praktische Arbeit im Alltag des Sachverständigen, sondern darüber hinaus auch von allgemein gesellschaftspolitischem Interesse.

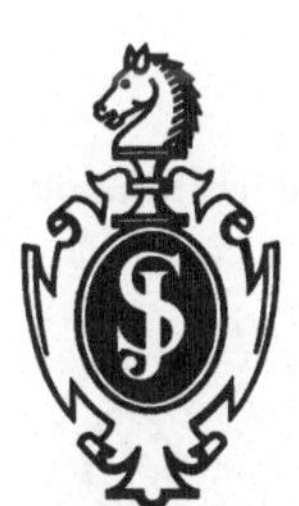

Springer-Verlag
Berlin
Heidelberg
New York

Monographien aus dem Gesamtgebiet der Psychiatrie
Psychiatry Series

Herausgeber: H. Hippius, W. Janzarik, C. Müller

Die Bezieher des „Archiv für Psychiatrie und Nervenkrankheiten", der „Zeitschrift für Neurologie/Journal of Neurology" und des „Zentralblattes für die gesamte Neurologie und Psychiatrie" erhalten die Monographien zu einem um 10 Prozent ermäßigten Vorzugspreis

Eine Auswahl

19. Band

Psychiatrische Therapie-Forschung

Ethische und juristische Probleme
Herausgeber: H. Helmchen, B. Müller-Oerlinghausen
Mit Beiträgen zahlreicher Fachwissenschaftler
1978. XII, 180 Seiten
Gebunden DM 53,–. ISBN 3-540-08732-X

20. Band
R.M. Torack

The Pathologic Physiology of Dementia

With Indications for Diagnosis and Treatment
1978. 11 figures, 24 tables. VIII, 155 pages
Cloth DM 64,–. ISBN 3-540-08903-7

21. Band
G. Huber, G. Gross, R. Schüttler

Schizophrenie

Verlaufs- und sozialpsychiatrische Langzeituntersuchungen an den 1945–1959 in Bonn hospitalisierten schizophrenen Kranken
1979. 2 Abbildungen, 112 Tabellen.
XIII, 399 Seiten
Gebunden DM 156,–. ISBN 3-540-09014-2

22. Band
G. Guntern

Social Change, Stress, and Mental Health in the Pearl of the Alps

A Systemic Study of a Village Process
1979. 45 figures, 36 tables. XX, 313 pages
Cloth DM 114,–. ISBN 3-540-09631-0

23. Band
H. Jakob

Die Picksche Krankheit

Eine neuropathologisch-anatomisch-klinische Studie
1979. 40 Abbildungen in 68 Einzelabbildungen, 1 Tabelle. VIII, 110 Seiten
Gebunden DM 104,–. ISBN 3-540-09624-8

24. Band
P. Hartwich

Schizophrenie und Aufmerksamkeitsstörungen

Zur Psychopathologie der kognitiven Verarbeitung von Aufmerksamkeitsleistungen
1980. 3 Abbildungen, 10 Tabellen. IX, 124 Seiten
Gebunden DM 64,–. ISBN 3-540-10109-8

25. Band
G. Frank

Amnestiche Episoden

Mit einem Geleitwort von H. Jacob
1981. 9 Abbildungen, 5 Tabellen
VIII, 122 Seiten
Gebunden DM 74,–. ISBN 3-540-10424-0

26. Band
H. Mester

Die Anorexia nervosa

1981. 22 Abbildungen, 43 Tabellen. X, 349 Seiten
Gebunden DM 148,–. ISBN 3-540-10670-7

27. Band
U. Rüger

Stationär-ambulante Gruppenpsychotherapie

Ein langfristiges Behandlungsmodell
1981. 9 Abbildungen. XII, 138 Seiten
Gebunden DM 78,–. ISBN 3-540-10895-5

28. Band
H.B.M. Muphy

Comparative Psychiatrie

The International and Intercultural Distribution of Mental Illness
1981. 28 figures. IX, 327 pages
Cloth DM 148,–. ISBN 3-540-11057-7

Springer-Verlag
Berlin
Heidelberg
New York

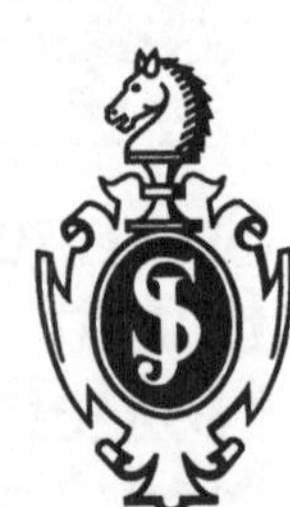